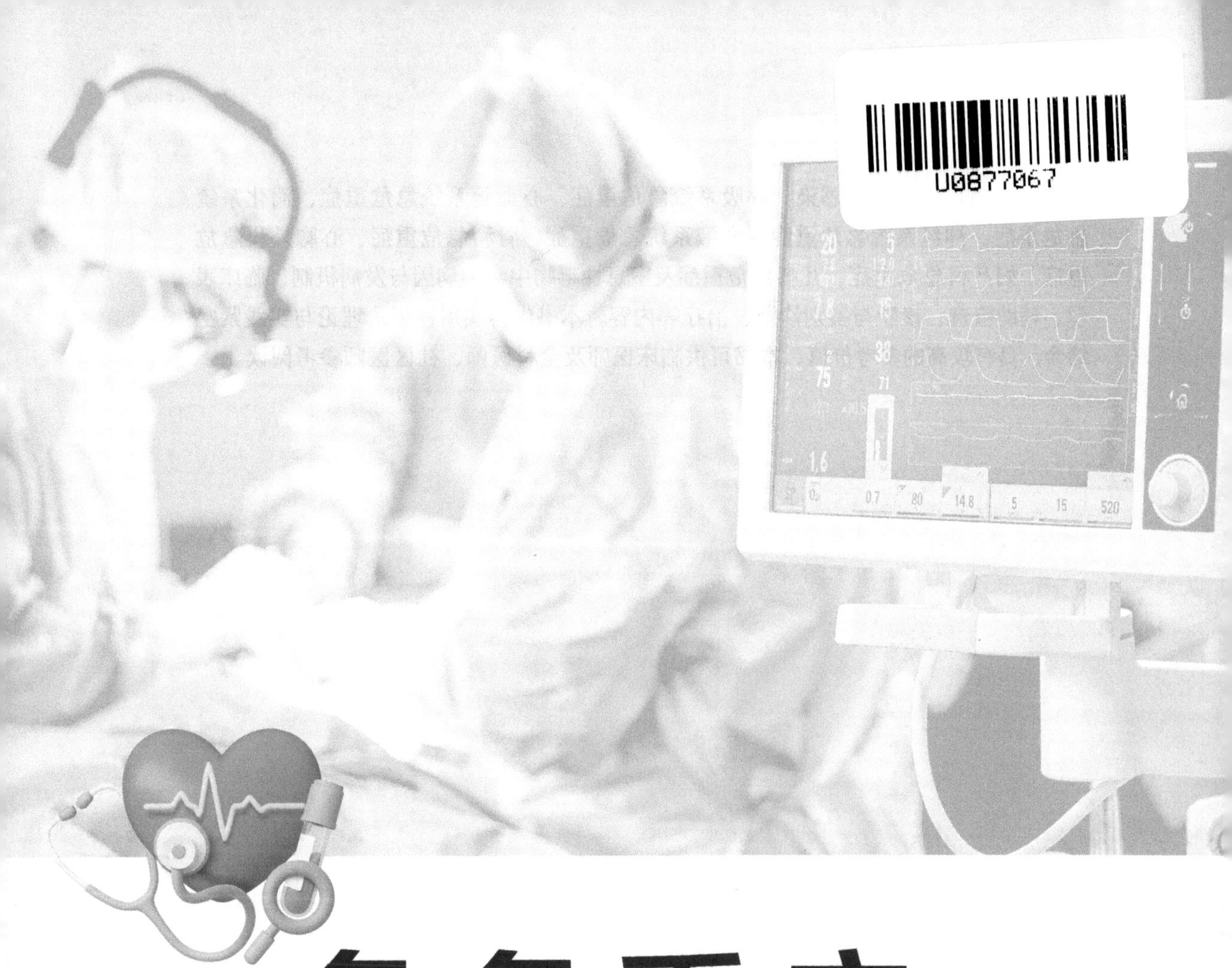

急危重症临床救治要点

乔利华　刘永玉　房福元　李苗地　辛丛华　主编

化学工业出版社
·北京·

内容简介

本书主要包括重症感染、呼吸系统急危重症、心血管系统急危重症、消化系统急危重症、神经系统急危重症、血液系统急危重症、骨科急危重症、心胸外科急危重症、妇产科急危重症、儿科急危重症及窒息性毒物中毒的病因与发病机制、临床表现、辅助检查、诊断与鉴别诊断、治疗等内容。本书内容实用性强，理论与实践紧密结合，具有较高的参考价值。本书可供临床医师及全科医师、社区医师参考阅读。

图书在版编目（CIP）数据

急危重症临床救治要点 / 乔利华等主编. -- 北京 : 化学工业出版社，2025. 12. -- ISBN 978-7-122-49562-4

Ⅰ. R459.7

中国国家版本馆CIP数据核字第2025P6P807号

责任编辑：赵兰江　　装帧设计：张　辉
责任校对：王　静

出版发行：化学工业出版社
（北京市东城区青年湖南街13号　邮政编码100011）
印　　装：北京科印技术咨询服务有限公司数码印刷分部
787mm×1092mm　1/16　印张11¼　字数278千字
2026年3月北京第1版第1次印刷

购书咨询：010-64518888　　售后服务：010-64518899
网　　址：http://www.cip.com.cn
凡购买本书，如有缺损质量问题，本社销售中心负责调换。

定　　价：98.00元

编写人员名单

主　编　乔利华　刘永玉　房福元　李苗地　辛丛华

副主编　徐龙飞　田　野　张　乐　李云芳　马志强

编　者　马志强　新疆医科大学第七附属医院

王士金　江山市人民医院

田　野　重庆市开州区人民医院

巩　晓　济南市章丘区中医医院

郇　丹　深圳市第二人民医院（深圳大学第一附属医院）

乔利华　日照市人民医院

刘永玉　日照市人民医院

李　敏　吉林省中医药科学院

李云芳　陆军第八十一集团军医院门诊部急救中心

李苗地　海阳市人民医院

辛丛华　烟台市莱阳中心医院

张　乐　长春中医药大学附属医院

房福元　深圳市第二人民医院（深圳大学第一附属医院）

徐龙飞　长春中医药大学附属医院

都业馨　吉林省中医药科学院

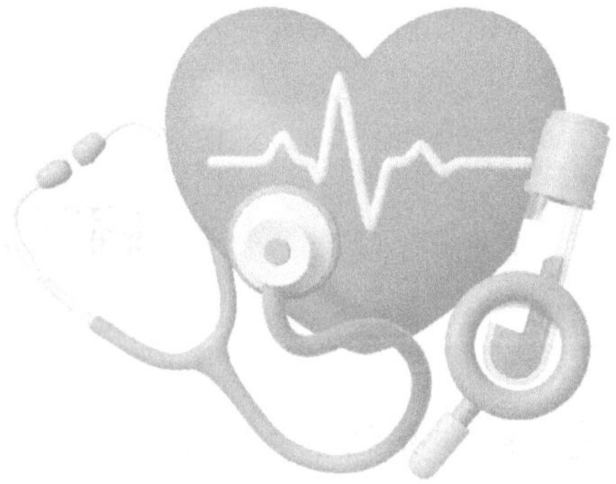

前言

由于急危重症患者的病情危重且复杂多变，医务人员必须动态掌握患者病情变化，制订准确救治方案并根据患者实际病情变化及时合理地调整救治方法，因此，急危重症的救治要求医务人员必须拥有高素质、高水平，必须要求急危重症救治相关的医务人员具备跨专业、多学科能力。如何更妥善地救治患者，提高抢救水平，是每个医务人员必须思考的问题。近年来，急危重症救治领域的进展迅速，广大临床医务人员急需掌握最新的理论、技术，并出色地运用于临床救治当中。

为了进一步提高临床医务人员的救治水平，提高救治成功率，本书编写人员在多年临床救治经验基础上，参考指南及文献，认真编写了此书，望此书能为广大医务人员提供帮助。

本书内容涉及临床常见急危重症的临床表现、诊断、救治等，包括重症感染、呼吸系统急危重症、心血管系统急危重症、消化系统急危重症、神经系统急危重症、血液系统急危重症、骨科急危重症、心胸外科急危重症、妇产科急危重症、儿科急危重症及窒息性毒物中毒等。

本书在编写过程中，借鉴了相关文献，在此表示衷心的感谢。由于编写时间仓促，难免有疏漏及不足之处，恳请广大读者见谅，并给予批评指正。

编　者

2025 年 8 月

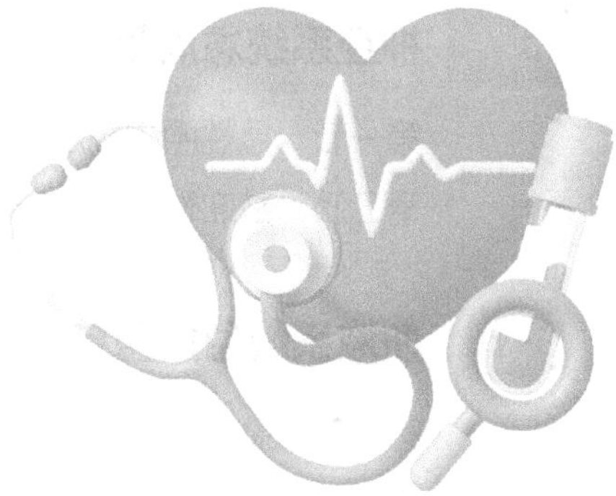

目录

第一章
重症感染

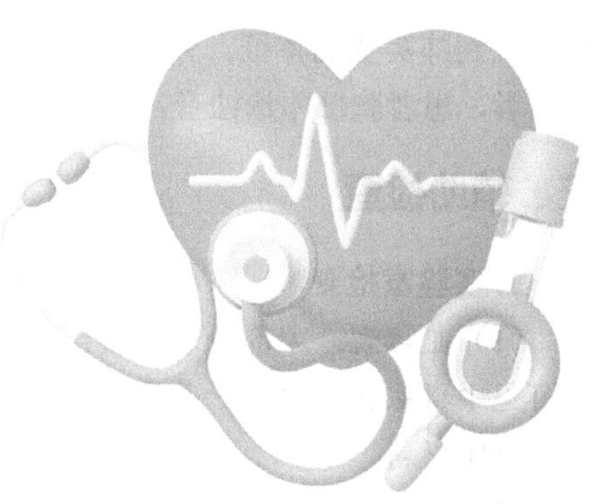

第一节　医院获得性肺炎 / 呼吸机相关性肺炎

医院获得性肺炎（HAP）是指入院 48h 后发生的肺炎，且入院时痰培养阴性。居于常见医院获得性感染的第 1 位。呼吸机相关性肺炎（VAP）是指气管插管 48 ～ 72h 出现的肺炎，是使用机械通气患者中最常见的 HAP。根据发生时间的不同，VAP 分为早发型和晚发型，早发型 VAP 是指机械通气后 48h ～ 5d 发生的 VAP，晚发型 VAP 是指机械通气 5d 以后出现的 VAP，前者多由敏感菌，如肺炎链球菌、流感嗜血杆菌、甲氧西林敏感金黄色葡萄球菌等导致的感染，多重耐药菌（MDR）感染常见于后者，如耐甲氧西林金黄色葡萄球菌（MRSA），产碳青霉烯酶或产超广谱 β 内酰胺酶的肺炎克雷伯杆菌和鲍曼不动杆菌，铜绿假单胞菌等。同时，晚发型 VAP 是 VAP 预后不良的判断指标之一。

一、危险因素

大量临床研究表明，VAP 的危险因素包括：年龄＞ 70 岁，慢性肺部疾病病史，意识障碍，误吸，胃 pH 值增高，既往抗生素使用。流行病学研究将上述危险因素分为四大类：宿主相关因素、药物因素、治疗相关因素及交叉感染。

宿主因素：包括高龄，基础疾病（如肺部疾病、低血压、酸中毒、氮质血症、糖尿病、中性粒细胞缺乏等），免疫功能抑制（免疫抑制药的使用），胸腹部手术及营养不良。

药物因素：包括既往抗生素的使用，镇静药物，神经肌肉阻滞药及应激性出血的预防用药（PPI 的使用）。

治疗相关因素：包括经鼻或经口留置胃管，胃肠内营养，气管内插管、鼻窦炎，仰卧位。

交叉感染及各种诊疗措施可增加呼吸道细菌定植和感染的危险。其预后不良的判断指标包括不恰当的抗生素治疗、严重的基础疾病、菌血症表现及晚发性 VAP。

二、临床表现

HAP 临床表现与其他肺炎类似，变化较大，早期症状及体征可不明显。常见症状为咳嗽、咳痰、脓性痰、发热伴或不伴胸痛等表现，而 VAP 患者除发热外，常表现为原有呼吸道症状加重，气道分泌物的量及性质变化，出现脓性或血性痰，部分患者病情重、进展快，会迅速转化为重症肺炎。该病临床症状不典型，重症者可以表现为呼吸频率增快，氧饱和度下降等。肺部听诊可以闻及散在的中、小水泡音，多见于肺底，也可闻及干啰音和痰鸣音。一般很难见到肺实变的体征。并发肺不张时可出现患侧呼吸音消失，气管向患侧移位。并发胸腔积液者，患者胸部叩诊浊音，语颤减弱，呼吸音减弱。

三、辅助检查

1. 实验室检查

（1）血常规：大部分患者会出现白细胞、中性粒细胞比例增高，部分伴有核左移，细胞内可见中毒颗粒；对于一些老年患者、免疫功能低下者白细胞计数可不增高，但中性粒细胞的百分比仍高。

（2）降钙素原（PCT）：PCT 升高提示感染的存在，对诊断有一定意义。

（3）血气分析：氧分压及血氧饱和度降低，常存在低氧血症或呼吸衰竭，部分患者出现氧合指数低。

（4）肝、肾功能检查：部分重症患者出现异常。

2. 影像学检查

X 线胸片是该病诊断的一个重要依据，但特异性较差。VAP 患者会出现双肺浸润阴影，但对于可疑肺炎患者，若胸片显示明显浸润影，则应与心源性肺水肿、非心源性肺水肿、肺挫伤、肺不张和肺泡出血等疾病进行鉴别。

各种影像学表现的敏感性和特异性差异很大，诊断准确性均不超过 70%，其中支气管充气征诊断肺炎的准确性最高（64%）。

3. 微生物学检查

对下呼吸道分泌物进行定量培养，判断何种微生物为致病菌，从而指导抗菌药物治疗。下呼吸道取样操作包括：经气管内吸引，经纤维支气管镜采样，如支气管肺泡灌洗（BAL）、保护性毛刷（PSB）。

（1）对于气管插管患者，利用气管内吸引留取标本，操作简单，且为无创方法，但容易被上呼吸道或口腔分泌物污染，若每个低倍视野下的多形核白细胞不少于 25 个，上皮细胞不多于 10 个，提示标本质量好，没有受到上呼吸道的严重污染，尤其当镜下发现大量形态一致的致病菌时，提示下呼吸道存在细菌感染。下呼吸道分泌物涂片结果可以为临床更早提供病原学参考，但准确性差。气管内吸取物（ETA）的非定量培养敏感性较高但特异性很低，在组织学检查证实的肺炎患者中，ETA 定性培养的敏感性为 82%，特异性为 27%。

（2）经纤维支气管镜采样为有创操作，可以获得支气管肺泡灌洗液（BALF）以及通过 PSB 留取无污染的标本进行培养。

（3）定量培养与半定量培养：上述方法获取的标本均能进行定量培养与半定量培养。半定量培养不能对感染、定植、污染很好鉴别，所以在临床中出现大量假阳性结果从而导致误诊。研究表明，ETA 定量培养较 BALF 及 PSB 标本定量培养特异性低，BALF 和 PSB 的定量培养是区分定植与感染的金标准，当 BALF 培养液结果＞ 10^4cfu/mL、PSB 标本培养结果＞ 10^3cfu/mL 时诊断为 VAP。但目前定量培养并非临床常规检查，研究表明，采用定量培养诊断 VAP 与采用半定量培养诊断 VAP 相比，并不能改善患者预后。

（4）血培养和胸腔积液培养：对诊断和预后评价有一定价值，但阳性率低。

四、诊断

VAP 的诊断包括：机械通气 48h 或以上；存在危险因素；体格检查和影像学检查提示肺

炎；明确感染的病原微生物。

临床诊断标准为X线胸片出现新的浸润阴影或原有浸润阴影增大，并且同时具有下列3项中的2项或2项以上：①体温＞38℃；②白细胞计数增高或降低；③脓性痰的出现。临床诊断标准可考虑VAP的可能，但特异性差，在培养结果出来之前，都不能确诊或除外VAP。上述临床标准可作为该病的初筛指标，需除外其他具有类似临床表现的疾病。如吸入性肺炎、肺栓塞及梗死、急性呼吸窘迫综合征（ARDS）、肺泡出血、肺挫伤、肺浸润性肿瘤、放射性肺炎。尤其是在机械通气的患者中，ARDS和上述弥漫性肺损伤在X线胸片上表现相似，鉴别诊断较为困难，并且临床研究也表明，肺炎在ARDS急性期非常普遍，常常未被认识，因此需要采用下呼吸道分泌物涂片、培养等确定致病菌，从而明确诊断。

另外，临床肺部感染评分（CPIS）有助于VAP的诊断，它包括临床诊断标准中的体温、血白细胞计数、痰液性状、X线胸片以及气道分泌物的半定量培养，并加入氧合指数作为诊断标准，每项2分，总分12分，若CPIS＞6分即诊断VAP，在研究中发现，该评分对于VAP的诊断的敏感性和特异性分别为60%和59%。之后有学者将此评分系统进一步简化，去掉气道内分泌物培养结果这一项，总分为10分，＞5分考虑存在VAP，简化的CPIS评分更便于临床评估。

五、治疗

HAP/VAP的治疗包括抗感染治疗、呼吸支持技术、器官功能支持治疗、非抗菌药物治疗等综合治疗措施，其中抗感染是最主要的治疗方式，包括经验性抗感染治疗和病原（目标）治疗。

（一）经验性抗感染治疗

1. 抗感染治疗时机的选择

在确立HAP/VAP临床诊断并安排病原学检查后，应尽早进行经验性抗感染治疗；如果延迟治疗，即使药物选择恰当，仍可导致病死率增加及住院时间延长，因此，HAP和VAP患者应尽早进行抗菌药物的经验性治疗。

2. 初始经验性治疗抗菌药物的选择

应根据患者的病情严重程度、所在医疗机构常见的病原菌、耐药情况及患者耐药危险因素等选择恰当的药物，同时也应兼顾患者的临床特征、基础疾病、器官功能状态、药物的PK/PD特性、既往用药情况和药物过敏史等相关因素选择抗菌药物。我国不同地区和不同等级医院的病原菌及其耐药性差别较大，所以治疗推荐仅仅是原则性的，需要结合患者的具体情况进行选择：

（1）有条件的医院应定期制定并发布HAP/VAP致病菌组成及其药敏谱；经验性治疗方案应依据所在医院的HAP/VAP病原谱及药敏试验结果制定。

（2）呼吸道存在MRSA定植或住在MRSA分离率高的医疗单元内的患者，建议经验性覆盖MRSA。

（3）对于具有MDR铜绿假单胞菌和其他MDR革兰氏阴性杆菌感染的危险因素或死亡风险较高的HAP/VAP患者，建议联合使用两种不同类别的抗菌药物；对于非危重、无MDR感染危险因素的HAP/VAP患者，经验性治疗时可只使用一种抗菌药物。

（4）建议多黏菌素和替加环素仅用于具有XDR革兰氏阴性菌感染风险的患者。

（5）在伴有脓毒症的 HAP/VAP 患者，需要根据抗菌药物的理化特性、PK/PD 特点和器官（特别是肾脏和肝脏）功能障碍程度调整药物的负荷剂量与维持剂量。

（二）HAP/VAP 的病原治疗

1. 抗感染治疗前或调整方案前尽可能送检合格的病原学标本，并评估检查结果，排除污染或定植的干扰。

2. 根据检测出的病原菌及其药敏试验结果，在初始经验性治疗疗效评估的基础上酌情调整治疗方案。

3. HAP/VAP 常出现 XDR 或 PDR 菌感染，应以早期、足量、联合为原则使用抗菌药物，并应根据具体的最低抑菌浓度值及 PK/PD 理论，推算出不同患者的具体给药剂量、给药方式及给药次数等，以优化抗菌治疗效能。

（三）吸入性抗菌药物的治疗

在同时符合以下情况时，可尝试在全身抗菌治疗的基础上联合吸入性抗菌药物治疗：

（1）HAP/VAP 是由 MDR 肺炎克雷伯菌、铜绿假单胞菌、鲍曼不动杆菌等所致；

（2）单纯全身用药肺炎部位药物分布不足，疗效不佳；

（3）选择的拟吸入的抗菌药物对致病菌敏感。可用于吸入的抗菌药物主要为氨基糖苷类（包括妥布霉素和阿米卡星）和多黏菌素类。

（四）辅助支持治疗

1. 呼吸支持技术

（1）引流气道分泌物：及时有效地引流气道分泌物、维持呼吸道通畅。

（2）合理氧疗：对低氧血症及重症 HAP 患者应及时进行氧疗，保持动脉血氧饱和度（SaO_2）＞ 90%。

（3）机械通气：对于呼吸频率异常（如＞ 30 次 /min 或＜ 12 次 /min）、自主呼吸减弱或消失、呼吸节律严重异常伴有意识障碍、动用辅助呼吸肌或胸腹矛盾运动的 HAP 患者，在应用 HFNO 后仍不能纠正低氧血症时，应及时考虑机械通气。

2. 器官功能支持治疗

（1）血流动力学监测及液体管理：适时动态评估血流动力学状态，及时进行液体复苏，必要时给予血管活性药物以维持平均动脉压＞ 65mmHg；在液体复苏阶段，当需要输注大量晶体液时，可酌情输注白蛋白。

（2）控制血糖：血糖控制的目标是≤ 10mmol/L。

（3）预防应激性溃疡：一般不推荐常规使用抑酸剂预防应激性溃疡，如果患者存在应激性溃疡和消化道出血的危险因素，则需要使用胃黏膜保护剂（如硫糖铝）和抑酸剂，首选质子泵抑制剂，也可选用 H_2-受体拮抗剂。

3. 营养支持

HAP/VAP 合并脓毒症或感染性休克的患者，应尽早启动肠内营养；如果肠内营养支持 7 ～ 10d，摄入的能量与蛋白仍不足目标的 60%，无论患者是否存在营养不良的风险，均应给予肠外营养补充。

第二节 导管相关性感染

在 ICU 中，血管内置管是普遍且不可或缺的治疗手段，多种形式的导管成为血流动力学监测、静脉输液及静脉营养支持的主要途径，但是，随之产生的导管相关并发症亦日益突出。导管相关性感染（CRI）及导管相关性血流感染（CRBSI）是 ICU 患者院内感染中常见的类型之一，是导致住院患者出现重症感染及死亡的常见原因之一。革兰氏阳性菌是 CRI 最主要的病原菌。常见的致病菌有表皮葡萄球菌、凝固酶阴性葡萄球菌、金黄色葡萄球菌、肠球菌等。

一、感染图径

1. 导管病原菌定植

导管尖端、导管皮下节段或体外端定量培养微生物生长超过 15 个菌落形成单位（CFU）。

2. 导管出口部位感染

导管出口 2cm 内出现红斑或硬结，不伴血流感染，也无局部化脓。

3. 静脉炎

沿着插入导管的静脉出现硬结、红斑、热、痛、触痛。

4. 隧道感染

导管出口部位沿导管隧道出现的触痛、红斑和（或）＞ 2cm 的硬结，伴或不伴有血行感染。

5. 皮下囊感染

完全置入血管内装置皮下囊内出现感染性积液；常有表面皮肤组织触痛、红斑和（或）硬结；自发破裂或引流，或表面皮肤坏死，可伴或不伴有血行感染。

6. 输液相关性血流感染

从输注液和经皮肤采集的血标本培养出一致的微生物，无其他确定的传染源。

7. 导管相关血流感染（CRBSI）

留置血管内装置的患者出现菌血症，经外周静脉抽取血液培养至少 1 次阳性结果，并与导管血培养结果一致，同时伴有感染的临床表现，且除导管外无其他明确的血行感染源，需除外继发于手术切口感染、腹腔内感染、院内获得性肺炎、泌尿系感染等所致的菌血症，可行导管尖端培养，结果为与血培养一致的病原菌。

二、危险因素

1. 导管的类型

研究显示不同类型的导管发生 CRBSI 的风险不一，外周静脉导管发生 CRBSI 的风险比中心静脉导管低，在中心静脉导管中，PICC 导致 CRBSI 的风险最低。另外，研究发现，无针血管内留置导管的使用使 CRBSI 发生的风险增高，可能与全胃肠外营养、存在中心静脉导管隧道、多腔导管、频繁打开导管后盖有关。

2. 导管穿刺的部位

对于外周静脉导管，上肢较下肢发生局部感染及 CRBSI 的风险低，对于中心静脉导管，发生导管相关性感染的风险从高到低依次为：股静脉＞颈内静脉＞锁骨下静脉，所以，为降低导管相关性感染的风险，推荐锁骨下静脉穿刺作为危重症患者中心静脉置管或肺动脉导管留置的首选部位。

3. 操作者的技术相关

若操作者技术不佳，穿刺成功率低，多次穿刺，污染的机会增加，局部组织损伤、出血、血肿亦会增加 CRBSI 的风险。

4. 导管留置时间

导管留置时间长短是CRBSI的危险因素之一。研究表明，周围静脉置管时间超过3～4d，中心静脉导管留置时间超过6d，肺动脉漂浮导管留置时间超过4d，动脉置管时间超过3～4d明显增加 CRBSI 的风险。

5. 导管材料

导管材料对于促进血栓形成和微生物附着有重要作用，如聚氯乙烯导管的使用可增加血栓的形成，增加感染的发生率，而硅胶和聚氨酯导管可减少 CRBSI 的发生率。

三、临床表现

1. 局部表现

插管部位的炎症表现：红肿、硬结、有脓性液体渗出、触痛。为部分患者导管感染的首发表现，但是亦有患者无明显局部炎症反应，直接表现为菌血症反应。局部表现可以作为每日观察导管情况的指标之一。

2. 全身表现

发热（体温＞38℃）、寒战及低血压（收缩压≤90mmHg）、少尿（尿量＜20mL/h）等感染性休克的表现。

3. 导管相关并发症

感染性心内膜炎、感染性血栓性静脉炎、骨髓炎和其他迁徙性病灶。

四、诊断

1. 导管培养原则

（1）如果怀疑患者存在 CRBSI，应该先留取血培养标本后拔除导管，并送检导管进行病原学检测，若患者不存在 CRBSI 的症状和体征，无须对所有拔出的导管进行常规性病原学检查。

（2）对于中心静脉导管，应该对导管尖端进行病原学培养，而不是导管皮下潜行段。不推荐对导管尖端进行定性的肉汤培养。

（3）如果怀疑存在导管相关感染，并且穿刺点处有渗液或分泌物，应使用拭子取样送检病原学培养和革兰氏染色。

（4）对于短期留置的血管内导管，建议常规临床病原学检查，对于长期留置的血管内导管，如果穿刺点和导管头半定量培养菌落计数均＜15cfu，考虑血管内导管不是血流感染的感染源。

2. 血培养

（1）在启动抗生素治疗前留取用于培养的血液标本，若条件允许，应由专业的静脉穿刺小组来抽取血标本。

（2）经皮静脉穿刺取血时，应仔细消毒穿刺点皮肤，可以使用乙醇、碘伏或者氯己定溶液，应保证消毒剂的风干时间；可减少血培养污染的发生。

（3）如果通过血管导管取血，应仔细清洁消毒导管端口，可以使用乙醇、碘酒或者氯己定溶液，保证消毒剂风干时间，可减少血培养污染的发生。

（4）如果怀疑患者存在 CRBSI，应在给予抗感染药物之前抽取双份血培养，1 份由血管内导管取，1 份由外周静脉取。

3. 导管病原菌定植的条件

将 5cm 长导管尖端进行半定量培养，如果菌落计数超过 15cfu，可以判断导管尖端存在病原菌定植。对导管尖端进行定量肉汤培养时，如果菌落计数超过 1000cfu，可以判断导管尖端存在病原菌定植。

4. 拟诊

（1）具有导管相关的严重感染表现，在拔除导管和适当抗生素治疗后症状消退。

（2）菌血症或真菌血症患者，有发热、寒战和（或）低血压等临床表现，且至少有 1 个血培养阴性（导管血或外周血均可），其结果为皮肤共生菌，但导管节段培养阴性，且无其他引起血行感染的证据。

具有以上任意 1 项者，不能除外导管为感染的来源。

5. 临床诊断

（1）具有严重感染的临床表现，并且导管头或导管节段的定量或半定量培养阳性，但血培养阴性，除了导管外无其他感染来源可循，并且在拔除导管 48h 内未使用新的抗生素治疗，症状好转。

（2）菌血症或真菌血症患者，有发热、寒战和（或）低血压等临床表现，且至少 2 个血培养阳性（其中一个来自外周血），其结果为同一株皮肤共生菌（如类白喉杆菌、芽孢杆菌、凝固酶阴性葡萄球菌、念珠菌等），但导管节段培养阴性，且无其他血行感染证据。

具备上述任意 1 项，可为 CRBSI 的临床诊断。

6. 确诊 CRBSI 的条件

（1）有 1 次半定量导管培养阳性（每导管节段≥ 15cfu）或定量导管培养阳性（每导管节段≥ 1000cfu），同时外周血与导管末端培养出同种微生物，可诊断 CRBSI。

（2）定量血培养时，导管血培养结果是静脉血液培养结果的 3 倍或 3 倍以上可以确诊 CRBSI。

（3）中心静脉导管血培养阳性报警时间比外周静脉血培养阳性报警时间早 2h 或以上可以确诊 CRBSI。

（4）从导管和外周静脉同时抽血做定量血培养，两者菌落计数比（导管血：外周血）≥ 5 : 1 可诊断 CRBSI。

（5）外周血和导管出口部位脓液培养均为阳性，并为同一株微生物，可诊断 CRBSI。

五、治疗

（一）血管内导管的处理

1. 拔除导管

（1）周围静脉留置导管，若考虑 CRBSI，立即拔除，并行导管血及外周血培养。

（2）在诊断 CRBSI 后，存在以下情况时，需立即拔除导管：严重脓毒症；血流动力学不稳定；心内膜炎或迁移性感染的证据；由于化脓性血栓性静脉炎导致的脓性分泌物或红斑；敏感抗生素治疗 72h 后仍然持续的菌血症。

（3）短期置管（置管时间＜ 14d）的患者在出现金黄色葡萄球菌、肠球菌、革兰氏阴性杆菌、真菌、分枝杆菌等感染所致的 CRBS1 时需拔除血管内导管。

（4）长期置管患者（置管时间＞ 14d）CRBSI 由金黄色葡萄球菌、铜绿假单胞菌、真菌以及分枝杆菌引起需拔除导管。

（5）无论长期或短期留置的血管内导管，如果致病性微生物毒力很低但难以清除（如芽孢杆菌、微球菌属等），如果多次血培养为阳性（至少 1 次血标本经外周静脉抽取），排除血培养污染后，一般应该拔除导管。

（6）念珠菌导致的导管相关性菌血症时，建议拔除中心静脉导管。

2. 不拔导管的情况

（1）仅有发热的患者，如果血流动力学稳定，在缺少血流感染的证据以及没有血管内假体（如人工瓣膜、起搏器或人工血管）存在时可不常规拔除血管内导管。

（2）患者单个血培养阳性，并且是血浆凝固酶阴性葡萄球菌，则需要在启动抗微生物治疗和（或）拔除导管前再分别从怀疑的导管和外周静脉抽取血液进行培养。

（二）抗生素治疗

1. 经验性治疗

初始抗生素治疗需根据患者疾病的严重程度，可能病原菌及当时、当地病原菌流行病学特征，进行经验性治疗。若考虑诊断 CRBSI 时。

（1）既往调查研究显示，葡萄球菌是导管相关性感染最常见的病原菌，且存在高耐药性，故在 MRSA 高度流行的单位，糖肽类抗菌药物应作为 CRBSI 的首选药物，推荐万古霉素作为经验性治疗药物。利奈唑胺不作为经验治疗的首选药物，例如患者只是怀疑存在 CRBSI 但尚未证实。

（2）怀疑患者存在 CRBSI 或者病情危重，患者留置股静脉导管，经验性抗感染治疗时，不仅要覆盖革兰氏阳性球菌，还应该考虑覆盖革兰氏阴性杆菌和念珠菌属。

（3）对可能存在革兰氏阴性杆菌感染进行经验治疗时，应根据本病房或者医院的细菌耐药情况选择抗菌药物种类，如第四代头孢菌素、碳青霉烯类或 β- 内酰胺类激酶抑制药，必要时联用氨基糖苷类药物。

（4）若患者存在粒细胞缺乏、严重感染存在脓毒症症状等，考虑发生 CRBSI，则需考虑存在多重耐药的革兰氏阴性菌（MDR）感染，或者患者已经定植了这些耐药菌，经验治疗时应该考虑联合用药，直至病原学结果回报，再根据病原学结果降阶梯治疗。

（5）若考虑 CRBSI 的患者存在以下任一危险因素时应该考虑患者可能存在血管内导管相关的念珠菌血症，应给予经验性抗真菌治疗：完全静脉营养，长期广谱抗生素的使用，血液系统恶性肿瘤、骨髓移植或器官移植患者，或多部位存在念珠菌属定植者。

（6）对拟诊血管内导管相关念珠菌血症患者进行经验性抗真菌治疗时，建议使用棘白菌素类药物，对于存在以下情况时可以使用氟康唑进行经验治疗：患者既往 3 个月内没有接触过三唑类药物，本医疗单位克柔念珠菌、光滑念珠菌感染发病率很低。

2. 目标性治疗

CRBSI 一旦确诊，病原微生物明确后，应根据病原菌及药敏结果调整抗生素，使经验性治疗迅速转为目标性治疗。目标性抗菌药物治疗可进一步提高导管相关感染的治疗成功率。

治疗疗程取决于感染的严重程度、是否发生严重并发症及病原菌的种类。

（1）对于病情轻的 CRBSI 患者，在拔除导管和恰当的抗生素治疗后血培养迅速转阴者，整个治疗疗程 10 ～ 14d。

（2）若拔除导管后 72h 以上仍持续存在菌血症表现的患者，疗程应持续 4 ～ 6 周。

（3）对于出现了菌血症相关并发症的 CRBSI 患者，如化脓性血栓性静脉炎、心内膜炎、骨髓炎、迁徙性感染等，治疗疗程需与感染的种类相关，一般 4 ～ 6 周，骨髓炎患者需要治疗 6 ～ 8 周。

（4）置入隧道式深静脉导管或置入装置的患者并发导管相关感染，如表现为隧道感染或者置入口脓肿，需要移除导管和置入装置，并且进行 7 ～ 10d 的抗菌药物治疗。

（5）凝固酶阴性葡萄球菌致病力相对偏低（如表皮葡萄球菌、腐生葡萄球菌），单纯拔管后感染有可能得到控制，但多数专家仍建议抗菌治疗 5 ～ 7d。对于长期置管患者，发生导管相关性感染时，若病原菌为凝固酶阴性葡萄球菌，而且全身情况相对稳定时，可暂不拔管，全身抗菌药物应用的同时联合局部抗菌药物“封闭”治疗。

（6）金黄色葡萄球菌导致的 CRBSI，在拔除导管后应使用敏感抗菌药物治疗至少 2 周。甲氧西林敏感的金黄色葡萄球菌（MSSA）所致 CRBSI 应根据药敏选择耐酶的青霉素或头孢菌素类，MRSA 导致的 CRBSI 可选择糖肽类或利奈唑胺。

（7）肠球菌感染导致的 CRBSI，一般在拔除导管后必须使用敏感抗生素治疗 7 ～ 14d。

（8）一旦确诊为念珠菌所致 CRBSI，应立即进行抗真菌治疗，疗程至临床症状消失和血培养最后一次阳性后 2 周。

（9）危重患者，怀疑存在 CRBSI，且近期发现存在 MDR 阴性菌定植，经验治疗时应该使用 2 种不同作用机制的抗阴性菌药物，待病原学结果回报后，可实施降阶梯治疗，改为敏感单药治疗。

（三）抗生素药物封管治疗

抗生素封管的治疗方法不能单独应用于 CRBSI 的治疗，仅作为全身抗感染治疗的辅助治疗方法，2 种治疗方法的疗程均为 7 ～ 14d。抗菌药物封管药液的给药间隔通常不应超过 48h，如果 CRBSI 的致病菌是金黄色葡萄球菌和念珠菌属，应拔除导管，不推荐使用抗生素封管。使用万古霉素封管时，万古霉素药液浓度应达到致病菌 MIC 值的 1000 倍以上。

第三节　中枢神经系统感染

中枢神经系统感染是指各种病原微生物，包括病毒、细菌、真菌、螺旋体、寄生虫、立克次体和朊病毒等侵犯中枢神经系统实质、被膜和血管等，从而导致的急慢性炎症性（或非炎症性）疾病。

根据起病急缓及病程特点可分为急性、亚急性和慢性感染；根据感染部位分为：①脑炎、脊髓炎或脑脊髓炎；②脑膜炎、脊膜炎或脑脊膜炎；③脑膜脑炎。根据特异性致病因子不同，分为病毒性脑炎、细菌性脑膜炎、真菌性脑膜炎和脑寄生虫病。

一、微生物学

1. 病毒

可分为 DNA 病毒和 RNA 病毒两大类。前者包括单纯疱疹病毒、水痘 - 带状疱疹病毒、巨细胞病毒等；后者包括脊髓灰质炎病毒、柯萨奇病毒等。目前，中枢神经系统病毒感染以病毒性脑炎为主，80% 患者由肠道病毒引起。非流行性脑炎中以单纯疱疹病毒性脑炎（HSE）最常见，大样本研究推测 HSE 的年发病率为 2/100 万～ 4/100 万，占所有脑炎的 2% ～ 19%。巨细胞病毒感染引起的脑炎多继发于肾移植、应用免疫抑制药或 HIV 感染患者。流行性腮腺炎常并发脑炎，少数可并发急性小脑共济失调。

2. 可传染性朊病毒

研究发现，朊病毒致病因子不是病毒，而是异常朊蛋白，朊蛋白是正常神经细胞膜的组成成分，其异常变构可引起朊蛋白病。

3. 细菌

化脓性脑膜炎常见病原菌种类与患者的年龄和发病季节有关，美国疾病控制中心调查认为流感嗜血杆菌是最常见的化脓性脑膜炎的致病菌，约占 45%，肺炎球菌占 18%，脑膜炎球菌占 14%。新生儿（＜ 1 个月）以 B 族链球菌为主（如缺乳链球菌）。婴幼儿（1 个月至 4 岁）以流感嗜血杆菌为多。儿童及一般成人则以肺炎球菌及脑膜炎球菌较多。结核性脑膜炎的发病率近年有回升趋势。

4. 真菌

新型隐球菌、曲霉菌、白念珠菌、非念珠菌等。新型隐球菌多由肺部病灶进入脑内，造成脑膜或局限性病灶，也发生于 HIV 感染、器官移植术后、长期使用糖皮质激素的患者。

5. 螺旋体

梅毒螺旋体、钩端螺旋体等，钩端螺旋体较常见。

6. 寄生虫

（1）原虫：弓形虫、疟原虫等。

（2）蠕虫：血吸虫、囊尾蚴等。

二、临床表现

1. 病毒感染性疾病

（1）病毒性脑炎：单纯疱疹病毒性脑炎最常见。临床常见症状包括头痛、呕吐、局灶性神经系统损害体征、意识障碍。重者出现昏迷、惊厥持续状态和神经系统局灶体征。伴有颅内压高的患者可有瞳孔大小异常、呼吸异常等。

（2）病毒性脑膜炎：主要症状为发热、头痛、呕吐、脑膜刺激征。

2. 朊蛋白病

Creutzfeldt-Jakob 病为最常见的人类朊蛋白病，典型表现为迅速进行性智力丧失伴肌阵挛。

3. 细菌性脑膜炎

临床表现包括全身感染症状、脑膜刺激征、颅内压增高及局灶性神经系统损害体征。结核性脑膜炎是特殊类型的细菌性脑膜炎，表现为结核中毒症状、脑膜刺激征、颅内压增高、脑实质损害及脑神经损害症状等。

4. 真菌性脑膜炎

新型隐球菌脑膜炎是中枢神经系统最常见的真菌感染，表现为以高颅内压为特点的亚急性脑膜炎，首发症状多为发热、头痛、呕吐，神经系统检查可见脑膜刺激征和颅内压增高体征。

毛霉菌病：为条件致病菌感染，可分为全身型与鼻眼脑型。全身型多发生于免疫功能低下时，鼻眼脑型则多见于糖尿病酮症酸中毒患者。毛霉菌侵犯血管，发生血管炎导致血管闭塞，造成化脓性坏死，因而药物不易达到病灶处。毛霉菌病病死率极高，必须早期诊断，配合外科切除病灶，积极抗真菌药物治疗。

5. 螺旋体感染性疾病

（1）神经梅毒：分为无症状型神经梅毒、脑膜神经梅毒、脑膜、脊髓膜血管梅毒、麻痹性痴呆、脊髓结核、先天性神经梅毒，常见症状为瞳孔异常和局灶性神经系统损害体征。

（2）神经莱姆病：表现为脑膜炎、神经根炎、脑病和脊髓病等。

（3）神经系统钩端螺旋体病：早期出现感染中毒症状，中期表现为脑膜炎症状和体征，后期可出现脑膜炎和钩端螺旋体脑动脉炎等并发症。

6. 脑寄生虫病

表现为颅内压增高、癫痫发作、局灶性神经系统损害体征等。

三、诊断与鉴别诊断

1. 病毒感染性疾病

依据流行病学资料、典型临床表现、神经影像学异常、CSF 检查（压力增高或正常，颜色清，细胞数 5 ～ 1000/mm^3，淋巴细胞为主，蛋白 0.5 ～ 1g/L，脑脊液 / 血浆含糖量比值正常）、病原学检查发现病毒可诊断。神经系统以外的伴随症状常可为诊断提供线索，如腮腺炎病毒脑炎常有腮腺及颌下腺肿痛，肠道病毒感染常有皮疹，EB 病毒感染常有肝脾大和淋巴结大，主要与化脓性脑膜炎、脑肿瘤、急性脱髓鞘疾病等鉴别。

2. 朊病毒病

朊病毒病（CJD）的诊断依赖于：2 年内发生的进行性痴呆，并伴有下列症状和体征 2 种以上者，高度怀疑此病：①肌阵挛；②视力障碍、小脑症状；③无动性缄默；④脑电图特征性周期性同步放电；⑤锥体系或锥体外系症状，需与 Alzheimer 病和帕金森病鉴别。

3. 细菌性脑膜炎

（1）典型临床表现：CSF 特征性改变，压力高，白细胞升高，可达 1000 ～ 10000/mm^3，中性粒细胞占 80% ～ 90%，外观浑浊呈脓性，蛋白质明显增高，可＞ 1000mg/L（100mg/dL），糖明显降低，氯化物稍低。脑脊液中乳酸、乳酸脱氢酶、溶菌酶的含量及免疫球蛋白 IgG、IgM 明显增高。细菌学涂片或培养阳性可诊断。李斯特菌属、肠杆菌和葡萄糖非发酵菌等细菌，只能用培养法确定，并且可做药物敏感试验。

（2）脑电图：弥漫性慢波，无特异性。结核性脑膜炎可根据结核病史或接触史，出现头痛、呕吐、脑膜刺激征，结合 CSF 淋巴细胞增多及糖含量降低等特征性改变、CSF 抗酸涂片、结核分枝杆菌培养和 PCR 检查等可诊断。需与隐球菌性脑膜炎、病毒性脑膜炎鉴别。

4. 真菌性脑膜炎

根据病史及病程，临床表现脑膜炎症状体征及 CSF 检查（压力高，颜色可浑浊，0 ～ 1000/mm^3，淋巴细胞为主，脑脊液 / 血清含糖量比值降低，蛋白 0.2 ～ 5g/L）可确诊。CSF 墨汁染色检出隐球菌可确诊新型隐球菌脑膜炎。常与结核性脑膜炎、脑脓肿鉴别。

5. 螺旋体感染性疾病

（1）神经梅毒：根据性乱交、艾滋病和先天性梅毒感染史，脑膜、脑血管损害症状及体征及 CSF 检查可诊断。需与脑膜炎、脑血管病、痴呆鉴别。

（2）神经莱姆病：根据流行病学、脑膜炎、神经根炎、脑病等表现和特异性血清学诊断试验可诊断。常与特发性面神经炎、无菌性脑膜炎、多发性硬化等鉴别。

6. 脑寄生虫病

根据患者疫区接触史、临床表现为颅内高压、癫痫发作、局灶性神经系统损害体征等及神经影像学表现可诊断。

四、治疗原则

病因治疗、对症支持治疗及防止并发症。早诊断、早治疗与预后密切相关，选择通过性好、敏感性高的抗生素足量治疗，针对病原菌使用敏感药物治疗，不能明确病原菌时，应选用广谱抗生素，首选静脉给药，降颅内压、对症和全身支持治疗。

1. 病毒感染性疾病

（1）抗病毒治疗应尽早开始，可用金刚烷胺、阿昔洛韦（无环鸟苷）。

（2）脱水减轻脑水肿。

（3）免疫治疗：干扰素及其诱生剂，皮质类固醇用于病情危重患者。

（4）对症支持治疗：营养支持及维持水、电解质平衡，预防压疮及呼吸道感染等并发症。

2. 朊病毒

暂无特效治疗，主要采取对症治疗。

3. 结核性脑膜炎

（1）抗结核治疗：异烟肼、利福平、吡嗪酰胺、乙胺丁醇、链霉素是结核性脑膜炎最有效的联合用药方案。

（2）皮质类固醇：用于脑水肿引起的颅内高压、伴局灶性神经体征和脊髓蛛网膜下腔阻塞的重症患者。

（3）重症患者：在全身用药的同时可行鞘内注射、脱水降压。

4. 真菌性脑膜炎

（1）抗真菌治疗：可选用两性霉素 B、氟康唑、氟胞嘧啶。

（2）对症治疗及全身支持：颅内压增高患者可用脱水剂，并注意预防脑疝；有脑积水者可行侧脑室分流减压术，并注意水电解质平衡。注意患者全身营养、全面护理和防治肺部感染、泌尿系统感染。

5. 螺旋体感染性疾病

（1）病因治疗：应用敏感抗生素。

（2）对症治疗。

6. 脑寄生虫病

（1）药物治疗：脑型血吸虫病首选吡喹酮。

（2）手术治疗。

（3）其他治疗：癫痫发作可用抗癫痫药控制。

第二章
呼吸系统急危重症

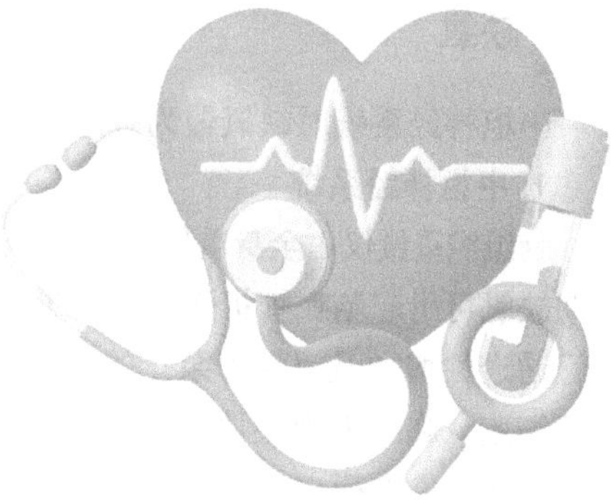

第一节　呼吸衰竭

呼吸衰竭是由多种疾病引起的通气和（或）换气功能障碍导致缺氧和二氧化碳潴留，而产生一系列病理生理改变的综合征。一般认为在海平面大气压休息状态下，呼吸室内空气时，$PaO_2 < 60mmHg$ 和（或）$PaCO_2 > 50mmHg$ 时，作为呼吸衰竭的血气诊断标准。根据血气变化，将呼吸衰竭分为两型：Ⅰ型系指 $PaCO_2$ 下降而 $PaCO_2$ 正常或降低，多为急性呼吸衰竭的表现；Ⅱ型系指 $PaCO_2$ 升高，多为慢性呼吸衰竭或间有急性发作的表现，常见于阻塞性通气功能障碍的肺、支气管疾病。

一、病因

1. 气道病变引起的阻塞性通气功能障碍

支气管炎症、痉挛、肿瘤、异物及慢性阻塞性肺气肿时，由于气道不同程度的阻塞，肺泡通气不足，导致缺氧及 CO_2 潴留。

2. 肺组织损害引起的换气功能障碍

肺部炎症、水肿、血管病变、弥漫性肺间质纤维化、肺气肿、硅肺、ARDS 等，引起 V/Q 比例失调，弥散面积减少或解剖分流增加，导致缺氧。

3. 胸廓活动减弱或呼吸肌衰竭引起的限制性通气功能障碍

胸廓严重畸形、严重脊柱后侧突、广泛胸膜增厚、大量胸腔积液、气胸等引起胸廓活动受限制；脊髓灰质炎、多发性神经根炎、重症肌无力、呼吸肌负荷加重等引起呼吸肌活动减弱，均可使肺扩张受到影响，导致肺通气量减少。

4. 脑部病变引起的呼吸中枢功能障碍

脑部炎症、血管病变、肿瘤、外伤、代谢性或药物中毒等，直接或间接损害呼吸中枢，导致呼吸功能抑制，通气功能减弱。

二、临床表现

呼吸衰竭可使机体各器官和组织均受到不同程度的影响，但缺氧和二氧化碳潴留是其主要的病理生理和临床表现的基础。

（一）缺氧

中枢神经系统对缺氧最为敏感，其次为心血管系统和血液系统等。

1. 中枢神经系统

脑组织重量仅占全身重量的2%，而需氧量却占总量的25%，大脑耗氧量3mL/（100g·min）。早期缺氧可引起脑血管扩张，血流量增加，起到代偿作用。严重缺氧时扩张的血管血流缓慢，血管通透性增加及“离子泵”的作用减弱，致使脑水肿发生和颅内压增高，同时亦可直接损伤脑细胞。临床表现主要有呼吸困难、呼吸频率和节律的异常、发绀、烦躁不安、谵妄、惊厥、昏迷，最终死亡。

2. 心血管系统

心肌的耗氧量约10mL/（100g·min），2/3用于心肌收缩。缺氧时首先是代偿性心率增快，心排血量增加，血压升高。严重缺氧时，心肌受到抑制，心率变慢，心排血量减少，血压下降，心律失常。缺氧使皮肤血管收缩，而脑和冠状动脉血管扩张，但使肺小动脉收缩，导致肺动脉高压，加重右心室负荷，是引起肺心病的主要原因。

3. 血液系统

慢性缺氧刺激骨髓红细胞系统反应性增生及肾小球旁细胞分泌亢进，促使红细胞生成增加。临床表现为代偿性继发性红细胞增多症。由于血液黏稠度增加，循环阻力加大，使右心负荷加重。

（二）二氧化碳潴留

二氧化碳潴留形成高碳酸血症，对各系统均产生有害影响，其中最严重的是中枢神经系统。

1. 中枢神经系统

二氧化碳潴留使血管扩张，脑血流量增加，早期起到代偿作用，但二氧化碳潴留持续存在和不断加重致使脑间质水肿发生，颅内压增高。pH值下降引起细胞内酸中毒，初期抑制大脑皮质，表现为嗜睡，随后皮层下刺激增强，间接引起皮层兴奋，表现为兴奋、躁动不安、肌肉抽搐及其他神经精神症状。晚期皮层和皮层下均受到抑制，即所谓“二氧化碳麻醉”而昏迷、死亡。

2. 心血管系统

早期使血管运动中枢和交感神经兴奋，儿茶酚胺释放，皮肤血管收缩，回心血量增加，使心率增快，血压升高，亦可引起肺小动脉收缩，从而成为肺心病的原因之一。心肌二氧化碳潴留，pH值下降，使心肌收缩无力和出现严重的心律失常。

3. 呼吸系统

二氧化碳潴留可兴奋呼吸中枢，使呼吸加深加快，但随着二氧化碳浓度的增加，呼吸中枢反而受到抑制。

（三）酸碱平衡失调

呼吸性酸中毒在Ⅱ型呼吸衰竭中最为常见，约占80%，主要因通气功能障碍导致的二氧化碳潴留，H^+浓度的增加（$CO_2+H_2O \leftrightarrow H_2CO_3 \leftrightarrow H^+ + HCO_3^-$）。代谢性酸中毒亦可合并存在，因缺氧状态下，无氧代谢引起乳酸增加和无机盐的积聚，实则为乳酸血症性酸中毒。此外，由于利尿剂的使用（肺心病并发心衰）、大量葡萄糖的输入、肾上腺皮质激素的应用等，导致低钾和（或）低氯血症引起的代谢性碱中毒。甚至出现复合性酸碱失衡，如呼酸合并代酸/呼酸合并代碱等。

（四）电解质紊乱

呼吸衰竭经常并发电解质紊乱，如高钾血症，多因缺氧或二氧化碳潴留，K^+ 自细胞内移至细胞外，而细胞外 H^+ 和 Na^+ 进入细胞内所致；低钾血症和低氯血症的原因已如上述；低钠血症，多与患者多汗、入量不足、利尿等因素有关。临床表现为疲乏无力、表情淡漠、肌肉痛性痉挛、血压低、脉搏细数、体位性晕厥等，严重者昏迷、死亡。

（五）肺性脑病（简称肺脑）

系指支气管、肺、胸疾病引起的缺氧和二氧化碳潴留所致的精神-神经症状的综合征，排除其他原因所引起的类似表现者称为肺性脑病。发生的机制主要是呼吸性酸中毒使脑细胞内 H^+ 浓度增加，pH 值下降导致脑组织酸中毒。低氧血症在肺性脑病的发生中居次要地位。

（六）肺心病及心力衰竭

在支气管、肺、胸疾病的基础上，主要由于缺氧和二氧化碳潴留，引起肺小动脉收缩，加上其他因素，最终导致肺动脉高压、右心室增大，故称为慢性肺源性心脏病（肺心病）。当失去代偿能力时即出现右心衰竭。

（七）其他组织器官的损害

包括胃肠道出血、肾功能不全、DIC 的出现等。

三、诊断

呼吸衰竭的诊断主要根据血气分析。在海平面大气压下静息状态，呼吸室内空气 $PaO_2 <$ 60mmHg 和（或）$PaCO_2 >$ 50mmHg 时，作为呼吸衰竭的诊断标准。

四、鉴别诊断

呼吸衰竭需与呼吸功能不全相鉴别。后者系指在静息状态，$PaO_2 >$ 60mmHg 和（或）$PaCO_2 <$ 50mmHg。当运动后，$PaO_2 <$ 60mmHg 和（或）$PaO_2 >$ 50mmHg。

五、治疗

呼吸衰竭的治疗原则是积极控制感染，改善通气，纠正缺氧和二氧化碳潴留。

（一）控制感染

肺、支气管感染绝大部分是引起呼吸衰竭的主要原因，因此迅速有效地控制感染是抢救呼吸衰竭的最重要措施。控制感染主要是抗感染与祛痰并举。

1. 抗感染

根据既往用药的情况与药物敏感试验选用抗生素。如无痰培养的条件，抗生素需联合使用，但对革兰氏阴性杆菌的控制应作为重点，并以大剂量、静脉滴注为宜。

2. 祛痰

（1）增加水分：充足的水分供应是祛痰不可忽视的一环，包括多饮水和静脉输液（每日不少于 1000 ～ 1500mL）兼以雾化吸入、气管内滴入（气管切开者）等措施。

（2）降低黏度：可使用氯化铵、溴己新、乙酰半胱氨酸、祛痰灵和糜蛋白酶等。

（3）解除痉挛：氨茶碱是最常用的药物，对重症以静脉给药为宜，剂量 0.25 ～ 0.5g/d［0.2 ～ 0.4mg/（kg · h）］，有效血浆药物浓度为 10μg/mL；肾上腺素能 β 受体激动剂：有沙丁胺醇、喘乐宁、特布他林（博利康尼）和丙卡特罗等。气雾剂有沙丁胺醇、喘乐宁、特布他林等。此外还有沙丁胺醇吸入剂（喘宁碟）；肾上腺皮质激素，多用于重症支气管哮喘或喘息性支气管炎患者。用药原则为静脉、大量、短程。地塞米松 10 ～ 20mg/d 或琥珀酸氢化可的松 200 ～ 400mg/d，3 ～ 5d 后逐渐减量，改为口服。类固醇气雾剂具有皮质激素的作用，但因主要在支气管黏膜部位吸收而少有皮质激素的不良反应，并可部分替代静脉或口服给药。市售者有必可酮、必可松（丙酸培氯松）及必酮碟等。

（4）助咳排痰，每日定时翻身、拍背，每 2 ～ 3h 1 次，并及时吸痰或鼓励咳痰。虽然方法简便，却有较好效果。

（二）氧气疗法

缺氧是引起呼吸衰竭的直接原因，因此，积极纠正缺氧是治疗的中心环节，但在氧疗过程中应注意以下几个问题：

1. Ⅱ型呼吸衰竭

患者主张低流量（1 ～ 2L/min）、低浓度（24% ～ 28%）持续给氧。吸氧浓度可按下列公式推算：

$$\text{实际吸氧浓度（\%）}=21+4\times O_2\text{ 流量（L/min）}$$

力争在短期内将 PaO_2 提高到 60mmHg 或以上，将 $PaCO_2$ 降至 55mmHg 以下。如难以达到，就借助简易的人工辅助呼吸器。若在氧疗过程中 PaO_2 仍低于 55 ～ 60mmHg，PaO_2 ＞ 70 ～ 80mmHg，应考虑机械通气。

2. Ⅰ型呼吸衰竭

多为急性病，因无二氧化碳潴留，氧浓度可以提高到 50%，流量 4 ～ 5L/min，将 PaO_2 提高到 70 ～ 80mmHg。待病情稳定后，逐渐降低氧浓度。

3. 给氧途径

常规依次采用鼻塞法、鼻导管法、面罩法等。对危重患者常规给氧无效时，考虑气管插管或气管切开术行机械通气给氧。

4. 给氧的温度与湿度

吸入的氧温度应保持在 37℃，湿度 80% 左右。

（三）呼吸兴奋剂的使用

呼吸衰竭经常规治疗无效，PaO_2 过低，$PaCO_2$ 过高，或出现肺性脑病表现或呼吸节律、频率异常时，均可考虑使用。

1. 尼可刹米

直接兴奋呼吸中枢，使呼吸加深加快，改善通气。剂量：1.5 ～ 3.0g 溶于 5% 葡萄糖溶液

500mL，静脉滴注。总量＜5.0g/d，一般3d为一疗程，无效即停用。不良反应：恶心、呕吐、颜面潮红、面部肌肉抽搐等，但少有发生。

2. 多沙普仑

除具有直接兴奋呼吸中枢外，尚可通过颈动脉体化学感受器反射性地兴奋呼吸中枢。该药特点是呼吸兴奋作用强，安全范围大，在改善低氧血症和高碳酸血症方面优于其他呼吸兴奋剂。剂量：140mg/次（成人），以5%葡萄糖稀释，静脉滴注，每分钟2～2.8mg。

3. 阿米屈仑

本品为哌嗪衍生物，是外周性化学感受器激动剂，对改善通气功能，提高PaO_2，降低$PaCO_2$有较好的效果。一次用药作用可维持6h以上，安全范围较宽，是一种比较理想的呼吸兴奋剂。剂量：100mg/次，每日3次，口服。100mg/次，也可静脉注射。

（四）气管插管与气管切开术

1. 适应证

肺性脑病或其早期经氧疗、呼吸兴奋剂等积极治疗后，PaO_2继续下降，$PaCO_2$继续升高；痰液滞留不易排出。如病情变化急剧，危及生命，应立即行气管插管。估计病情不能短期内恢复，以气管切开为宜。

2. 优缺点

气管插管或气管切开，均利于氧疗和呼吸机的使用。后者利于气管内给药，减少气道阻力，减少无效腔气，利于气管内的湿化和吸痰；缺点是护理和消毒隔离不当时，肺部易继发感染。前者简单易行，应急之举，但不宜久置。

（五）呼吸机的应用

1. 适应证

经综合治疗后，呼吸衰竭患者仍严重缺氧，或$PaCO_2$不断上升；肺性脑病早期或其患者呼吸频率＞40次/min或＜5～10次/min；自主呼吸微弱有意识障碍者；急性呼吸衰竭患者，短期吸入高浓度氧［80%～100%后，PaO_2仍小于60mmHg］。

2. 呼吸机的选择

轻症可用507型呼吸器，操作简便，携带方便。但对病情严重、短期难以恢复的患者需采用机械人工呼吸机。

（六）纠正酸碱失衡与电解质紊乱

1. 酸碱失衡

呼吸性酸中毒：主要措施是积极改善通气，促使二氧化碳排出，已如前述。当pH＜7.30时应用三羟甲基氨基甲烷（THAM）进行纠正。该药是有机氨缓冲剂，与二氧化碳结合后形成HCO_3^-使$PaCO_2$下降，提高pH值。剂量为3.64%溶液200mL加5%葡萄糖300mL静脉滴注，每日1～2次。快速大量滴注可致低血糖、低血压、恶心、呕吐、低血钙和呼吸抑制，应加以注意。

代谢性酸中毒：呼吸衰竭合并的代谢性酸中毒，多为乳酸性酸中毒，缺氧纠正后即可恢复。必要时可给5%碳酸氢钠纠正，如合并呼吸性酸中毒时不宜使用。因碳酸氢钠分解后形成更多的二氧化碳，使$PaCO_2$更加增高。所以仍以选用THAM治疗为妥。

代谢性碱中毒：主要由低钾和（或）低氯所致，所以应积极补充氯化钾、谷氨酸钾、精氨酸等。严重低氯，可用 20% 氯化铵 15mL 加 5% 葡萄糖 300mL，静脉滴注。

2. 电解质紊乱

常见的有低钾血症、低氯血症和低钠血症，多因摄入不足或排出过多所致，特别是利尿剂的使用不当。治疗主要是积极补钾、补氯，方法见前。低钠血症补充方法可按下列公式计算：

（正常血清钠 – 实测血清钠）×（体重 ×20%）= 应补充血钠量

首次剂量补充以总量的 1/3 为妥，而后根据复查的血清钠再行调整。

（七）肺性脑病的防治

1. 去除诱因

诱发肺性脑病的因素已如前述，但需要再次强调的是Ⅱ型呼吸衰竭 $PaCO_2$ 较高者禁用一切安眠药和镇静药。

2. 积极改善通气

纠正缺氧和二氧化碳潴留是抢救肺性脑病的关键性措施。当常规治疗无效时应果断地于肺性脑病早期行气管插管或气管切开术，进行机械通气，确保二氧化碳的排出和缺氧的纠正。

3. 呼吸兴奋剂的使用

肺性脑病或其早期是使用呼吸兴奋剂的适应证，已如前述。

4. 肾上腺皮质激素

可改善脑细胞的活性和代谢，增加机体的应激性。于肺性脑病早期投予大剂量琥珀酸氢化可的松 400 ～ 600mg/d 或地塞米松 20 ～ 40mg/d，静脉滴注，效果较好，疗程 3 ～ 5d。

5. 脱水疗法

缺氧和二氧化碳潴留均可导致脑水肿，严重者可发生致命性脑疝，应进行脱水治疗。但对慢性阻塞性疾病引起的呼吸衰竭和肺性脑病具有血液黏稠度增加、痰液不易咳出、微栓塞容易形成的特点，多数人主张采取轻度和中度脱水，并给以足够的胶体溶液，再辅以冰帽、降温等物理性措施。

6. 控制感染

积极控制感染，纠正酸碱失衡与电解质紊乱。

第二节　重症社区获得性肺炎

社区获得性肺炎（CAP）是指在医院外罹患的感染性肺实质炎症，包括具有明确潜伏期的病原体感染而在入院后平均潜伏期内发病的肺炎。

因不同病因、不同病原菌、在不同场合所导致的肺组织（细支气管、肺泡、间质）炎症，有着相似或相同的病理生理过程，发展到一定疾病阶段，均可恶化成为重症肺炎，引起器官功能障碍甚至危及生命。重症肺炎目前还没有普遍认同的诊断标准，如果肺炎病人需要呼吸支持（急性呼吸衰竭、气体交换严重障碍伴高碳酸血症或持续低氧血症）、循环支持（血流动力学障碍、外周灌注不足）和加强监护与治疗，可认为是重症肺炎。

一、诊断

（一）CAP 诊断标准

① 社区发病。

② 肺炎相关临床表现：a. 新近出现的咳嗽、咳痰或原有呼吸道疾病症状加重并出现脓性痰，伴或不伴胸痛 / 呼吸困难 / 咯血；b. 发热；c. 肺实变体征和 / 或闻及湿啰音；d. 白细胞＞10×10^9/L 或＜4×10^9/L，伴或不伴中性粒细胞核左移。

③ 胸部影像学检查显示片状、斑片状浸润性阴影或间质性改变，伴或不伴胸腔积液。

符合①、③及②中任何 1 项，并除外肺结核、肺部肿瘤、非感染性肺间质性疾病、肺水肿、肺不张、肺栓塞、肺嗜酸性粒细胞浸润症及肺血管炎等后，可建立临床诊断。

（二）重症 CAP 诊断标准

符合下列 1 项主要标准或≥ 3 项次要标准者可诊断为重症肺炎。

主要标准：

① 需要气管插管行机械通气治疗；

② 脓毒症休克经积极液体复苏后仍需要血管活性药物治疗。

次要标准：

① 呼吸频率≥ 30 次 /min；

② 氧合指数≤ 250mmHg；

③ 多肺叶浸润；

④ 意识障碍和（或）定向障碍；

⑤ 血尿素氮≥ 7.14mmol/L；

⑥ 收缩压＜ 90mmHg 需要积极的液体复苏。

二、临床监测

1. 体征监测

监测重症肺炎的体征是一项简单、易行和有效的方法，患者往往有呼吸频率和心率加快、发绀、肺部病变部位湿啰音等。目前多数指南都把呼吸频率加快（≥ 30 次 /min）作为重症肺炎诊断的主要或次要标准。意识状态也是监测的重点，神志模糊、意识不清或昏迷提示重症肺炎可能性。

2. 氧合状态和代谢监测

PaO_2、PaO_2/FiO_2、pH、混合静脉血氧分压（PvO_2）、胃张力测定、血乳酸测定等都可对患者的氧合状态进行评估。单次的动脉血气分析一般仅反映患者瞬间的氧合情况；重症患者或有病情明显变化者应进行系列血气分析或持续动脉血气监测。

3. 胸部影像学监测

重症肺炎患者应进行系列 X 线胸片监测，主要目的是及时了解患者的肺部病变是进展还是好转，是否合并有胸腔积液、气胸，是否发展为肺脓肿、急性呼吸窘迫综合征（ARDS）等。检查的频率应根据患者的病情而定，如要了解病变短期内是否增大，一般每 48h 进行一次检查评价；如患者临床情况突然恶化（呼吸窘迫、严重低氧血症等），在不能除外合并气胸或进展至ARDS时，应短期内复查；而当患者病情明显好转及稳定时，一般可10～14d后复查。

4. 血流动力学监测

重症肺炎患者常伴有脓毒症，可引起血流动力学的改变，故应密切监测患者的血压和尿量。这2项指标比较简单、易行，且非常可靠，应作为常规监测的指标。中心静脉压的监测可用于指导临床补液量和补液速度。部分重症肺炎患者可并发中毒性心肌炎或ARDS，如临床上难以区分时应考虑行漂浮导管检查。

5. 器官功能监测

包括脑功能、心功能、肾功能、胃肠功能、血液系统功能等，进行相应的血液生化和功能检查。一旦发现异常，要积极处理，注意防止多器官功能障碍综合征（MODS）的发生。

6. 血液监测

包括外周血白细胞计数、C-反应蛋白、降钙素原、血培养等。

三、病情评估

重症肺炎评估包括肺炎本身严重程度评估和脏器功能受损程度评估两大方面，临床中多采用评分系统进行。

1. 肺炎严重程度评估

用于评估肺炎病情严重程度的评分标准最常使用的是CURB-65评分，分值≥3分视为高危，需要入住监护病房治疗，且患者死亡率明显增加。更适用于CAP的评估，适用于门急诊患者。

对于不方便进行生化检测的医疗机构，以及急诊的首诊医生（包括急救人员）在实验室检查报告之前，可使用CRB-65评分对患者病情做出初步判断和处理。CRB-65评分中不包含BUN项目，余标准同CURB-65评分一致，分值≥2分视为高危。

PSI评分较为细致复杂，包含血气等实验室检查及X线片等影像学检查，对收入ICU患者评估的敏感度更高。适于指导急诊留观/病房医生和ICU医生对重症患者进行更为精细的诊治。

（1）CURB-65评分

满足1项得1分，0分为低危，门诊治疗；1～2分为中危，建议住院或严格随访下院外治疗；≥3分为高危，应住院治疗，部分需转诊。

① 意识障碍（confusion，C）；

② 尿素氮（uremia，U）＞7mmol/L；

③ 呼吸频率（respiratory rate，R）≥30次/min；

④ 血压（blood pressure，B），收缩压＜90mmHg或舒张压≤60mmHg；

⑤ 年龄≥65岁。

（2）PSI评分

年龄（女性−10分）加所有危险因素得分总和。低危为Ⅰ级（＜50分，无基础疾病）、Ⅱ级（51～70分）、Ⅲ级（71～90分）；中危为Ⅳ级（91～130分）；高危为Ⅴ级（＞130分）。Ⅳ和Ⅴ级需住院治疗。

① 居住在养老院（10分）。

② 基础疾病：肿瘤（30分）；肝病（20分）；充血性心力衰竭（10分）；脑血管疾病（10分）；肾病（10分）。

③ 体征：意识状态改变（20分）；呼吸频率≥30次/min（20分）；收缩压＜90mmHg（20分）；

体温＜35℃或≥40℃（15分）；脉搏≥125次/min（10分）。

④ 实验室检查：动脉血pH值＜7.35（30分）；血尿素氮≥11mmol/L（20分）；血钠＜130mmol/L（20分）；血糖≥14mmol/L（10分）；红细胞压积＜30%（10分）；PaO_2＜60mmHg（或指脉氧饱和度＜90%）（10分）。

⑤ 胸部影像：胸腔积液（10分）。

2. 脏器功能评估

对于重症肺炎患者，需要收入ICU治疗，且重症肺炎患者多引起脏器功能不全，故亦须对重症患者进行脏器功能评估以提供客观、量化的指标指导临床诊治及判断预后。临床使用最为广泛的是MODS评分、SOFA评分。

（1）多脏器功能障碍综合征（MODS）评分：MODS评分由6个脏器系统的评分组成，每个脏器系统的分值为0～4分，0分代表脏器功能基本正常，总分为0～24分。主要指标包括：①呼吸系统：氧合指数（PaO_2/FiO_2）；②肾脏系统：血清肌酐浓度；③肝脏系统：血清胆红素浓度；④血液系统：PLT；⑤神经系统：格拉斯哥昏迷评分；⑥心血管系统：压力调整后心率（pressure adjusted heart rate，PAHR），PAHR=心率×右房压（或中心静脉压）/平均动脉压。

（2）全身性感染相关性功能衰竭评分（SOFA）：SOFA评分亦由6个脏器系统的评分组成，每一个脏器的分值为0（正常）～4分（最差），每天记录一次最差值。SOFA评分所采取的变量均为连续性，其目的是描述MODS的发生、发展，并评价疗法对脏器功能失常或衰竭进程的影响。

四、治疗

（一）抗生素治疗

抗感染治疗是肺炎治疗的关键环节，包括经验性治疗和抗病原体治疗。

在制定经验性治疗方案时，需要综合考虑多方面因素：最可能的病原体、耐药风险、疾病严重程度、个体因素（如年龄、基础疾病、抗生素过敏史、免疫功能状态），以及不同地区的病原体流行病学特征和耐药率。同时需重视药物的药代动力学和药效学特性，以达到指导用药剂量、优化给药方案、预防耐药性发展、评估疗效以及个体化治疗的目的。

初步诊断细菌性CAP患者，争取接诊后4～8h内启动抗生素治疗。脓毒症及脓毒症休克患者，建议1h之内启动抗生素治疗。

对于门诊轻症CAP患者，推荐选择具有良好生物利用度的抗感染药物单药口服，可选用阿莫西林克拉维酸或第一代、二代头孢菌素；对于存在耐药风险患者，可选用β-内酰胺酶抑制剂复合物、第三代头孢菌素，呼吸喹诺酮类或奥马环素。考虑支原体、衣原体感染者，可选择多西环素、米诺环素；在大环内酯类药物耐药率低的地区（＜25%）可选择大环内酯类药物；耐药率高的地区或对上述药物过敏或不耐受者可使用呼吸喹诺酮类。

对于住院CAP患者，推荐单独使用β-内酰胺类，或联合四环素类/大环内酯类（耐药率低地区），或者单用呼吸喹诺酮类或奥马环素。有产ESBL肠杆菌科细菌感染高风险者，可选用头孢霉素类、哌拉西林他唑巴坦、头孢哌酮舒巴坦或碳青霉烯类。对于临床疑似肺结核的患者，经验性治疗时不建议使用具有抗结核作用的喹诺酮类药物。

对于重症监护CAP患者，推荐β-内酰胺类联合大环内酯类/四环素类[41,70-71]，或联合呼吸喹诺酮类。需评估产 ESBL 肠杆菌科细菌、铜绿假单胞菌及 MRSA 感染的风险。

对于有吸入性肺炎风险的患者，推荐选择具有抗厌氧菌活性的广谱抗菌药物，如 β- 内酰胺酶抑制剂复合物、莫西沙星、奈诺沙星或碳青霉烯类等。

在流感流行季节，对怀疑流感病毒感染的 CAP 患者，推荐常规进行流感病毒抗原或核酸检测，并应尽早应用神经氨酸酶抑制剂（奥司他韦、帕拉米韦等）或 RNA 聚合酶抑制剂（玛巴洛沙韦）等抗病毒治疗。

目标性抗感染治疗

在确认 CAP 病原体后，应根据药敏测试结果及患者情况选择治疗方案。

（1）肺炎链球菌

① 青霉素最小抑菌浓度（MIC）＜ 2mg/L：青霉素 G 160 万～ 240 万 U 静脉滴注，1 次 /（4 ～ 6h）；氨苄西林 4 ～ 8g/d 静脉滴注，分 2 ～ 4 次；氨苄西林 / 舒巴坦 1.5 ～ 3g 静脉滴注，1 次 /6h；阿莫西林 / 克拉维酸 1.2g 静脉滴注，1 次 /（8 ～ 12h）；头孢唑林 0.5 ～ 1g 静脉滴注，1 次 /（6 ～ 8h）；头孢拉定 0.5 ～ 1g 静脉滴注，1 次 /6h；头孢呋辛 0.75 ～ 1.5g 静脉滴注，1 次 /8h；拉氧头孢 1 ～ 2g 静脉滴注，1 次 /8h。

② 青霉素 MIC ≥ 2mg/L：头孢噻肟 1 ～ 2g 静脉滴注，1 次 /6 ～ 8h；头孢曲松 1 ～ 2g 静脉滴注，1 次 /24h；左氧氟沙星 0.5 ～ 0.75g 静脉滴注，1 次 /d；莫西沙星 0.4g 静脉滴注，1 次 /d；吉米沙星 0.32g 口服，1 次 /d。

（2）金黄色葡萄球菌

① 甲氧西林敏感：苯唑西林 1 ～ 2g 静脉滴注，1 次 /4h；氯唑西林 2 ～ 4g/d 静脉滴注，分 2 ～ 4 次；氨苄西林 4 ～ 8g/d 静脉滴注，分 2 ～ 4 次；阿莫西林 / 克拉维酸 1.2g 静脉滴注，1 次 /（8 ～ 12h）；氨苄西林 / 舒巴坦 1.5 ～ 3g 静脉滴注，1 次 /6h；头孢唑林 0.5 ～ 1g 静脉滴注，1 次 /（6 ～ 8h）；头孢拉定 1 ～ 2g 静脉滴注，1 次 /（6 ～ 8h）；头孢呋辛 0.75 ～ 1.5g 静脉滴注，1 次 /8h；拉氧头孢 1 ～ 2g 静脉滴注，1 次 /8h。

② 甲氧西林耐药：万古霉素 15mg/kg 静脉滴注，1 次 /12h；利奈唑胺 600mg 静脉滴注，1 次 /12h。

（3）流感嗜血杆菌

① 不产 β-内酰胺酶：氨苄西林 4 ～ 8g/d 静脉滴注，分 2 ～ 4 次；氨苄西林 / 舒巴坦 1.5 ～ 3g 静脉滴注，1 次 /6h；阿莫西林 / 克拉维酸 1.2g 静脉滴注，1 次 /（8 ～ 12h）；头孢呋辛 0.75 ～ 1.5g 静脉滴注，1 次 /8h；拉氧头孢 1 ～ 2g 静脉滴注，1 次 /8h。

② 产 β-内酰胺酶：阿莫西林 / 克拉维酸 1.2g 静脉滴注，1 次 /（6 ～ 8h）；氨苄西林 / 舒巴坦 1.5 ～ 3g 静脉滴注，1 次 /6h；头孢呋辛 0.75 ～ 1.5g 静脉滴注，1 次 /8h；头孢噻肟 1 ～ 2g 静脉滴注，1 次 /（6 ～ 8h）；头孢曲松 1 ～ 2g 静脉滴注，1 次 /24h。

（4）肺炎克雷伯菌及肠杆菌科菌：头孢呋辛 0.75 ～ 1.5g 静脉滴注，1 次 /8h；头孢噻肟 1 ～ 2g 静脉滴注，1 次 /（6 ～ 8h）；头孢曲松 1 ～ 2g 静脉滴注，1 次 /24h；β-内酰胺类 / 酶抑制剂。

（二）气道管理

应嘱患者采取最有利于呼吸道通畅的体位，鼓励用力咳嗽排痰，若痰液不易咳出，可给予全身或局部的祛痰治疗，人工、机械排痰和体位痰液引流等，必要时可给予支气管扩张剂和激素雾化吸入，以维持呼吸道湿化和解除气道痉挛。气管插管患者，必要时可予纤维支气管镜下吸痰及支气管肺泡灌洗术。清醒俯卧位或气管插管患者的俯卧位通气可促进痰液引流。

（三）呼吸支持

重症 CAP 患者如伴有严重的呼吸衰竭，应行有创机械通气，ARDS 者采用小潮气量行肺保护性通气，将平台压 / 驱动压限制在 30/15cmH_2O 以下，重度 ARDS 者适时应用肌松剂和俯卧位通气。

重症 CAP 患者合并 ARDS、严重心功能不全等，综合治疗无效时可考虑实施体外膜肺氧合（ECMO）治疗。重症 CAP 合并 ARDS 患者行 ECMO 的指征：

（1）PaO_2/FiO_2 < 80mmHg，持续超过 6h；或 PaO_2/FiO_2 < 50mmHg，持续超过 3h；

（2）pH 值 < 7.25，且 $PaCO_2$ ≥ 60mmHg，持续超过 6h，同时呼吸频率升至 35 次 /min 且机械通气设置调整至维持平台压 ≤ 30cmH_2O；

（3）机械通气时间 < 7d。

（四）脏器支持治疗

重症 CAP 患者易并发多脏器功能障碍，包括脓毒症休克、脓毒症心肌病、急性肾损伤、急性胃肠道损伤及急性肝损伤等，应动态评估器官功能，及时干预，以提高 CAP 的治疗成功率。

第三节　重症哮喘

支气管哮喘（简称哮喘）是由多种细胞包括气道的炎性细胞和结构细胞（如嗜酸性粒细胞、肥大细胞、T 淋巴细胞、中性粒细胞、平滑肌细胞、气道上皮细胞等）和细胞组分参与的气道慢性炎症性疾病。这种慢性炎症导致气道高反应性，通常出现广泛多变的可逆性气流受限，并引起反复发作性的喘息、气急、胸闷或咳嗽等症状，常在夜间和（或）清晨发作、加剧，多数患者可自行缓解或经治疗缓解。如果哮喘急性发作，虽经积极吸入糖皮质激素（≤ 1000μg/d）和应用长效 β_2 受体激动剂或茶碱类药物治疗数小时，病情不缓解或继续恶化；或哮喘呈暴发性发作，哮喘发作后短时间内即进入危重状态，则称为重症哮喘。如病情不能得到有效控制，可迅速发展为呼吸衰竭而危及生命，故需住院治疗。

一、病因

1. 诱发因素的持续存在

诱发因素的持续存在使机体持续地产生抗原-抗体反应，发生气道炎症、气道高反应性和支气管痉挛，在此基础上，支气管黏膜充血水肿、大量黏液分泌并形成黏液栓，阻塞气道。

2. 呼吸道感染

细菌、病毒及支原体等的感染可引起支气管黏膜充血肿胀及分泌物增加，加重气道阻塞；某些微生物及其代谢产物还可以作为抗原引起免疫-炎症反应，使气道高反应性加重。

3. 糖皮质激素使用不当

长期使用糖皮质激素常伴有下丘脑-垂体-肾上腺皮质轴功能抑制，突然减量或停用，可造成体内糖皮质激素水平的突然降低，造成哮喘的恶化。

4. 脱水、痰液黏稠、电解质紊乱

哮喘急性发作时，呼吸道丢失水分增加、多汗造成机体脱水，痰液黏稠不易咳出而阻塞大小气道，加重呼吸困难，同时由于低氧血症可使无氧酵解增加，酸性代谢产物增加，合并代谢性酸中毒，使病情进一步加重。

5. 精神心理因素

许多学者提出心理社会因素通过对中枢神经、内分泌和免疫系统的作用而导致哮喘发作，是使支气管哮喘发病率和死亡率升高的一个重要因素。

二、病理生理

重症哮喘的支气管黏膜充血水肿、分泌物增多甚至形成黏液栓以及气道平滑肌的痉挛导致呼吸道阻力在吸气和呼气时均明显升高，小气道阻塞，肺泡过度充气，肺内残气量增加，加重吸气肌肉的负荷，降低肺的顺应性，内源性呼气末正压（PEEPi）增大，导致吸气功耗增大。小气道阻塞，肺泡过度充气，相应区域毛细血管的灌注减低，引起肺泡通气/血流（V/Q）比例的失调，患者常出现低氧血症，多数患者表现为过度通气，通常 $PaCO_2$ 降低，若 $PaCO_2$ 正常或升高，应警惕呼吸衰竭的可能性或是否已经发生了呼吸衰竭。重症哮喘患者，若气道阻塞不迅速解除，潮气量将进行性下降，最终将会发生呼吸衰竭。哮喘发作持续不缓解，也可能出现血液循环的紊乱。

三、临床表现

1. 症状

重症哮喘患者常出现极度严重的呼气性呼吸困难、被迫采取坐位或端坐呼吸、干咳或咳大量白色泡沫样痰、不能讲话、紧张、焦虑、恐惧、大汗淋漓。

2. 体征

患者常出现呼吸浅快，呼吸频率＞30 次/min，可有三凹征，呼气期两肺满布哮鸣音，也可不出现哮鸣音，即所谓的“寂静胸”，心率增快（＞120 次/min），可有血压下降，部分患者出现奇脉、胸腹反常运动、意识障碍，甚至昏迷。

四、实验室检查和其他检查

1. 痰液检查

哮喘患者痰涂片显微镜下可见到较多嗜酸性粒细胞、脱落的上皮细胞。

2. 呼吸功能检查

哮喘发作时，呼气流速指标均显著下降，第 1 秒用力呼气容积（FEV_1）、第 1 秒用力呼气容积占用力肺活量比值（FEV_1/FVC%，即 1 秒率）以及呼气峰值流速（PEF）均减少。肺容量指标可见用力肺活量减少、残气量增加、功能残气量和肺总量增加、残气量占肺总量百分比增高。大多数成人哮喘患者呼气峰值流速＜50% 预计值则提示重症发作，呼气峰值流速＜33% 预计值提示危重或致命性发作，需做血气分析检查以监测病情。

3. 血气分析

由于气道阻塞且通气分布不均，通气/血流比例失衡，大多数重症哮喘患者有低氧血症，PaO_2＜60mmHg，少数患者 PaO_2＜45mmHg，过度通气可使 $PaCO_2$ 降低，pH 上升，表现为呼吸性碱中毒；若病情进一步发展，气道阻塞严重，可有缺氧及 CO_2 潴留，$PaCO_2$ 上升，血 pH 下降，出现呼吸性酸中毒；若缺氧明显，可合并代谢性酸中毒。$PaCO_2$ 正常往往是哮喘恶化的指标，高碳酸血症是哮喘危重的表现，需给予足够的重视。

4. 胸部 X 线检查

早期哮喘发作时可见两肺透亮度增强，呈过度充气状态，并发呼吸道感染时可见肺纹理增加及炎性浸润阴影。重症哮喘要注意气胸、纵隔气肿及肺不张等并发症的存在。

5. 心电图检查

重症哮喘患者心电图常表现为窦性心动过速、电轴右偏、偶见肺型 P 波。

五、诊断

1. 哮喘的诊断标准

（1）反复发作喘息、气急、胸闷或咳嗽，多与接触变应原、冷空气、物理化学性刺激以及病毒性上呼吸道感染、运动等有关。

（2）发作时双肺可闻及散在或弥漫性、以呼气相为主的哮鸣音，呼气相延长。

（3）上述症状和体征可经治疗缓解或自行缓解。

（4）除外其他疾病所引起的喘息、气急、胸闷和咳嗽。

（5）临床表现不典型者（如无明显喘息或体征），应至少具备以下 1 项试验阳性：①支气管激发试验或运动激发试验阳性。②支气管舒张试验阳性，第 1s 用力呼气容积增加≥ 12%，且第 1s 用力呼气容积增加绝对值≥ 200mL。③呼气峰值流速日内（或 2 周）变异率≥ 20%。

符合（1）～（4）条或（4）～（5）条者，可以诊断为哮喘。

2. 哮喘的分期及分级

根据临床表现哮喘可分为急性发作期、慢性持续期和临床缓解期。急性发作是指喘息、气促、咳嗽、胸闷等症状突然发生，或原有症状急剧加重，常有呼吸困难，以呼气流量降低为其特征，常因接触变应原、刺激物或呼吸道感染诱发。哮喘急性发作时病情严重程度可分为轻度、中度、重度、危重四级（表 2-1）。

表 2-1　哮喘急性发作时病情严重程度的分级

临床特点	轻度	中度	重度	危重
气短	步行、上楼时	稍事活动	休息时	休息时，明显
体位	可平卧	喜坐位	端坐呼吸	端坐呼吸或平卧
谈话方式	连续成句	常有中断	仅能说出字和词	不能说话
精神状态	可有焦虑或尚安静	时有焦虑或烦躁	常有焦虑、烦躁	嗜睡、意识模糊
出汗	无	有	大汗淋漓	大汗淋漓
呼吸频率 (/min)	轻度增加	增加	＞ 30	＞ 30
辅助呼吸肌活动及三凹征	常无	可有	常有	胸腹矛盾运动
哮鸣音	散在，呼气末期	响亮、弥漫	响亮、弥漫	减弱甚至消失
脉率 (/min)	＜ 100	100 ～ 120	＞ 120	变慢或不规则
奇脉（深吸气时收缩压下降）/mmHg	无，＜ 10	可有，10 ～ 25	常有，＞ 25	无
使用 β_2 受体激动剂后呼气峰值流速占预计值或个人最佳值	＞ 80%	60% ～ 80%	60% 或＜ 100L/min 或作用时间＜ 2h	无法完成检测

续表

临床特点	轻度	中度	重度	危重
PaO_2（吸空气）/mmHg	正常	≥ 60	< 60	< 60
$PaCO_2$/mmHg	< 45	≤ 45	> 45	> 45
SaO_2（吸空气）/%	> 95	91 ～ 95	≤ 90	≤ 90
pH	正常	正常	正常或降低	降低

六、鉴别诊断

1. 左心衰竭引起的喘息样呼吸困难

（1）患者多有高血压、冠状动脉粥样硬化性心脏病、风湿性心脏病和二尖瓣狭窄等病史和体征。

（2）阵发性咳嗽，咳大量粉红色泡沫样痰，两肺可闻及广泛的湿啰音和哮鸣音，左心界扩大，心率增快，心尖部可闻及奔马律。

（3）胸部 X 线及心电图检查符合左心病变。

（4）鉴别困难时，可雾化吸入 β_2 受体激动剂或静脉注射氨茶碱缓解症状后，进一步检查，忌用肾上腺素或吗啡，以免造成危险。

2. 慢性阻塞性肺疾病

（1）中老年人多见，起病缓慢，病程较长，多有长期吸烟或接触有害气体的病史。

（2）慢性咳嗽、咳痰，晨间咳嗽明显，气短或呼吸困难逐渐加重。有肺气肿体征，两肺可闻及湿啰音。

（3）慢性阻塞性肺疾病急性加重期和哮喘区分有时十分困难，用支气管扩张药和口服或吸入激素做治疗性试验可能有所帮助。慢性阻塞性肺疾病也可与哮喘同时存在。

3. 上气道阻塞

（1）呼吸道异物者有异物吸入史。

（2）中央型支气管肺癌、气管支气管结核、复发性多软骨炎等气道疾病，多有相应的临床病史。

（3）上气道阻塞一般出现吸气性呼吸困难。

（4）胸部 X 线片、CT、痰液细胞学或支气管镜检查有助于诊断。

（5）平喘药物治疗效果不佳。

此外，应与变态反应性肺浸润、自发性气胸等相鉴别。

七、急诊处理

哮喘急性发作的治疗取决于发作的严重程度以及对治疗的反应。对于具有哮喘相关死亡高危因素的患者，应给予高度重视。高危患者包括：①曾经有过气管插管和机械通气的濒临致死性哮喘的病史。②在过去 1 年中因为哮喘而住院或看急诊。③正在使用或最近刚刚停用口服糖皮质激素。④目前未使用吸入糖皮质激素。⑤过分依赖速效 β_2 受体激动剂，特别是每月使用沙丁胺醇（或等效药物）超过 1 支的患者。⑥有心理疾病或社会心理问题，包括使用镇静药。⑦有对哮喘治疗不依从的历史。

（一）轻度和部分中度急性发作哮喘患者可在家庭中或社区中治疗

治疗措施主要为重复吸入速效 $β_2$ 受体激动剂，在第 1 h 每次吸入沙丁胺醇 100 ～ 200μg 或特布他林 250 ～ 500μg，必要时每 20min 重复 1 次，随后根据治疗反应，轻度调整为 3 ～ 4h 再用 2 ～ 4 喷，中度 1 ～ 2h 用 6 ～ 10 喷。如果对吸入性 $β_2$ 受体激动剂反应良好（呼吸困难显著缓解，呼气峰值流速占预计值＞ 80% 或个人最佳值，且疗效维持 3 ～ 4h），通常不需要使用其他药物。如果治疗反应不完全，尤其是在控制性治疗的基础上发生的急性发作，应尽早口服糖皮质激素（泼尼松龙 0.5 ～ 1mg/kg 或等效剂量的其他激素），必要时到医院就诊。

（二）部分中度和所有重度急性发作均应到急诊室或医院治疗

1. 联合雾化吸入 $β_2$ 受体激动剂和抗胆碱能药物

$β_2$ 受体激动剂通过对气道平滑肌和肥大细胞等细胞膜表面的 $β_2$ 受体的作用，舒张气道平滑肌、减少肥大细胞脱颗粒和介质的释放等，缓解哮喘症状。重症哮喘时应重复使用速效 $β_2$ 受体激动剂，推荐初始治疗时连续雾化给药，随后根据需要间断给药（6 次 / 日）。雾化吸入抗胆碱药物，如异丙托溴铵（常用剂量为 50 ～ 125μg，3 ～ 4 次 / 日）、氧托溴铵等可阻断节后迷走神经传出支，通过降低迷走神经张力而舒张支气管，与 $β_2$ 受体激动剂联合使用具有协同、互补作用，能够取得更好的支气管舒张作用。

2. 静脉使用糖皮质激素

糖皮质激素是最有效的控制气道炎症的药物，重度哮喘发作时应尽早静脉使用糖皮质激素，特别是对吸入速效 $β_2$ 受体激动剂初始治疗反应不完全或疗效不能维持者。如静脉及时给予琥珀酸氢化可的松（400 ～ 1000mg/d）或甲泼尼龙（80 ～ 160mg/d），分次给药，待病情得到控制和缓解后，改为口服给药（如静脉使用激素 2 ～ 3d，继之以口服激素 3 ～ 5d），静脉给药和口服给药的序贯疗法有可能减少激素用量和不良反应。

3. 静脉使用茶碱类药物

茶碱具有舒张支气管平滑肌作用，并具有强心、利尿、扩张冠状动脉、兴奋呼吸中枢和呼吸肌等作用。临床上在治疗重症哮喘时静脉使用茶碱作为症状缓解药，静脉注射氨茶碱［首次剂量为 4 ～ 6mg/kg，注射速度不宜超过 0.25mg/（kg · min），静脉滴注维持剂量为 0.6 ～ 0.8mg/（kg · h）］，茶碱可引起心律失常、血压下降，甚至死亡，其有效、安全的血药浓度范围应在 6 ～ 15μg/mL，在有条件的情况下应监测其血药浓度，及时调整浓度和滴速。发热、妊娠、抗结核治疗可以降低茶碱的血药浓度；而肝疾患、充血性心力衰竭以及合用西咪替丁（甲氰咪胍）、喹诺酮类、大环内酯类药物等可影响茶碱代谢而使其排泄减慢，增加茶碱的毒性作用，应引起重视，并酌情调整剂量。

4. 静脉使用 $β_2$ 受体激动剂

平喘作用较为迅速，但因全身不良反应的发生率较高，国内较少使用。

5. 氧疗

使 SaO_2 ≥ 90%，吸氧浓度一般为 30% 左右，必要时增加至 50%，如有严重的呼吸性酸中毒和肺性脑病，吸氧浓度应控制在 30% 以下。

6. 气管插管机械通气

重度和危重哮喘急性发作经过氧疗、全身应用糖皮质激素、$β_2$ 受体激动剂等治疗，临床症状和肺功能无改善，甚至继续恶化，应及时给予机械通气治疗，其指征主要包括意识改变、呼吸肌疲劳、$PaCO_2 \geqslant 45mmHg$ 等。可先采用经鼻（面）罩无创机械通气，若无效应及早行气管插管机械通气。哮喘急性发作机械通气需要较高的吸气压，可使用适当水平的呼气末正压治疗。如果需要过高的气道峰压和平台压才能维持正常通气容积，可试用允许性高碳酸血症通气策略以减少呼吸机相关肺损伤。

第四节　慢性阻塞性肺疾病急性加重期

慢性阻塞性肺疾病（COPD）是一种具有气流受限特征的疾病，气流受限不完全可逆、呈进行性发展，与肺部对有害气体或有害颗粒的异常炎症反应有关。在漫长的病程中，反复急性加重发作，病情逐渐恶化，呼吸功能不断下降，最终导致呼吸衰竭，以致死亡。因此，加强对 COPD 急性加重期（AECOPD）的判定与及时治疗是治疗和控制 COPD 进展的关键。

一、病因

（一）基本原因

1. 吸烟

吸烟既是 COPD 重要的发病因素，也是促使 COPD 不断加重的诱发因素。吸烟者肺功能的异常发生率高，FEV_1 的年下降率较快，死于 COPD 的人数较非吸烟者明显多。

2. 职业性粉尘和化学物质

当职业性粉尘及化学物质（烟雾、过敏原、工业废气及室内空气污染等）的浓度过高或接触时间过久，均可导致 COPD 发生，进而使气道反应性增加，使 COPD 急性加重。

3. 空气污染

化学气体如氯、氧化氮、二氧化硫等，对支气管黏膜有刺激性和细胞毒性作用。空气中的烟尘或二氧化硫明显增加时，COPD 急性发作显著增多。其他粉尘如二氧化硅、煤尘、棉尘、蔗尘等也刺激支气管黏膜，使气道清除功能受损害，为细菌侵入创造了条件。烹调时产生的大量油烟和生物燃料产生的烟尘与 COPD 发病有关，生物燃料所产生的室内空气污染可能与吸烟具有协同作用，可引起 COPD 急性发作。

4. 感染

呼吸道感染是 COPD 发病和加重的另一个重要因素，肺炎链球菌和流感嗜血杆菌可能为 COPD 急性发作的主要病原菌。病毒也对 COPD 的发生和发展起作用。儿童期重度下呼吸道感染和成年时的肺功能降低及呼吸系统症状发生有关。

5. 气道功能受损

吸烟、氯气污染、有害颗粒均损害支气管纤毛上皮；支气管黏膜过度产生黏液，抑制分泌物的正常排泄；巨噬细胞和中性粒细胞的吞噬功能受损，影响下气道的清除功能。

6. 社会经济地位

COPD 的发病与患者社会经济地位相关，社会经济地位相对较低的人群发病率较高，这可能与各自的生活环境、空气污染的程度、营养状况、医疗水平等因素有关。

（二）诱发因素

常见诱发因素有：①寒冷、气候变化或受凉。②空气污染。③劳累、精神刺激等。④上呼吸道感染，大约 2/3 的病例由感染所致，其中非典型微生物和病毒感染约占 1/3。

二、诊断

（一）临床表现

COPD 急性加重是患者就医、住院的主要原因，但目前尚无明确的判断标准。一般来说，是指原有的临床症状急性加重，包括短期咳嗽、咳痰、痰量增加，喘息和呼吸困难加重，痰呈脓性或黏液脓性，痰的颜色变为黄色或绿色提示有细菌感染，有些患者会伴有发热、白细胞升高等感染征象。此外，亦可出现全身不适、下肢水肿、失眠、嗜睡、日常活动受限、疲乏、抑郁和精神错乱等症状。

（二）辅助检查

诊断 COPD 急性加重需注意除外其他具有类似临床表现的疾病，如肺炎、气胸、胸腔积液、心肌梗死、心力衰竭（肺心病以外的原因）、肺栓塞、肺部肿瘤等。因此，当 COPD 患者病情突然加重，必须详细询问病史、体格检查，并做相应的实验室及其他检查，如胸部 X 线、胸部 CT、肺功能测定、心电图、动脉血气分析、痰液的细菌学检查等。

1. 肺功能测定

急性加重期患者，常难以满意地完成肺功能检查。当 $FEV_1 < 50\%$ 预计值时，提示为严重发作。

2. 动脉血气分析

静息状态下 $PaO_2 < 60mmHg$ 和（或）$SaO_2 < 90\%$，提示呼吸衰竭。如 $PaO_2 < 50mmHg$，$PaCO_2 > 70mmHg$，$pH < 7.30$ 提示病情危重，需进行严密监护或入住 ICU 进行无创或有创机械通气治疗。

3. 胸部 X 线影像、心电图（ECG）检查

胸部 X 线影像有助于 COPD 加重与其他具有类似症状的疾病相鉴别。ECG 对心律失常、心肌缺血及右心室肥厚的诊断有帮助。螺旋 CT、血管造影和血浆 D-二聚体检测在诊断 COPD 加重患者发生肺栓塞时有重要作用，低血压或高流量吸氧后 PaO_2 不能升至 60mmHg 以上可能提示肺栓塞的存在，如果临床上高度怀疑合并肺栓塞，则应同时处理 COPD 和肺栓塞。

4. 实验室检查

幼红细胞计数及血细胞比容有助于了解有无红细胞增多症或出血。血白细胞计数增高及中性粒细胞核左移可为气道感染提供佐证。但通常白细胞计数并无明显改变。有脓性痰者，同时应进行痰培养及细菌药物敏感试验。血液生化检查有助于确定引起 COPD 加重的其他因素，如电解质紊乱（低钠、低钾和低氯血症等）、糖尿病、营养不良等。

（三）COPD 严重程度分级

COPD 严重程度评估分级需根据患者的症状、肺功能改变程度、是否存在合并症（呼吸衰竭、心力衰竭）等确定，其中反映气流受限程度的 FEV_1 下降有重要参考意义。根据肺功能检测结果，将 COPD 严重度分为 4 级。

Ⅰ级（轻度 COPD）：其特征为轻度气流受限，患者的 $FEV_1/FVC < 70\%$，但 $FEV_1 \geqslant 80\%$ 预计值，通常伴有或不伴有咳嗽、咳痰。

Ⅱ级（中度 COPD）：其特征为气流受限进一步恶化，$50\% \leqslant FEV_1 < 80\%$ 预计值，并有症状进展和气短，运动后气短更为明显。

Ⅲ级（重度 COPD）：其特征为气流受限进一步恶化，$30\% \leqslant FEV_1 \leqslant 50\%$ 预计值，气短加剧，并且反复出现急性加重，影响患者的生活质量。

Ⅳ级（极重度 COPD）：为严重的气流受限，$FEV_1 < 30\%$ 预计值或者合并有慢性呼吸衰竭。此时，患者的生活质量明显下降，如果出现急性加重则可危及生命。

三、监护

（一）生命体征监测

1. 呼吸频率

对呼吸系统疾病而言，呼吸频率不仅可以反映病情的严重程度和病情的变化，而且也是反映无创或有创机械通气疗效的重要指标。如果病情好转或治疗得当，呼吸频率会逐渐趋于正常；如果病情加重或治疗不当，呼吸频率会持续增快。当二氧化碳潴留严重，导致呼吸中枢受抑制时，则会出现呼吸减慢。

2. 心率

对于重症患者，心率也是反映病情的重要指标。心率的改变能够反映缺氧、二氧化碳潴留以及呼吸肌做功的增加；感染加重时心率亦明显加快。有时心率的变化早于血气或血常规、胸片的改变。故密切观察心率变化能更早发现病情变化，从而及时进行相应检查，做出正确的临床判断。

3. 血压

伴有重症呼吸功能障碍的 COPD 患者，血压降低者并不少见。其原因可能是由于感染严重、心脏功能受损或并发消化道出血等所引起的感染性休克、心源性休克或失血性休克；或者是由于正压机械通气导致血流动力学不稳定；或者是由于镇静剂的使用；或者是液体入量不足。血压降低甚至休克时，重要脏器灌注障碍，可以加重病情甚至导致患者死亡。因此，应动态监测血压的变化，以及早发现病情变化，及早处理。

4. 体温

约 50%COPD 患者急性恶化的原因是感染，所以多有不同程度的发热，通常感染越重，体温越高，故应常规监测体温变化。部分患者由于久病体弱、高龄等原因，体温变化可与病情发展不一致。

5. 神志

缺氧和二氧化碳潴留均可引起神志变化，如智力或定向功能障碍、烦躁、嗜睡甚至昏迷。由于 COPD 患者一般年龄较大，容易合并其他系统疾病，故神志改变时还应除外脑血管病变、电解质紊乱、血糖改变或严重心律失常等。

（二）其他监测

咳嗽、咳痰和气短是 COPD 患者最主要的症状，普通患者可以用 BCSS（气短、咳嗽、咳痰评分）评分表判断症状严重度及疗效，对于伴有呼吸衰竭者，也应密切观察气道是否通畅、咳痰是否有力、痰量和性状的变化、辅助呼吸肌运动和有无三凹征以及是否出现胸腹矛盾运动等表现。此外，还包括心肺查体观察有无发绀、水肿等，生命体征监测如前所述。

（三）辅助检查

1. 脉搏血氧饱和度（SaO_2）

一般而言，当 SaO_2 > 92% 时，PaO_2 可维持在 60mmHg 以上。但是，脉搏血氧饱和度监测也存在局限性，首先其准确性受多种因素影响，例如低血压、组织灌注不良时所测得的 SaO_2 偏低，血中碳氧血红蛋白增高时（一氧化碳中毒）结果偏高；其次，SaO_2 的变化与 PaO_2 并不平行，当 SaO_2 > 90% 时，氧离曲线处于平坦部分，此时用 SaO_2 不能很好评估 PaO_2 水平，因此，仍需通过动脉血气分析了解 PaO_2 情况。脉搏血氧饱和度监测可以减少动脉血气分析的次数，但是不能完全取代之。

2. 经皮氧分压（$PtcO_2$）和经皮二氧化碳分压（$PtcCO_2$）

将经皮氧分压电极和二氧化碳分压电极紧贴于患者皮肤，电极直接测定加温后皮肤表面的血氧分压和二氧化碳分压，根据 $PtcO_2$ 和 $PteCO_2$ 的变化来了解动脉血氧分压和二氧化碳分压情况。影响皮肤性质和传导性的因素，如年龄、皮肤厚度、水肿、局部循环情况或应用血管扩张剂等因素均可影响测定的准确性。此外，由于测定中需加热至 43℃，因此在同一部位放置电极的时间不能超过 4h，否则可引起皮肤灼伤。目前，该方法尚未作为常规监测指标。

3. 动脉血气分析

动脉血气分析对于了解患者的氧合和通气状况、有无酸碱失衡、指导药物治疗和调节机械通气参数具有重要价值。其准确度高，是目前临床上常用的监测指标。不过由于该检查需要采集动脉血，因此不可能连续监测。

4. 床旁 X 线摄胸片

对于 COPD 呼吸衰竭的患者可常规进行，但不如标准后前位胸片的质量高。根据胸片可以了解肺部病变的部位、范围及其变化，有无气胸、胸腔积液或肺不张以及气管插管或中心静脉置管位置等。

5. 病原学检查

如痰培养（标本来源于咳痰、经气管插管或气管切开吸痰、经纤维支气管镜抽取的气道分泌物）、肺泡灌洗液培养、血培养、胸腔积液细菌培养以及军团菌抗体、支原体抗体等检查，对于明确诊断及指导治疗均有意义。

6. 血常规

COPD 呼吸衰竭患者合并感染或感染加重时，可见白细胞计数和（或）中性粒细胞增多。

7. 肺功能

肺功能是判断气流受限的客观指标，重复性好，对 COPD 的诊断、严重度评价、疾病进展、预后和治疗反应等均有重要意义。COPD 呼吸衰竭患者一般肺功能很差，目前已有多种小型便携式肺功能测定仪用于床旁肺功能监测，这些肺功能仪体积小、重量轻、操作简便，只要求患者吹一口气，就可测量出多项呼气和吸气指标，对判断病情很有帮助，可用于危重患者呼吸功能的评价。

8. 营养

COPD 呼吸衰竭患者病情较重，常因摄入不足和呼吸负荷增加、发热等因素，引起能量消耗增加，多数存在混合型营养不良，会降低机体免疫功能和引起呼吸肌无力，导致感染不易控制，加重呼吸衰竭。故应通过监测体重、皮褶厚度、白蛋白、氮平衡等评价营养状况，及时处理。

9. 其他

酸碱失衡和缺氧、二氧化碳潴留和机械通气密切相关，应常规监测，此外还应进行肝肾功能、电解质、凝血功能、液体出入量以及血流动力学如中心静脉压、肺毛细血管楔压等的监测。

（四）呼吸功能监测

COPD 伴有重症呼吸功能障碍患者有时需要无创或有创机械通气，这时呼吸功能监测就变得至关重要。主要包括以下内容。

1. 气道压力

气道压对血流动力学、气体交换的影响明显，并与肺气压伤的发生密切相关，因此监测气道压很重要。

（1）气道峰压：是整个呼吸周期中气道的最高压力，在吸气末测得。正常值9～16cmH_2O机械通气过程中应尽量使气道峰压＜35～40cmH_2O，若高于此值，气压伤的发生率升高。气道峰压过低的常见原因有管道脱开或漏气、气囊漏气，此外，患者存在过度通气时胸内负压过高也可导致气道峰压降低。气道峰压升高反映了气道阻力增高或肺顺应性下降，常见原因有人-机呼吸抵抗、气道分泌物阻塞、支气管痉挛等，此外，并发胸腔积液或气胸、明显腹胀、潮气量过大、内源性和外源性 PEEP、峰流速过高等均可影响气道峰压。

（2）吸气平台压：是吸气后屏气时的压力，如屏气时间足够长（占呼吸周期的 10% 或以上），平台压可反映吸气时肺泡压，正常值 5～13cmH_2O。机械通气时应尽量使吸气平台压＜30～35cmH_2O，否则易出现气压伤。近年来认为，监测平台压比气道峰压更能反映气压伤的危险，因为气道峰压反映气道压力和肺胸顺应性，而吸气平台压可反映肺泡最大压力。过高的平台压和过长的吸气时间也影响肺内血液循环的负荷。

（3）内源性呼气末正压（PEEPi）：COPD 患者由于存在气流受限和过度充气，常有低水平 PEEPi。COPD 加重期可出现高水平 PEEPi。除疾病本身可导致 PEEPi 外，COPD 呼吸衰竭患者如果进行机械通气，小管径的气管插管和呼吸参数的设置不当如频率过快或呼气时间过短等均可能加重 PEEPi。PEEPi 可损害心功能、增加气压伤危险、增加呼吸功，因此需要及时治疗。降低 PEEPi 的方法主要有延长呼气时间、降低患者通气需求、给予支气管扩张剂以及加用适当的外源性 PEEP。

（4）平均气道压：平均气道压是扩张肺泡和胸壁的平均压力，其改变对呼吸机所致的气体交换（尤其是氧合）、心血管功能改变和气压伤方面均有明显影响。因此，应用平均气道压来指导呼吸参数调整的趋势近年来正在增加。平均气道压受多种因素的影响，主要是吸气气道压、吸气时间分数和 PEEP。调整呼吸参数时，为避免意外，应监测平均气道压。

2. 肺通气

（1）潮气量：机械通气患者潮气量监测很重要。定容型通气模式下潮气量应等于预设潮气量；定压型通气模式下潮气量与预设的吸气压密切相关，也与患者的气道阻力和肺顺应性相关，此时可通过调整吸气压来达到理想的潮气量。部分呼吸支持的患者，自主呼吸时潮气量越大，越有希望撤机。

（2）分钟通气量：潮气量和呼吸频率的乘积即为分钟通气量，是反映通气功能的重要指标，潮气量或呼吸频率的变化均可导致分钟通气量的改变，进而影响二氧化碳水平。二氧化碳潴留表明通气不足，需增加分钟通气量。当采用部分呼吸支持时，对分钟通气量和自主分钟通气量的监测有助于呼吸参数的调整以及评估能否撤离呼吸机。

3. 气体流量

吸气峰流速是临床常用的监测指标，正常值为 40 ～ 100L/min，吸气峰压和吸气时间与吸气峰流速相关。对正常肺而言，吸气峰流速越大，气道峰压和胸膜腔内压越高，潮气量也越大，但易导致局部肺泡过度扩张，易致气压伤，但这一理论并非完全适用于肺病患者。多数呼吸机可以提供多种送气流速方式，如方形波、减速波、正弦波等，以方形波和减速波最为常用，但目前并无确切证据说明孰优孰劣。

4. 气道阻力

COPD 患者气道阻力明显增加。机械通气时气管插管产生的阻力在总呼吸阻力中占很大比例，与管腔内径关系最大，其次是吸气峰流速和气管插管长度。

5. 肺顺应性

COPD 患者动态肺顺应性降低，这与气流阻塞有关，往往会导致呼吸功的增加。

6. 呼吸功

对于部分通气支持患者，由于呼吸机的切换和患者自身的呼吸动作之间存在时间差，始终存在使患者呼吸功增加的可能，故应调节好触发灵敏度、PEEP、吸气峰流速等以尽可能减少呼吸功。

7. 最大吸气压

最大吸气压是测定呼吸肌肌力的指标，可用于判断是否需要建立或撤离机械通气。

8. 气道闭合压

气道闭合压是反映呼吸中枢驱动力的指标，测定方法是在规律呼吸之间的间歇，在没有预先告知患者的情况下让气道在吸气前闭合，在患者还没有意识到气道闭合和对它做出反应之前这一瞬间（典型为 0.1s）测出气道闭合压（P0.1）。

（五）并发症的监测

1. 慢性肺源性心脏病心力衰竭

COPD 伴有重症呼吸功能障碍患者可以逐渐发展为慢性肺源性心脏病，并出现右心功能不全。可以通过临床有无颈静脉怒张、肝大、肝颈回流征、水肿、肺动脉高压或右室肥大征象，并辅以心电图、超声心动图检查以明确有无慢性肺心病以及有无右心衰竭。

2. 上消化道出血

COPD 呼吸衰竭急性加重期由于低氧、病重，可能合并上消化道出血，应注意相关征象，及时发现，及时处理。

3. 其他脏器功能衰竭

危重患者应监测重要脏器功能，如肝功能、肾功能、凝血功能等，及早发现病情变化。

4. 机械通气并发症

对于机械通气的患者，还需注意监测有无机械通气并发症，如气管受压引起的溃疡、坏死、气道穿孔、气压伤、呼吸机相关肺炎、肺不张等。

（六）伴发疾病监测

COPD 呼吸衰竭患者多数是老年人，是心脑血管疾病的高危人群，合并冠心病、急性心肌梗死或急性脑血管病变者并不少见。一些需要呼吸机支持治疗的患者插管后无法用言语交流，故应注意心脏和神经系统体征，并定期检查心电图，以及早明确诊断。此外，危重患者无论既往是否有糖尿病病史，如果血糖升高或者难以控制，往往表明病情加重，应积极控制血糖。

（七）药物不良反应监测

由于 COPD 伴有重症呼吸功能障碍患者往往使用的药物较多，应注意药物对肝肾功能的损害、过敏反应以及神经精神症状，及时处理。

（八）COPD 伴有重症呼吸功能障碍稳定期的监测

1. 肺功能

肺功能是评价气流阻塞程度的客观指标，定期检查肺功能有利于评价病情严重度、疾病进展和治疗效果。

2. 血气分析

血气分析监测可以了解缺氧和二氧化碳潴留情况，指导家庭氧疗和家庭呼吸机治疗等。

3. 活动耐力

COPD 患者活动耐力受多种复杂因素影响，包括通气功能、气体交换、循环、肌肉功能、营养状况以及临床症状，是评价 COPD 严重程度的更为客观综合的指标，目前多用 6min 步行距离来评价活动耐力。

4. 临床症状

患者对临床症状严重程度的记录有助于监测疾病活动、调整治疗和评价预后。BSCC 可用来评价 COPD 患者咳嗽、咳痰和气短三个主要症状的严重程度，是一稳定有效的工具，对症状变化较为敏感，可及早发现病情恶化。

5. 生活质量

COPD 逐渐进展所表现出的临床症状对患者的日常生活、社会活动和情感等方面均有明显影响。有研究表明健康状况是除气流受限和年龄外与 COPD 病死率明显相关的因素之一。目前多用 St.George's 呼吸问卷（SGRQ）来评价 COPD 患者的生活质量。该调查表可信度、可行性和敏感性较好，在实际应用中取得了很好的效果。

四、治疗

（一）药物治疗

药物吸入是慢性阻塞性肺疾病治疗的重要组成部分，GOLD 指南推荐根据气流受限的程度、急性发作的次数、COPD 评估测试（CAT）和呼吸困难量表（mMRC）进行分级，不同分级使用不同组合的吸入药物进行治疗。

长效支气管舒张剂（β 受体激动剂和胆碱能受体阻滞剂）是治疗慢性阻塞性肺疾病的基石，不同分级的患者均有所获益；针对 C、D 级的中重度慢性阻塞性肺疾病患者，指南则进一步推荐吸入糖皮质激素（ICS）联合长效 β_2 受体激动剂（LABA）或长效胆碱能受体阻滞剂

（LAMA）作为初始治疗方案，这两种方案已经被证实可以改善肺功能、缓解症状、减少急性加重的次数。但在临床上，仍有不少使用了 LAMA 或者 ICS/LABA 的中重度患者出现急性加重，治疗方案可能会被升级为“三联疗法”，即 ICS/LABA/LAMA 三药联用。

1. 短疗程使用可进一步改善肺功能

与最常见的 LABA/ICS 两联疗法相比，中重度慢性阻塞性肺疾病患者短疗程（7 ～ 14d）使用三联疗法即可有效改善第一秒用力呼气容积（FEV_1）并缓解症状。TRIDENT 研究表明，在倍氯米松 / 福莫特罗的基础上联合使用 7d 不同剂量的格隆溴铵，第 1d、第 7d 的 FEV_1、用力肺活量（FVC）、深吸气量（IC）均有所增加，证实了三联疗法可以进一步改善肺功能、缓解临床症状，其效果随格隆溴铵的剂量增大而增强。另一项研究表明，在氟替卡松 / 沙美特罗的基础上联用噻托溴铵，第 14d 时也得到了类似的结果，显示三联疗法具有更好的临床效果。两项研究的患者人群 FEV_1 占预计值百分比的均值分别为 48.9% 和 47.1%，并未包括 GOLD 4 级的极重度慢性阻塞性肺疾病患者。一项比较 LABA/ICS 联合噻托溴铵和噻托溴铵单药的荟萃分析显示，三联疗法患者的 FEV_1 有明显改善，但是两种治疗方案在死亡率上并没有差异。

2. 长疗程三联疗法可减少急性加重的次数

虽然临床使用三联疗法已久，近年来也有不少研究证实可以进一步改善肺功能，但三联疗法能否减少急性发作的次数和降低死亡率却一直没有定论，且 GOLD 指南关于三联疗法也没有给出确切的推荐意见。直到 2016 年，一项名为 TRILOGY 的研究明确指出 GOLD D 级的重症慢性阻塞性肺疾病患者长期使用（1 年或更久）三联疗法不仅可以改善肺功能，更能降低急性加重的发作次数，延长急性加重的间隔时间，证实了三联疗法优于常规的 LABA/ICS 双联疗法；相较于前述研究，TRILOGY 研究中研究人群的 FEV_1 占预计值百分比＜ 30% 的极重度慢性阻塞性肺疾病患者占 23%，提示 GOLD4 级的极重度患者使用三联疗法同样有效；除严重的气流受限以外，入组标准还包括出现过急性加重、CAT ≥ 10 分，即所有入组患者均为 GOLD D 级的重症慢性阻塞性肺疾病患者，提示重症患者使用三联疗法的获益是明确的。另一项回顾性队列研究则发现，ICS/LABA 联合噻托溴铵的三联治疗相较于常规双联疗法而言，可能有助于降低全因死亡率、入院次数和口服糖皮质激素的次数。

3. 三联疗法在慢性阻塞性肺疾病急性加重中的应用

不论是否联合使用 ICS，目前尚缺乏慢性阻塞性肺疾病急性加重时使用长效支气管扩张剂［LABA 和（或）LAMA］的研究，因此指南推荐在急性加重时吸入短效支气管扩张剂，同时联合小剂量（泼尼松 40mg），短疗程（5d）的全身性糖皮质激素治疗，但 ICS 已被证实其效果可能并不劣于全身性激素。临床上更常见的是急性加重时联合使用短效支气管扩张剂和 ICS，其效果尚待临床研究的验证。

4. 三联疗法降级治疗的可行性

GOLD 指南根据不同的分级推荐了不同的吸入治疗方案，但未指出治疗方案应该何时升级或降级，比如三联疗法降级为双联疗法或单药升级为双联疗法的时机。针对降级的问题，WISDOM 研究对比了 2485 名 GOLDC 级和 D 级的患者，连续使用 6 周接受噻托溴铵（18μg 每日一次）、沙美特罗（50μg 每日两次）及丙酸氟替卡松（500pg 每日两次）的三联疗法后，随机分组继续接受三联疗法治疗或 12 周内逐步减少氟替卡松用量至停药，这项非劣效性研究发现停用 ICS 组在 1 年内的急性加重发作次数并没有增加，虽然 FEV_1 的下降程度比三联疗法组大，但两组在呼吸困难症状方面没有差异，表现为 mMRC 得分相似、停用 ICS 后圣乔治呼吸问卷评分下降 1 分。这提示 ICS/LABA/LAMA 的三药联合治疗时，对于急性加重风险较低的患者可以考虑停用 ICS，ICS 有助于症状改善，但对预防急性加重的发作并无益处，停用吸入类糖皮质激素后可以减少激素相关的合并症。因此，对于使用三联疗法的部分重症慢性阻塞性肺疾病患者而言，若临床相对稳定，可以考虑逐渐撤除吸入糖皮质激素，但对于激素适应证明确的慢性阻塞性肺疾病患者（如重叠综合征），撤除仍需谨慎。

5. 二联疗法（LABA/LAMA）亦可适用于重症慢性阻塞性肺疾病患者

虽然指南推荐 C、D 级的中重度慢性阻塞性肺疾病患者使用 ICS/LABA 或 LAMA 作为初始方案，三药联合作为一种替补方案，其优点已经逐渐得到临床研究的证实，但联合使用 LABA/LAMA 可能也是一种有效的替代方案。随着新药研发，一项名为 FLAME 研究也显示，由茚达特罗 / 格隆溴铵组成的 LABA/LAMA 方案不仅显示非劣效性，在减少急性加重方面优于沙美特罗 / 氟替卡松组成的 LABA/ICS 方案，且 ICS 增加罹患肺炎的风险，两组间的肺炎发生率有显著差异，提示 LABA/LAMA 联合的方案也适用于 GOLDD 级的极重度慢性阻塞性肺疾病患者。至于三联疗法和 LABA/LAMA 两联疗法孰优孰劣尚无研究。

综上，对重症慢性阻塞性肺疾病患者而言，ICS/LABA/LAMA 三联疗法优于 GOLD 指南推荐的 ICS/LABA 或 LAMA，但对于病情稳定、急性加重风险较低的患者可以考虑停用 ICS，继续使用 LABA/LAMA 的两联方案维持治疗，并且此方案可能并不劣于指南推荐的 ICS/LABA，但对于慢性阻塞性肺疾病-哮喘综合征等患者，联合使用 ICS 具有重要意义。慢性阻塞性肺病是一大类异质性较强的疾病，近年来临床也提出“表型”的概念来描述不同慢性阻塞性肺疾病患者的临床特点，不同人群对治疗的反应不同，不同表型的慢性阻塞性肺疾病患者选择使用不同的治疗方案是未来的研究方向。

（二）机械通气治疗

可根据病情需要给予无创或有创机械通气，一般首选无创机械通气。机械通气，无论是无创或有创方式，都只是一种生命支持方式，在此条件下，通过药物治疗消除 COPD 急性加重的原因，使急性呼吸衰竭得到逆转。

1. 无创性机械通气（NIPPV）

使用 NIPPV 要注意掌握合理的操作方法，提高患者依从性，避免管路漏气，从低压力开始，逐渐增加辅助吸气压和采用有利于降低 $PaCO_2$ 的方法，从而提高 NIPPV 的效果。NIPPV 的适应证（至少符合其中 2 项）：①中至重度呼吸困难，伴辅助呼吸肌参与呼吸，并出现胸腹矛盾运动。②中至重度酸中毒（pH7.30 ～ 7.35）和高碳酸血症（$PaCO_2$ 45 ～ 60mmHg）。③呼吸频率＞ 25 次 /min。禁忌证（符合下列条件之一）：①呼吸抑制或停止。②心血管系统功能不稳定，如出现低血压、心律失常、心肌梗死等。③嗜睡、神志障碍及不合作者。④易误吸者（吞咽反射异常，严重上消化道出血）。⑤痰液黏稠或有大量气道分泌物不易自行排出者。⑥近期曾行面部或胃食管手术者。⑦头面部外伤，固有的鼻咽部异常。⑧极度肥胖。⑨严重的胃肠胀气。

2. 有创性机械通气

在积极药物和 NIPPV 治疗后，患者呼吸衰竭仍进行性恶化，出现危及生命的酸碱失衡和（或）神志改变时，宜用有创性机械通气治疗。病情好转后，根据情况可采用无创机械通气进行序贯治疗。

有创机械通气指征：①严重呼吸困难，辅助呼吸肌参与呼吸，并出现胸腹矛盾运动。②呼吸频率＞ 35 次 /min。③危及生命的低氧血症（PaO_2 ＜ 40mmHg 或 PaO_2/FiO_2 ＜ 200mmHg）。④严重的呼吸性酸中毒（pH ＜ 7.25）及高碳酸血症。⑤呼吸抑制或停止。⑥嗜睡、神志障碍。⑦严重心血管系统并发症（低血压、心律失常、心力衰竭）。⑧其他并发症，如代谢紊乱、脓毒症、肺炎、肺血栓栓塞症、气压伤、大量胸腔积液等。⑨无创通气失败或存在无创通气的禁忌证。

临床使用最广泛的三种通气模式为辅助控制通气（A-CMV）、压力支持通气（PSV）或同步间歇指令通气（SIMV）与 PSV 联合模式（SIMV+PSV）。因 COPD 患者广泛存在内源性呼气末正压（PEEPi），为减少因 PEEPi 所致吸气功耗增加和人机不协调情况，可常规加用一适度水平（为 PEEPi 的 70% ～ 80%）的外源性呼气末正压（PEEP）。COPD 的撤机可能会遇到困难，需设计和实施一周密方案。有创-无创序贯机械通气被用于帮助早期脱机，并已取得良好的效果，可推荐应用。

（三）其他治疗措施

在严密监测液体出入量和电解质的情况下，适当补充液体和电解质，注意维持液体和电解质平衡；注意补充营养，对不能进食者需经胃肠补充要素饮食或给予静脉高营养；对卧床、红细胞增多症或脱水的患者，无论是否有血栓栓塞性疾病史，均需考虑使用肝素或低分子肝素，预防深静脉血栓形成和肺栓塞；采用物理方法排痰和应用化痰排痰药物，积极排痰治疗；识别并治疗冠心病、糖尿病、高血压等伴随疾病和其他合并症，如休克、弥散性血管内凝血、上消化道出血、肾功能不全等。

第三章
心血管系统急危重症

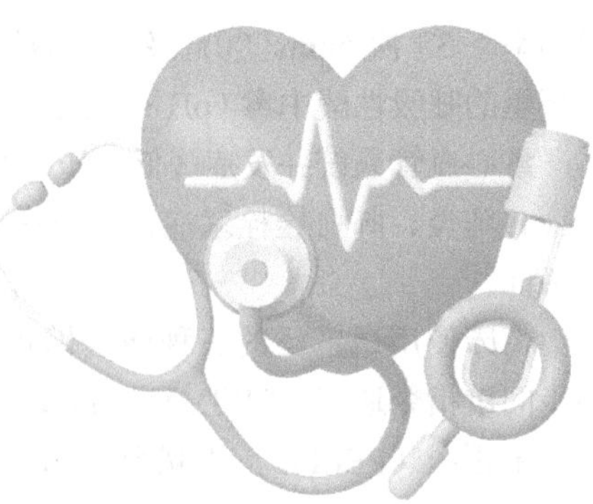

第一节　高血压急症

高血压急症是指原发性或继发性高血压病人，在某些诱因作用下，血压突然和明显升高（一般超过 180/120mmHg），伴有进行性心、脑、肾等重要靶器官功能不全的表现。高血压急症包括高血压脑病、颅内出血（脑出血和蛛网膜下腔出血）、脑梗死、急性左心衰竭、急性冠脉综合征（不稳定型心绞痛、急性非 ST 段抬高型和 ST 段抬高型心肌梗死）、主动脉夹层、子痫、急进性肾小球肾炎、胶原血管病所致肾危象、嗜铬细胞瘤危象及围手术期严重高血压等。单纯的血压升高并不一定是高血压急症，血压的高低也不代表患者的危重程度；是否出现靶器官损害及哪个靶器官受累不仅是高血压急症诊断的关键，也直接决定了治疗方案的选择。

少数病人病情急骤发展，舒张压持续≥ 130mmHg，并有头痛、视力模糊、眼底出血、渗出和视乳头水肿，肾脏损害突出，持续蛋白尿、血尿与管型尿，称为恶性高血压。高血压亚急症是指血压显著升高但不伴靶器官损害。患者可以有血压明显升高造成的症状，如头痛、胸闷、鼻出血、烦躁不安等。

及时正确处理高血压急症，可在短时间内使病情缓解，预防进行性或不可逆性靶器官损害，降低病死率。高血压急症需要迅速降低血压，采用静脉途径给药，去除引起血压升高的病因及诱因。

一、发病机制

长期高血压及伴随的危险因素引起小动脉中层平滑肌细胞增殖和纤维化，中动脉、大动脉粥样硬化，管壁增厚和管腔狭窄，导致重要靶器官，如心、脑、肾缺血。在此基础上或在其他许多疾病过程中，因紧张、疲劳、情绪激动、突然停服降压药、嗜铬细胞瘤源发性高血压发作等诱因，小动脉发生强烈痉挛，血压急剧上升，使重要靶器官缺血加重而产生严重功能障碍或不可逆性损害；或由于过高的血压突破了脑血流自动调节范围，脑组织血流灌注过多引起脑水肿、脑功能障碍。

妊娠时子宫胎盘血流灌注减少，使前列腺素在子宫合成减少，从而促使肾素分泌增加，通过血管紧张素系统使血压升高。

二、临床表现

（一）高血压脑病

常见于急性肾小球肾炎，亦可见于其他原因引起的高血压，但在醛固酮增多症和嗜铬细胞瘤者中少见。常表现为剧烈头痛、烦躁、恶心、呕吐、抽搐、昏迷、暂时局部神经体征。舒张压常≥ 130mmHg，眼底几乎均能见到视网膜动脉强烈痉挛，脑脊液压力可高达 400mmH_2O，蛋白增加。经有效的降压治疗，症状可迅速缓解，否则将导致不可逆的脑损害。

（二）急进型或恶性高血压

多见于中青年，血压显著升高，舒张压持续≥ 130mmHg，并有头痛、视力减退，眼底出血、渗出和视乳头水肿；肾损害突出，持续蛋白尿，血尿与管型尿；若不积极降压治疗，预后很差，常死于肾衰竭、脑卒中、心力衰竭。病理上以肾小球纤维素样坏死为特征。

（三）急性脑血管病

包括脑出血、脑血栓形成和蛛网膜下腔出血。

（四）慢性肾疾病合并严重高血压

原发性高血压可以导致肾小球硬化，肾功能损害，在各种原发或继发性肾实质疾病中，包括各种肾小球肾炎、糖尿病肾病、红斑狼疮肾炎、梗阻性肾病等，出现肾性高血压者可达 80% ～ 90%，是继发性高血压的主要原因。随着肾功能损害加重，高血压的发病率、严重程度和难治程度也加重。

（五）急性左心衰竭

高血压是急性心力衰竭非常常见的原因之一。

（六）急性冠脉综合征（ACS）

血压升高引起内膜受损而诱发血栓形成致 ACS。

（七）主动脉夹层

主动脉内的血液经内膜撕裂口流入囊样变性的中层，形成血肿，随血流压力的驱动，逐渐在主动脉中层内扩展。临床特点为急性起病，突发剧烈胸、背部疼痛，休克和血肿压迫相应的主动脉分支血管时出现的脏器缺血症状。多见于中老年患者，约 3/4 的患者有高血压。增强 CT 和 MRI 检查能明确诊断，必要时主动脉造影。一旦诊断明确，立即进行解除疼痛、降低血压、减慢心率的治疗。

（八）子痫

先兆子痫是指以下 3 项中有两项者：血压＞ 21.3/14.7kPa（160/110mmHg）；尿蛋白≥ 3g/24h；伴水肿、头痛、头晕、视物不清、恶心、呕吐等自觉症状。子痫指妊娠高血压综合征的孕产妇发生抽搐。辅助检查：血液浓缩、血黏度升高，重者肌酐升高、凝血机制异常，眼底可见视网膜痉挛、水肿、出血。

三、诊断与评估

（一）诊断依据

（1）原发性高血压病史。

（2）血压突然急剧升高。

（3）伴有心功能不全、高血压脑病、肾功能不全、视乳头水肿、渗出、出血等靶器官严重损害。

（二）评估

急症性的进行性加重是决定患者预后的关键因素，故尽快评估是否存在进行性加重的靶器官功能损害，对于早期识别高血压急症患者并给予及时治疗以改善患者预后至关重要。应进行详尽的病史收集、体格检查和实验室检查，评估靶器官功能受累情况，以尽快明确是否为高血压急症。

在病情诊断及评估中，简洁但完整的病史收集有助于了解高血压的持续时间和严重性、并发症情况及药物使用情况；需要明确患者是否有心血管、肾、神经系统疾病病史，检查是否有靶器官损害的相关征象；进行必要的辅助检查，如血生化（尿素氮，肌酐，电解质，血糖，心肌标志物，肌酸磷酸激酶等）、尿常规、ECG、检眼镜等。根据早期评估选择适当的急诊检查，如心脏、腹部超声，头颅 CT 或 MRI，胸腹 CT；血浆肾素活性、醛固酮、儿茶酚胺、脑钠肽浓度测定。

一旦发现患者有靶器官急性受损的迹象，就应该进行紧急治疗，绝不能一味等待检查结果。

四、治疗

（一）治疗原则

早期快速、安全地控制血压，降压治疗的幅度和速度应根据患者临床特征及高血压急症的类型个体化制定，以保证充足的器官灌注为底线。

（二）降压药选择与应用

根据受累的靶器官功能及肝肾功能状态进行药物选择。需要考虑药物对心排血量、靶器官灌注等血流动力学的影响，以及对肝肾功能的影响和不良反应等。常用注射用降压药，经过初始静脉用药，血压趋于平稳，受累的靶器官功能得到改善，可以开始口服药物，静脉用药逐渐减量至停用。

（1）硝普钠：开始以 0.25 ～ 0.5μg/（kg · min）静滴，逐渐增加剂量以达到降压作用，一般临床常用最大剂量为 10μg/（kg · min）。使用硝普钠必须密切监测血压，根据血压水平仔细调节滴注速率。停止滴注后，作用仅维持 2 ～ 10min。硝普钠可用于各种高血压急症。在通常剂量下不良反应轻微，可有恶心、呕吐、肌肉颤动等。

（2）硝酸甘油：开始时以 5 ～ 10μg/min 速率静滴。降压起效迅速，停药后数分钟作用消失，可用至 100 ～ 200μg/min。硝酸甘油主要用于高血压急症伴急性心力衰竭或急性冠脉综合征。不良反应有心动过速、面部潮红、头痛和呕吐等。

（3）尼卡地平：开始时从 0.5μg/（kg·min）静脉滴注，可逐步增加剂量到 10μg/（kg·min）。主要用于高血压急症合并急性脑血管病或其他高血压急症。不良反应有心动过速、面部潮红等。

（4）拉贝洛尔：开始时缓慢静脉注射 20 ～ 80mg，以 0.5 ～ 2mg/min 速率静脉滴注。拉贝洛尔主要用于高血压急症合并妊娠或肾功能不全病人。不良反应有头晕、直立性低血压、心脏传导阻滞等。

（三）降压的幅度及速度

降压时需充分考虑到患者的年龄、病程、血压升高的程度及速度、靶器官损害和合并的临床状况，因人而异地制定个体化方案。在不影响组织脏器灌注基础上的控制性降压，渐进地将血压调控至适宜水平。血压升高速度越快，降压速度需相对迅速；血压升高的病程越长，降压的速度需相对缓慢。

一般情况下，初始阶段（数分钟到 1h 内）血压控制的目标为平均动脉压（平均动脉压＝舒张压 +1/3 脉压）的降低幅度不超过治疗前水平的 25%。在随后的 2 ～ 6h 内将血压降至较安全水平，一般为 160/100mmHg 左右。如果可耐受这样的血压水平，临床情况稳定，在其后 24 ～ 48h 逐步降低血压达到正常水平。

高血压合并急性冠脉综合征、急性左心衰需要尽快将血压降至可以改善心脏供血、降低心肌氧耗量、降低阻力负荷、改善心功能的水平。

高血压合并主动脉夹层，建议该类患者降压治疗的速度和幅度更大，应该迅速降压至维持组织脏器基本灌注的最低血压水平，初始 1h 血压控制目标收缩压为 100 ～ 120mmHg。常需要联合使用降压药，并要重视足量 β 受体阻滞剂的使用。β 受体阻滞剂不适用时，可考虑加用非二氢吡啶类 CCB 控制血压，兼顾控制心率及抑制心肌收缩力。

高血压合并急性缺血性脑卒中后在 24h 内血压升高的患者应谨慎处理，先处理紧张焦虑、疼痛、恶心、呕吐及颅内压升高等情况。对于未进行静脉溶栓及血管内治疗的急性缺血性脑卒中患者，建议收缩压≥ 200mmHg 和 / 或舒张压≥ 110mmHg 开始降压治疗。对于拟进行静脉溶栓及血管内治疗的急性缺血性脑卒中患者，建议在治疗前控制血压≤ 180/100mmHg，选用乌拉地尔、拉贝洛尔、尼卡地平等静脉药物。

高血压合并急性出血性脑卒中：应先综合评估患者的血压，分析血压升高的原因，再根据血压情况决定是否进行降压治疗。建议急性期将收缩压控制在 130 ～ 140mmHg。早期积极降压是安全的，但改善预后的有效性还有待进一步验证。在降压治疗期间应严密观察血压的变化。

重度子痫前期或子痫、儿茶酚胺危象初始 1h 血压控制目标收缩压＜ 140mmHg。

第二节　急性心力衰竭

一、急性左心衰竭

（一）概述

急性左心衰竭是指由于心脏病变在短期内发生左心室心肌收缩力明显降低和（或）左心室负荷突然增加，导致心排血量急剧下降、肺循环急性淤血和组织灌注不足的一种临床综合征，主要表现为急性肺水肿和心源性休克。

急性心力衰竭是继发于心功能异常的急性发作，可伴有或不伴有基础心脏疾病，可表现为急性起病或慢性心力衰竭急性失代偿。

（二）病因和发病机制

1. 急性收缩性或舒张性心功能不全

大面积心肌梗死、严重的风湿性心肌炎、暴发型病毒性心肌炎、原发性扩张性或限制性心肌病等引起弥漫性心肌损害，致急性心肌收缩力降低和舒张功能障碍，心排血量急剧减少，左心室舒张压显著增高。

2. 急性压力负荷过重

高血压急症、主动脉瓣狭窄、肥厚梗阻性心肌病等致左心室压力负荷过重，左心室排血受阻，左心室、左心房压力增高。严重的二尖瓣狭窄、左心房黏液瘤或巨大血栓嵌顿二尖瓣口，左心室舒张期充盈减少，左心室排血量降低，左心房压、肺静脉及肺毛细血管压力增高，当体力活动、情绪激动等因素使体循环回心血量增多、左心室排血量低于右心室排血量时，即发生急性左心衰竭。

3. 急性容量负荷过重

急性心肌梗死、感染性心内膜炎等所致乳头肌功能不全、腱索断裂、瓣膜穿孔而引起急性瓣膜反流，主动脉窦瘤破入心室、室间隔穿孔，以及输血输液过多过快或由于肾衰竭、内分泌疾病导致的排泄过少，或由于感染、甲状腺功能亢进、贫血、Paget 病引起的高心排血量状态，从而引起前负荷增加。

4. 急性心室舒张受限

急性心包积液或积血引起的急性心脏压塞致心室舒张受限，心排血量急剧减少，肺循环淤血。快速性心律失常致左心室舒张期缩短，肺静脉血液不能充分回流，引起肺静脉、肺毛细血管压力急剧升高。

（三）临床表现

1. 症状

突发严重呼吸困难，呼吸浅快，每分钟可达 30 ～ 40 次，强迫体位，面色灰白、发绀、大汗、烦躁、频繁咳嗽，咳粉红泡沫样痰。极重者神志模糊。

2. 体征

开始时血压升高，随病情加重，血压下降。听诊时两肺满布湿啰音和哮鸣音，心尖部第一心音减弱，心率快，闻及舒张期奔马律，肺动脉第二心音亢进。

3. 肺水肿发展过程

（1）发病初期：患者觉得呼吸急促，焦虑不安，查体心率加快，皮肤苍白，X 线片示肺门有典型阴影。

（2）间质水肿期：呼吸困难进一步加重，但无泡沫样痰，有端坐呼吸，皮肤苍白、发绀，心率快，肺部有哮鸣音，有时伴细小湿啰音。

（3）肺泡水肿期：肺水肿高峰期，极度呼吸困难，严重发绀，咳出白色或粉红色泡沫样痰，查体双肺满布水泡音和哮鸣音，除心率快外，还有奔马律等。

（4）休克期：水肿高峰期如没有及时救治，患者血压下降，进入休克期。

（5）临终期：昏迷，休克，严重心律失常，濒于死亡。

4. 急性左心衰竭 Killip 分级

（1）Ⅰ级：无心衰征象，但肺毛细血管楔压（PCWP）可升高，病死率为 0 ～ 5%。

（2）Ⅱ级：轻至中度心力衰竭，中下肺野湿啰音，可有第三心音奔马律、持续性窦性心动过速或其他心律失常，静脉压升高，有肺淤血的 X 线表现，病死率为 10% ～ 20%。

（3）Ⅲ级：重度心力衰竭，出现急性肺水肿，满肺湿啰音，病死率为 35% ～ 40%。

（4）Ⅳ级：出现心源性休克，收缩压＜ 90mmHg，尿少于每小时 20mL，皮肤湿冷，发绀，呼吸加速，脉率＞ 100 次 /min，病死率为 85% ～ 95%。

（四）实验室及辅助检查

1. 心电图

心电图可确定心律，帮助确诊急性心力衰竭的病因并评估心脏的负荷状态，有助于鉴别急性左心室 / 右心室或左心房 / 右心房劳损、心包炎及先前存在的左心室和右心室肥大或扩张型心肌病。12 导联心电图和持续心电监护可以发现心律失常。

2. X 线检查

X 线检查可评估先前的心肺情况（心脏的形状和大小）和肺充血，用于诊断、疾病进展的随访或确定对治疗的反应。胸片可以鉴别心力衰竭来源于炎症还是肺部感染。

间质性肺水肿：肺野透亮度下降呈云雾状，肺纹理增多、增粗、模糊，可见 Kerley B 线。

肺泡性肺水肿：肺门大片蝴蝶形云雾状阴影，向周围呈放射状分布。肺野广泛分布大小不等点片状阴影，边缘可融合成片。肺部 CT 可确定肺的病理改变和诊断较大的肺栓塞或主动脉夹层。

3. 超声心动图

多普勒-心脏超声可评估局部或左心室和右心室功能、瓣膜结构和功能、可能存在的心包病变、急性心肌梗死的机械并发症及观察占位性病变。可通过主动脉多普勒成像或肺时间速度轮廓测定评估心排血量。多普勒-心脏超声亦可以用于评估肺动脉压（通过三尖瓣反流血量）和测量左心室前负荷。急性心力衰竭除基础疾病外，可见左心房和左心室扩大、心室壁运动幅度明显减低、左心室射血分数降低等。

4. 动脉血气分析

动脉血气分析可评估氧含量（PaO_2）、呼吸是否充分（PCO_2）、酸碱平衡（pH）和碱缺剩余。

5. 肺毛细血管楔压（PCWP）

床边测定 PCWP ＞ 18mmHg，是确定心源性肺水肿的金标准，尤其是 PCWP ＞ 25mmHg 时，强烈提示急性肺水肿。

6. 血浆 B 型脑钠肽（BNP）

心室释放 BNP 是血管张力和容量负荷升高的反映，增高的程度与心力衰竭的严重程度呈正相关。BNP ＞ 400pg/mL，提示心力衰竭；BNP ＜ 100pg/mL，提示心力衰竭可能性很小。急性心力衰竭已确诊，则血浆 BNP 浓度升高将提示预后不良。但在“闪电性”肺水肿时，BNP 可正常。

（五）诊断与鉴别诊断

诊断包括定性诊断和病因诊断。根据症状和临床表现即可诊断急性心力衰竭，同时一些适当的检查如心电图、胸片、生化标志物和多普勒心脏超声亦支持诊断。

鉴别诊断主要包括其他原因引起的呼吸困难。

1. 非心源性肺水肿

存在感染、过敏、吸入有毒气体、DIC、尿毒症等病史，咳粉红色泡沫样痰及端坐呼吸不明显，无心脏增大及奔马律，无四肢湿冷及脉细速，胸片肺门不大，肺野周围片状阴影。PCWP 常< 12mmHg，如急性呼吸窘迫综合征、高原性肺水肿、神经源性肺水肿、麻醉剂过量肺水肿、电复律后肺水肿等。

2. 晕厥

发病时无明显心动过缓、心动过速或心律失常，一般无心脏病基础。

3. 支气管哮喘

长期哮喘病史，高调哮鸣音而湿啰音不明显。无粉红色泡沫样痰和心尖部舒张期奔马律。X 线肺野清晰或肺气肿表现。

4. 肺动脉血栓栓塞

大手术、长期卧床制动史及深静脉血栓。呼吸困难但不伴大量泡沫样痰，可咯血、胸痛，肺动脉三维增强 CT 显示肺动脉充盈缺损。

5. 气胸

呼吸困难伴胸痛，患侧呼吸音减弱或消失，肺部 CT 显示肺压缩。

（六）急诊救治

综合救治以减轻心脏负荷、增加心排血量、缓解肺淤血、改善和维持组织的充分供氧为目的，目标是改善症状和稳定血流动力学状态，同时避免或减少心肌损害。

1. 急救措施

（1）体位：端坐位，同时双腿下垂，有利于减少回心血量，减轻心脏前负荷。

（2）纠正缺氧：尽快有效纠正低氧状态，保证患者的氧饱和度（SaO_2）在正常范围（95% ～ 100%）。改善缺氧有以下几种方式。

① 鼻导管吸氧或开放面罩吸氧：氧流量开始为 2 ～ 3L/min，可增至 6 ～ 8L/min。50% 的乙醇放入氧气湿化瓶中，以消除气管内泡沫，改善肺顺应性和肺泡通气。

② 无创通气：包括持续正压通气（CPAP）和双水平正压通气（BiPAP），有助于心源性肺水肿患者氧合，降低呼吸做功，改善肺的顺应性，促进氧的弥散，胸腔内压升高使回心血量减少，减轻左心室前负荷。

a. CPAP：自主呼吸条件下，整个呼吸周期气道均保持正压，常以面罩给氧，压力一般为 5 ～ 15cmH_2O。

b. BiPAP：患者自主呼吸、鼻管或面罩，预设呼吸频率 16 次/min，在呼气和吸气时给予不同压力通气，逐渐升压，吸气压（IPAP）8 ～ 20cmH_2O，呼气压（EPAP）4 ～ 8cmH_2O。

c 适应证：患者神志清楚，经面罩给氧后氧分压仍低于 60mmHg 且症状未改善者。

d. 禁忌证：血流动力学不稳定、心搏呼吸骤停者；气道分泌物多、阻塞气道者；不能控制的呕吐、消化道出血患者；不合作、不耐受面罩者。

③ 气管插管机械通气：呼吸模式为同步指令通气（SIMV）或压力支持通气（PSV）+ 呼气末正压（PEEP）模式，PEEP 5 ～ 10cmH_2O 为宜。适应证如下：

a. 急性呼吸衰竭对血管扩张剂、氧疗和（或）应用 CPAP 或 NIPPV 无反应时应用。

b. S-T 段抬高的急性冠脉综合征引起的肺水肿。

2. 药物治疗

（1）吗啡：镇静，减轻患者躁动和焦虑状态，降低心肌耗氧量，同时轻度扩张静脉和动脉，对抗交感神经兴奋，减慢心率。静脉注射吗啡 3 ～ 5mg/ 次，视患者的改善状况可重复应用。伴有颅内出血、意识障碍、休克、慢性阻塞性肺疾病或支气管哮喘时禁用，老年体弱者慎用。

（2）利尿剂：通过排水、排钠减轻心脏的容量负荷，左、右心室充盈压降低，减轻外周充血和肺水肿。袢利尿剂静脉注射还具有血管扩张作用。通过静脉血管扩张和快速利尿作用减少循环血量，减轻心脏前负荷。

常用利尿剂：呋塞米 20 ～ 100mg 静脉注射；布美他尼 1 ～ 4mg，托拉塞米 10 ～ 20mg 静脉注射。

持续滴注呋塞米或托拉塞米达到靶剂量比单独大剂量应用更有效。袢利尿剂联合应用多巴酚丁胺、多巴胺或硝酸酯比单纯增加利尿剂剂量更有效，并产生较少的不良反应。

（3）血管扩张剂：血管扩张剂在大多数急性心力衰竭中作为一线治疗药物，可开通末梢循环及降低前负荷，但前提是血压正常，仍有低灌注、充血的体征并有少尿。

① 硝酸酯类：在急性左心衰竭特别是伴有急性冠脉综合征的患者，硝酸酯可以缓解肺淤血而不降低每搏输出量或增加心肌需氧量。小剂量时只扩张静脉，剂量逐渐增加时可扩张动脉，包括冠状动脉。扩张静脉使回心血量减少，前负荷降低，减轻肺水肿；扩张小动脉，降低后负荷，增加心排血量，改善心功能，增加脏器灌注量。

a. 硝酸甘油，硝酸甘油片舌下含服，每次 0.5mg，每 5min 一次，可连续 5 ～ 7 次。静脉滴注时，10μg/min，每 10min 调整一次，达目标血压。

b. 硝酸异山梨酯或单硝酸异山梨酯，初始剂量可以从 1 ～ 2mg/h 开始，然后根据患者需要调整剂量，最大剂量为 8 ～ 10mg/h，个别病例可达 50mg/h。

② 硝普钠：直接作用于血管平滑肌，均衡扩张小动脉和静脉，作用强，起效快，持续时间短。初始量 15 ～ 30μg/min，以后根据血压和症状调整，最大剂量可达 300 ～ 400μg/min。在急性冠脉综合征引起的急性心力衰竭中，更常用硝酸酯，因为 SNP 可引起“冠状动脉窃血综合征”。

③ α 受体阻断药

a. 酚妥拉明，主要扩张小动脉，也扩张静脉，适用于有肺水肿伴外周阻力增高的患者，尤其是嗜铬细胞瘤、瓣膜反流所致的左心衰竭。初始量为 0.1mg/min，后根据反应调整剂量。注意：该药可引起心率增快。

b. 乌拉地尔，具有外周和中枢双重降压作用。外周作用主要阻断突触后 $α_1$ 受体，使血管扩张，显著降低外周阻力，同时也有较弱的突触前 $α_1$ 阻滞作用，阻断儿茶酚胺的收缩血管作用。中枢作用主要通过激动 5- 羟色胺-1α（5-HT1a）受体，降低延髓心血管中枢的交感反馈调节而降压。本品一般不会引起反射性心动过速。将 250mg 溶于 500mL 注射液中，开始滴速为 6mg/min，维持剂量滴速平均为 120mg/h。

④ 重组人利钠肽（rhBNP）：具有扩张静脉、动脉和冠状动脉作用，利尿利钠，有效降低心脏前、后负荷，抑制肾素-血管紧张素系统（RAS）和交感神经系统等作用。负荷量 1.5 ～ 2μg/kg 静脉缓推或不用负荷量，之后 0.0075 ～ 0.01μg/（kg · min）维持。

（4）正性肌力药物

① 洋地黄制剂：主要功效是正性肌力、降低交感神经活性、负性传导和负性频率。适合

伴有快速房颤、房颤并已知有心室扩大伴左心室收缩功能不全者。可用毛花苷 C 0.2 ～ 0.4mg 稀释后缓慢静脉推注，必要时 2 ～ 4h 重复一次。重度瓣膜狭窄、肥厚梗阻性心肌病应用洋地黄制剂可使原来的血流动力学障碍加重，急性心肌梗死引起的急性心力衰竭者应用洋地黄制剂可产生更多的肌酸激酶，引起致死性心律失常，均应禁忌。

② β 受体激动剂

a. 多巴胺，小剂量多巴胺［1 ～ 2μg/（kg · min）］仅作用于外周多巴胺受体，使肾、内脏、冠状动脉和脑血管床扩张，肾血流量及肾小球滤过率增加，尿量及钠排泄量增多，并加强对利尿剂的反应性。小到中等剂量［2 ～ 5μg/（kg · min）］能直接激动 β 受体及间接促使去甲肾上腺素自储藏部位释放，对心肌产生正性肌力作用，使心肌收缩力及每搏输出量增加，心排血量增加，收缩压升高，脉压增大，舒张压无变化或有轻度升高，外周总阻力常无改变，冠状动脉血流及耗氧增加。大剂量时［＞ 10μg/（kg · min）］可激动 α 受体，导致周围血管阻力增加，肾血管收缩，肾血流量及尿量反而减少，收缩压及舒张压均增高。

b. 多巴酚丁胺：可刺激 β_1 和 β_2 受体产生剂量依赖性正性肌力和正性变时作用，反射性降低交感神经张力，降低血管阻力。小剂量多巴酚丁胺产生微弱的扩张动脉作用，降低后负荷，增加每搏输出量；大剂量多巴酚丁胺收缩血管。多巴酚丁胺增加心率的剂量依赖性较多巴胺小。有效剂量为 2 ～ 20μg/（kg · min），应逐渐减量后停药。滴注时间延长（＞ 24h）可引起耐药性，使用多巴酚丁胺可增加房性或室性心律失常的发生率。

③ 磷酸二酯酶抑制剂：具有明显的正性肌力和外周血管扩张作用，从而增加心排血量和每搏输出量，同时伴有肺动脉压、肺楔压、全身血管阻力和肺血管阻力的下降。米力农，首次剂量为 25μg/kg,10 ～ 20min 内静脉推注完，再以 0.375 ～ 0.75μg/（kg · min）维持滴注。

④ 钙离子增敏剂：左西孟旦具有钙敏感蛋白的正性肌力和平滑肌 K^+ 通道开放引起的外周血管扩张作用。药物作用半衰期长达 80h。但大剂量可能引起心动过速等心律失常及低血压。首剂 6 ～ 12μg/kg 静脉推注（＞ 10min），随后 0.05 ～ 0.2μg/（kg · min）持续静脉滴注 24h。它的血流动力学作用具有剂量依赖性，输注速率可逐渐滴定至最大剂量 0.4 ～ 0.6μg/（kg · min）。

（5）急性心力衰竭时心律失常的治疗

① 室颤或无脉搏性室速，200-300-360J 除颤。若无反应则静脉注射肾上腺素 1mg 或血管升压素 40IU 和（或）胺碘酮 150 ～ 300mg。

② 室速，若患者不能自行转复，则给予胺碘酮或利多卡因进行药物转复，胺碘酮和 β 受体阻滞剂可以预防室颤或室速复发。

③ 窦速或室上速，当临床和血流动力学可以耐受时，应使用 β 受体阻滞剂。美托洛尔 5mg 缓慢静脉注射（若耐受可重复）。艾司洛尔先 0.5 ～ 1.0mg/kg 静脉注射（＞ 1min），然后以 50 ～ 300μg/（kg · min）静脉滴注。拉贝洛尔 1 ～ 2mg 快速静脉注射，1 ～ 2mg/min 再缓慢静脉滴注，总量达 50 ～ 200mg。在宽 QRS 波群心动过速中，可尝试静脉用腺苷以终止心律失常。胺碘酮可以减慢房室传导或折返性心律失常，必要时可以应用。急性心力衰竭有低血压时，应在镇静同时对室上速进行电复律。

④ 房颤或房扑，去乙酰毛花苷或 β 受体阻滞剂或胺碘酮可以减慢房室传导，必要时可应用，若可能则重复应用。胺碘酮药物转复无引起左心室血流动力学损害的作用。急性心力衰竭伴房颤的患者需抗凝治疗。当房颤为阵发性，在最初的诊断检查和稳定后，要考虑进行药物复律或电复律。如果房颤超过 48h，在复律前，患者应进行抗凝治疗和应用药物控制心

率3周时间。如果患者血流动力学不稳定，临床应进行紧急复律，但在复律前应通过经食管心脏超声排除心房血栓。在急性房颤时，应避免应用维拉帕米和地尔硫䓬，因两者可以加重心力衰竭并引起三度房室传导阻滞。

⑤ 缓慢性心律失常，阿托品0.5～1mg静脉推注，必要时重复。房室分离伴心室低反应时可以静脉滴注异丙肾上腺素2～20μg/min，但有心肌缺血时不能应用。房颤时缓慢心室率可以通过多索茶碱或氨茶碱0.2～0.4mg/（kg·h）静脉滴注。药物治疗无效时可安装临时起搏器。植入起搏器之前或之后应尽快治疗心肌缺血。

3. 腹膜超滤、血液超滤和血液透析

对严重的肾功能不全和难治性液体潴留的顽固性肺水肿患者，通过超滤清除体内过多液体，降低前负荷，减轻肺水肿。肾功能丧失，特别是有低钠血症、酸中毒和有明显难以控制的液体潴留表现的患者须透析治疗。

4. 病因治疗

在治疗急性左心衰竭的同时，积极明确基础心脏疾病并给予病因治疗。如急性心肌梗死，再灌注可以显著改善或预防急性心力衰竭，在早期即应进行急诊PCI或手术，如较长时间后才可进行，则应早期溶栓治疗。有心内膜炎的患者，治疗首先应慎重选用抗生素。高血压引起的左心衰竭，应迅速控制高血压。

5. 消除诱因

大多数急性左心衰竭的患者可找出诱发因素，如快速心律失常、输液过快过多、感染、过劳、情绪激动等，应尽快找出并做出相应处理。

二、急性右心衰竭

（一）概述

急性右心衰竭是由于各种原因使心脏在短时间内发生急性功能障碍，以急性右心排血量降低和体循环淤血为主要表现的临床综合征。单纯的右心衰竭很少见，其可继发于急性左心衰竭或慢性右心衰竭。

（二）病因与发病机制

引起急性右心衰竭的病因常见的有以下几种。

1. 急性肺栓塞

右心或周围静脉系统内栓子脱落，回心后突然阻塞肺动脉，使肺血流量减少50%以上，造成肺循环阻力急剧升高，引起右心室迅速扩张，发生急性右心衰竭。

2. 急性右心室心肌梗死

当急性心肌梗死累及右心室时，右心室充盈压急速升高，超过其代偿能力，即发生急性右心衰竭。

3. 特发性肺动脉高压

此病有广泛的肌型肺动脉及细动脉管腔狭窄和阻塞，导致肺循环阻力明显升高，右心室后负荷增加，右心室肥厚、扩张，病情加剧即可出现急性右心衰竭。

4. 慢性肺心病急性加重

慢性阻塞性肺疾病（COPD）时，由于低氧性肺动脉痉挛、血管重构、继发性红细胞增多等原因，引起肺动脉高压、右心室肥大和扩张。在慢性肺心病的基础上，有合并感染等诱因，则出现急性右心衰竭。

5. 心脏移植术后急性右心衰竭

由于离体心脏的损伤，体外循环对心肌、肺血管的影响，植入的心脏不适应相对或绝对的肺动脉高压，肺血管阻力增高，引起急性右心衰竭。

（三）临床表现

临床上有急性右心衰竭及其原发病的表现。

1. 症状

（1）胸痛、胸闷、急性呼吸困难等。

（2）肝及胃肠道淤血症状：上腹胀痛、食欲缺乏、恶心、呕吐等。

（3）周围性水肿：易出现下肢、腰骶部凹陷性水肿，重者水肿渐及全身。

（4）发绀：最早出现在指端、口唇和耳郭。

（5）神经系统症状：失眠、嗜睡等，重者精神错乱。

（6）与原发病相关的症状。

2. 体征

（1）颈静脉怒张，有肝颈静脉回流征，即压迫充血肿大的肝脏时颈静脉怒张更明显。

（2）剑突下可见收缩期搏动，三尖瓣区闻及吹风样收缩期杂音，肺动脉区第二心音亢进、分裂。

（3）肝脏肿大，有压痛。

（4）外周水肿。

（四）实验室及辅助检查

1. 实验室检查

（1）D-二聚体：明显升高是肺栓塞诊断的高度敏感指标，亦可作为筛查指标。

（2）脑钠肽（BNP）浓度测定、右心室负荷加重、右心衰竭时升高。

（3）动脉血气分析：动脉血氧分压、血氧饱和度降低、二氧化碳分压亦降低，提示肺动脉栓塞。

2. 心电图

（1）多有右心房肥大，肺型P波，右心室肥大改变。

（2）可有 $SQ_{Ⅲ}T_{Ⅲ}$，提示肺栓塞。

（3）右胸导联S-T段抬高，可提示右心室心肌梗死。

3. 超声心动图

（1）右心室增大、室间隔运动障碍、三尖瓣反流及肺动脉高压。

（2）右心腔扩大伴左心室下壁或后壁运动异常，可提示右心室心肌梗死。

4. 胸部X线

该项检查能显示基础疾病特点。当D-二聚体升高时，应做X线等影像学检查。

（1）肺动脉高压表现：肺动脉段突出＞3mm，右下肺动脉横径增宽＞15mm，肺门动脉扩张与外周纹理纤细呈残根状，右心室扩大等。

（2）肺栓塞表现：肺下叶出现三角形或卵圆形浸润影，其底部与胸膜相连，病变侧肋膈角模糊、胸腔积液阴影等。

5. 肺动脉增强螺旋 CT

肺通气 / 灌注扫描检查对肺栓塞具有诊断意义。

（五）诊断

急性右心衰竭是一组临床综合征，其诊断包括右心衰竭及其基础疾病的诊断。

（1）对有深静脉血栓、长期卧床、骨折等术后患者，突然出现体循环静脉淤血表现，D-二聚体、BNP 增高，根据心电图、超声心动图及影像学检查结果，诊断大块肺栓塞导致急性右心衰竭并不困难。

（2）如有缺血性胸痛，突然出现低血压、Kussmaul 征阳性，即吸气时颈静脉膨隆更明显，肘正中静脉压升高＞ $150mmH_2O$。心电图右胸导联 S-T 段演变，心肌坏死标志物升高，则可诊断急性右心室心肌梗死致急性右心衰竭。

（3）已有 COPD 基础、存在诱因、病情加剧，诊断为慢性肺心病急性加重，表现为急性右心衰竭。

（六）鉴别诊断

1. 心包积液

心包积液急性心脏压塞亦表现为体循环静脉淤血、颈静脉怒张、严重时血压下降发生休克，类似急性右心衰竭。但前者有奇脉，即吸气时脉搏减弱、消失或吸气时收缩压下降＞10mmHg；心电图有低电压、电交替；超声心动图显示液性暗区，吸气时右心室内径增大、左心室内径缩小。可与急性右心衰竭相鉴别。

2. 缩窄性心包炎

患者有水肿、肝大及腹腔积液，易与急性右心衰竭混淆。前者肘正中静脉压显著升高，可达 $250mmH_2O$ 以上，有心包叩击音，超声显示心包膜增厚或有钙化。

（七）治疗

治疗原则是积极治疗导致右心衰竭的原发病，减轻右心前、后负荷和增强心肌收缩力，维持心脏收缩同步性。同时纠正诱发因素，如感染、发热、劳累、情绪激动、妊娠或分娩、长时间乘飞机或高原旅行等。

血管活性药物在急性右心衰竭的治疗中具有重要作用，目的在于降低右心室后负荷，增加前向血流及右心室灌注。主要根据血流动力学评估结果选择药物。血管扩张剂（硝酸酯类药物和硝普钠）适用于左心收缩和（或）舒张功能不全导致的右心衰竭患者。对于肺动脉高血压导致的右心衰竭，硝酸酯类药物和硝普钠不能选择性地扩张肺动脉，反而降低主动脉及外周动脉血压而加重右心缺血、缺氧，增加肺动脉阻力，加剧心衰，应避免使用。正性肌力药物多巴酚丁胺、左西孟旦和米力农可以增强心肌收缩力并降低右心室舒张末容积和压力，可以改善心排血量；这些药物可能会加重动脉低血压，如果需要，应与去甲肾上腺素联合使用，且不建议长期应用。

第三节　急性心肌梗死

急性心肌梗死（AMI）是指各种原因造成冠状动脉血供急剧减少或完全中断，使相应心肌出现严重而持久的急性缺血而致心肌细胞坏死的疾病。根据急性期心电图（ECG）是否有ST段抬高，可将AMI分为ST段抬高型心肌梗死（STEMI）与非ST段抬高型心肌梗死（NSTEMI）两种。本节主要介绍STEMI。

一、危险及诱发因素

AMI患者一般有高血压、糖尿病（糖耐量异常）、血脂异常、吸烟、肥胖、缺乏运动、高尿酸血症、同型半胱氨酸增高、高龄、早发心血管疾病家族史等危险因素中的一个或多个，患者一般有动脉粥样硬化的病史。

AMI一年四季均可发病，冬春季节高发，与气候寒冷、气温变化有关。剧烈运动、劳累、创伤、情绪激动、精神紧张、饱餐、急性失血、出血、发热、心动过速、感染性休克等引起心肌耗氧增加都可能是AMI的诱因。

二、病因和发病机制

STEMI的基本病因是在冠脉粥样硬化基础上一支或多支血管管腔急性闭塞，若持续时间达到20～30min以上，即可发生AMI。大量研究证明，绝大多数STEMI是由于不稳定粥样斑块溃破，继而出血和管腔内血栓形成而使管腔闭塞。

三、临床表现

（一）先兆

50%～81%的患者在发病前数日至数周有乏力、胸部不适，活动时心悸、气急、烦躁、心绞痛等前驱症状，其中以新发生的心绞痛（初发型心绞痛）或原有的心绞痛加重（恶化型心绞痛）最为突出。心绞痛发作较以前频繁、性质较剧、持续较久，硝酸甘油疗效差、诱发因素不明显，疼痛时伴有恶心、呕吐、大汗和心动过缓，或伴有心功能不全、严重的心律失常、血压大幅度波动等，同时心电图ST段一过性明显抬高（变异型心绞痛）或压低，T波倒置或增高“假性正常化”，应警惕近期内发生心肌梗死的可能。有发病先兆时及时住院处理，可使部分患者避免发生心肌梗死。

（二）症状

1. 疼痛

是最先出现的症状，疼痛部位和性质与心绞痛相同，但多无明显诱因，且常发生于安静时，程度较重，持续时间较长，可达数小时或数天，休息和含服硝酸甘油片多不能缓解。患者常烦躁不安、出汗、恐惧，或有濒死感。少数患者无疼痛，一开始就表现为休克或急性心力衰竭。部分患者疼痛位于上腹部，被误诊为胃穿孔、急性胰腺炎等急腹症；部分患者疼痛放射至下颌、颈部、背部上方，被误诊为骨关节炎。

2. 全身症状

有发热、心动过速、白细胞增高、红细胞沉降率增快等，由坏死物质吸收所引起。一般在疼痛发生后 24 ～ 48h 出现，程度与梗死范围呈正相关，体温一般在 38℃左右，持续 1 周左右。

3. 胃肠道症状

疼痛剧烈时常伴有频繁的恶心、呕吐和上腹部疼痛，与迷走神经受坏死心肌刺激和心排血量降低、组织灌注不足有关。胃胀气也不少见，重症患者可发生呃逆。

4. 心律失常

见于 25% ～ 95% 的患者，多数发生在起病 1 ～ 2 周内，而以 24h 内最为多见，可伴有乏力、头晕、昏厥等症状。各种心律失常中以室性心律失常最多，尤其是室性期前收缩，如室性期前收缩频发（每分钟 5 次以上），成对出现或呈短阵室性心动过速，多源性或落在前一心搏的易损期时（R 在 T 波上），常为心室颤动的先兆。房室传导阻滞和束支传导阻滞也较多见，严重者可出现完全性房室传导阻滞。室上性心律失常则少见，多发生在心力衰竭患者中。前壁心肌梗死易发生室性心律失常，下壁（膈面）心肌梗死易发生房室传导阻滞。前壁心肌梗死如发生房室传导阻滞表明梗死范围广泛，情况严重。

5. 低血压和休克

疼痛中多见血压下降。如疼痛缓解而收缩压低于 80mmHg，有烦躁不安、面色苍白、皮肤湿冷、脉细而快、大汗淋漓、尿量减少（每小时＜ 20mL），神志迟钝，甚至昏厥者，则为休克的表现，休克多在起病后数小时至 1 周内发生，见于 20% 的患者，主要是心源性，为心肌广泛（约 40% 以上）坏死、心排血量急剧下降所致，神经反射引起周围血管扩张属次要因素，有些患者尚有血容量不足的因素参与。

6. 心力衰竭

主要是左心急性衰竭，可在起病最初几天内发生，或在疼痛、休克好转阶段出现，为梗死后心脏收缩力显著减弱或不协调所致，发病率为 32% ～ 48%。出现呼吸困难、咳嗽、发绀、烦躁等症状，严重者可发生肺水肿，随后可发生颈静脉怒张、肝大、水肿等右心衰竭的表现。右室梗死者一开始即可出现右心衰竭的表现，伴有血压下降。

根据有无心力衰竭表现及其相应血流动力学改变的严重程度，AMI 引起的心力衰竭的 Killip 分级如下：

（1）Ⅰ级：尚无明显心力衰竭。

（2）Ⅱ级：有左心衰竭，肺部啰音＜ 50% 肺野。

（3）Ⅲ级：有急性肺水肿，全肺大、小、干、湿啰音。

（4）Ⅳ级：有心源性休克等不同程度或阶段的血流动力学变化。

STEMI 时，重度左心室衰竭或肺水肿与心源性休克同样是左心室排血功能障碍所引起，两者可以不同程度合并存在，常统称为心脏泵功能衰竭或泵衰竭。在血流动力学上，肺水肿是以左心室舒张末期压及左心房与肺毛细血管楔压的增高为主，而休克则以心排血量和动脉压的降低更为突出。心源性休克是较左心室衰竭程度更为严重的泵衰竭，一定水平的左心室充盈后，心排血指数比左心室衰竭时更低。Forrester 等对上述血流动力学分级作了调整，并与临床进行对照，分为如下四类：

（1）Ⅰ类：无肺淤血和周围灌注不足；肺毛细血管楔压（PCWP）和心脏指数（CI）正常。

（2）Ⅱ类：单有肺淤血；PCWP 增高（≥ 18mmHg），CI 正常［> 2.2L/（min · m^2）］。

（3）Ⅲ类：单有周围灌注不足；PCWP 正常（< 18mmHg），CI 降低［≤ 2.2L/（min·m^2）］，主要与血容量不足或心动过缓有关。

（4）Ⅳ类：合并有肺淤血和周围灌注不足；PCWP 增高（≥ 18mmHg），CI 降低［≤ 2.2L/（min · m^2）］。

在以上两种分级及分类中，都是第四类最为严重。

（三）体征

1. 心脏体征

心脏浊音界可轻度或中度增大；心率多增快，少数可减慢；心尖区第一心音减弱，可出现第四心音（心房性）奔马律，少数有第三心音（心室性）奔马律；10% ～ 20% 患者在起病第 2 ～ 3d 出现心包摩擦音，为反应性纤维性心包炎所致；心尖区可出现粗糙的收缩期杂音或伴有收缩期中晚期喀喇音，为二尖瓣乳头肌功能失调或断裂所致；可有各种心律失常。

2. 血压

除极早期血压可增高外，几乎所有的患者都有血压下降。起病前有高血压者，血压可降至正常；起病前无高血压者，血压可降至正常以下，且不可能再恢复到起病前的水平。

3. 其他

可有与心律失常、休克或心力衰竭有关的其他症状。

四、实验室和其他检查

（一）心电图

对疑似 AMI 的患者，应在医生、护士或急救人员首次医疗接触（FMC）患者 10min 内记录其 12 导联心电图，如不排除下壁和（或）正后壁心肌梗死，需做 18 导联心电图。

1. 特征性心电图改变

（1）宽而深的 Q 波（病理性 Q 波），在面向心肌坏死区的导联上出现。

（2）ST 段抬高呈弓背向上型，在面向坏死区周围心肌损伤区的导联上出现。

（3）T 波倒置，在面向坏死区周围心肌损伤区的导联上出现。

在背向心肌梗死区的导联上则出现相反的改变，即 R 波抬高、ST 段压低和 T 波直立并增高。心内膜下心肌梗死者无病理性 Q 波，有普遍性 ST 段压低，但 aVR 导联（有时还有 V_1 导联）ST 段抬高。

2. 动态性改变

（1）起病数小时内，可尚无异常或出现异常高大两肢不对称的 T 波。

（2）数小时后，ST 段明显抬高，弓背向上，与直立的 T 波相连接，形成单向曲线。1 ～ 2d 内出现病理性 Q 波，同时 R 波减低，是急性期病变。Q 波在 3 ～ 4d 内稳定不变，以后 70% ～ 80% 永久存在。

（3）ST 段抬高持续数日至两周左右，逐渐回到基线水平，T 波则变为平坦或倒置，视为亚急性的改变。

（4）数周或数月内，T 波呈 V 形倒置，两支对称，波谷尖锐，是为慢性期改变。T 波倒置可永久存在，也可在数月至数年内逐渐恢复。

3. 定位和定范围

可根据出现特征性改变的导联数来判断。采用30个以上的心前区导联进行心前区体表ST段等电位标测法，对急性期梗死范围的判断可能帮助更大。

（二）血清心肌损伤标志物

1. 心肌肌钙蛋白（cTn）

cTn是心肌组织收缩的调节蛋白，可分为肌钙蛋白Ⅰ（cTnI）、肌钙蛋白T（cTnT）及肌钙蛋白C（cTnC）三个亚型。cTn是高度特异及敏感的心肌损伤标志物，具有更高精确度的超敏肌钙蛋白（hs-cTn）对AMI的早期识别有重要价值。cTnI通常在AMI后2～4h开始升高，cTnT则常在AMI后3～6h开始升高，两者均在10～24h达到峰值，对疑似AMI的患者，应该尽早进行cTn或hs-cTn的测量。

2. 心肌肌红蛋白

多在AMI发病后0.5～2h内升高，12h内达到峰值，24～48h内恢复正常，因其出现时间较cTn及其他心肌损伤标志物更早，故更有助于AMI早期识别。但其特异性较差，只作为早期诊断的参考。

3. CK-MB

起病后4h内增高，16～24h达高峰，3～4d恢复正常，其增高的程度能较准确地反映梗死的范围，其高峰出现时间是否提前有助于判断溶栓治疗是否成功。

（三）超声心动图

超声心动图可发现室壁节段运动异常，对心肌缺血区域做出判断，因而建议AMI患者尽早完善此检查。其在评价有胸痛症状而无特征心电图改变时，对除外主动脉夹层有帮助。超声心动图还可评估心脏整体与局部功能、乳头肌功能、室壁瘤、附壁血栓、室间隔穿孔及心包积液等。

（四）CMR

CMR可评估AMI急性期的心肌水肿、坏死、心肌血流灌注情况和陈旧性MI的心肌纤维化瘢痕，评估心室大小、收缩功能和节段性室壁运动异常等，辅助诊断AMI，检测心包积液、心脏破裂及室间隔穿孔等机械性并发症。

（五）放射性核素检查

正电子体层显影（PET）可观察心肌的代谢变化，是目前唯一能直接评价心肌存活性的影像技术。单光子计算机体层扫描（SPECT）进行ECG门控的心血池显像，可用来评估室壁运动、室壁厚度和整体功能。

（六）冠脉CT检查

冠脉CT可显示冠脉狭窄及钙化，明确冠脉病变情况，对诊断与排除冠心病有较高价值。其在AMI的早期诊断中有一定价值。

（七）冠状动脉造影术

冠状动脉造影术（CoronaryAngiography，CAG）可明确 AMI 的诊断，并在此基础上进行 PCI，开通梗死相关冠状动脉。

五、诊断

临床存在心肌损伤生物标志物（首选肌钙蛋白 cTnI）升高，至少有一次数值超过参考值上限的 99 百分位值，并有以下至少一项心肌缺血的证据，可诊断为心肌梗死。

（1）心肌缺血症状；

（2）ECG 新出现的 ST-T 改变或新出现的左束支传导阻滞（LBBB）；

（3）ECG 出现病理性 Q 波；

（4）影像学显示有新的存活心肌丧失或新的区域性室壁运动异常；

（5）冠脉造影或尸检证实冠脉内有血栓。

六、鉴别诊断

1. 心绞痛

心绞痛的疼痛性质为非压榨性或窒息性，以心前区闷痛、刺痛为主，常因劳累、受寒、饱食、过度兴奋或运动等因素诱发。发作时间较短，一般不超过 15min，发作时服用硝酸甘油可缓解。一般无发热、气喘、呼吸困难等表现；心肌损伤标志物一般不升高。AMI 的疼痛较心绞痛严重，且更为剧烈。发作时间较长，服用硝酸甘油不能缓解。常伴发热、气喘、呼吸困难、低血压、晕厥等表现；实验室检查可发现心肌损伤标志物升高，心电图可呈特征性动态演变。

2. 主动脉夹层

胸痛一开始即达高峰，常放射到背、肋、腹、腰和下肢，双上肢的血压和脉搏可有明显差别，可有主动脉瓣关闭不全的表现，偶有意识模糊和偏瘫等神经系统受损症状，一般无心肌损伤标志物升高。超声心动图、X 线、主动脉 CT 增强或磁共振体层显像有助于诊断。

3. 急性肺动脉栓塞

表现为胸痛、咯血、呼吸困难和休克，常伴发绀、肺动脉瓣区第二心音亢进、颈静脉充盈、肝大、下肢水肿等右心负荷急剧增加的表现。典型心电图呈Ⅰ导联 S 波加深，Ⅲ导联 Q 波显著 T 波倒置，胸导联过渡区左移，右胸导联 T 波倒置等改变。肺动脉 CT 增强检查对急性肺动脉栓塞的诊断价值较大，而 D-二聚体阳性也有较大的诊断价值。

4. 急性心包炎

尤其是急性非特异性心包炎可有较剧烈而持久的心前区疼痛。心包炎的疼痛与发热同时出现，呼吸和咳嗽时加重，早期即有心包摩擦音，全身症状一般不如心肌梗死严重。心电图以肢导联低电压、心动过速、心动过缓等心律失常为主，可有 ST 段弓背向下的抬高，T 波倒置，无异常 Q 波出现。如无并发心肌炎，cTn 不升高。

5. 重症心肌炎

可有胸痛、心悸及气短等症状，cTn 升高，心电图可见 ST-T 改变，病情进展快，预后不良，需要与 AMI 鉴别。心肌炎发病前一般有呼吸道、消化道等感染史；心肌损伤标志物一般呈轻、中度升高，无明显峰值；心电图为广泛导联的改变，无 AMI 的定位诊断；心脏超声提示为广泛而非节段性室壁运动异常；冠脉造影未见血管异常。

6. **急腹症**

急性胰腺炎、消化性溃疡穿孔、急性胆囊炎、胆石症等急腹症均可表现为上腹部疼痛，可伴有休克。通过询问病史、体格检查、心电图检查、肌钙蛋白测定等可协助鉴别。

七、并发症

（一）乳头肌功能失调或断裂

发生率可高达50%。二尖瓣乳头肌因缺血、坏死等使收缩功能障碍。造成不同程度的二尖瓣脱垂并关闭不全，心尖区出现收缩中晚期喀喇音和响亮的吹风样收缩期杂音，第一心音可不减弱或增强，可引起心力衰竭。轻症者，可以恢复，且杂音可消失。断裂多发生在二尖瓣后乳头肌，见于下壁心肌梗死，心力衰竭明显，可迅速发生肺水肿，在数日内死亡。

（二）心脏破裂

少见，常在起病1～2周内出现，多为左心室游离壁破裂，造成心包积血引起急性心脏压塞而猝死。偶为心室间隔破裂造成穿孔，在胸骨左缘第3～4肋间出现响亮的收缩期杂音，常伴有震颤，可引起心力衰竭和休克而在数日内死亡。心脏破裂也可为亚急性，患者能存活数月。

（三）栓塞

发生率为1%～6%，见于起病后1～2周，如为左心室附壁血栓脱落所致，则引起脑、肾、脾或四肢等动脉栓塞。由下肢静脉血栓部分脱落所致，则产生肺动脉栓塞。

（四）心室膨胀瘤或称室壁瘤

主要见于左心室，发生率为5%～20%。体格检查可见左侧心界扩大，心脏搏动较广泛，可有收缩期杂音。心室膨胀瘤内发生附壁血栓时，心音减弱。心电图ST段持续抬高。X线透视激波摄影、超声心动图、放射性核素心脏血池显像以及左心室造影可见局部心缘突出、搏动减弱或有反常搏动。

（五）心肌梗死后综合征

发生率约为10%。于心肌梗死后数周至数月内出现，可反复发生，表现为心包炎、胸膜炎或肺炎，有发热、胸痛等症状，可能为机体对坏死物质的过敏反应。

肩手综合征：肩臂强直、活动受限并疼痛，主要累及左侧，可能是心肌梗死后肩、臂不活动所致，发生于起病后数周，可持续数日至数周，现已极少见。

八、治疗

及时发现，及时住院，并加强住院前的就地处理。治疗原则是保护和维持心脏功能，尽快恢复梗死心肌的血液灌注（FMC后30min内开始溶栓或90min内开始介入治疗），防止梗死扩大，缩小心肌缺血范围，及时处理严重的心律失常和各种并发症，防止猝死，使患者不但能度过急性期，且康复后还能保持尽可能多的有功能的心肌。

（一）监护和一般治疗

（1）休息：急性期卧床休息，保持环境安静。减少探视，防止不良刺激，解除焦虑。

（2）监测：在 CCU 进行 ECG、血压和呼吸的监测，除颤仪应随时处于备用状态。对于严重泵衰竭者还需监测肺毛细血管楔压和静脉压。密切观察心律、心率、血压和心功能的变化，为适时采取治疗措施，避免猝死提供客观资料。

（3）吸氧：对有呼吸困难和血氧饱和度降低（＜ 90%）者，最初几日间断或持续通过鼻导管面罩吸氧。

（4）护理：急性期 12h 卧床休息，若无并发症，24h 内应鼓励病人在床上行肢体活动，若无低血压，第 3d 就可在病房内走动；梗死后第 4 ～ 5d，逐步增加活动直至每天 3 次步行 100 ～ 150m。饮食易消化并保持大便通畅。

（5）建立静脉通道，保持给药途径畅通。

（二）解除疼痛

1. 吗啡或哌替啶

吗啡 2 ～ 4mg 静脉注射或哌替啶 50 ～ 100mg 肌内注射，必要时 5 ～ 10min 后重复，可减轻病人交感神经过度兴奋和濒死感。需注意低血压和呼吸功能抑制的副作用。

2. 硝酸酯类药物

大多数 AMI 病人有应用硝酸酯类药物指征，而低血压、明显心动过缓或心动过速、RV 梗死、已知严重主动脉瓣狭窄或在过去 24 ～ 48h 内使用磷酸二酯酶 5 抑制剂的患者，不适合使用。

3. β 受体阻滞剂

β 受体阻滞剂可竞争性抑制循环中的儿茶酚胺对心肌的作用，通过减慢心率、降低血压和减弱心肌收缩力，降低心肌耗氧量及改善缺血区的氧供需失衡，减少心肌梗死面积，对减低 AMI 患者急性期病死率及改善远期预后有良好疗效；故在无该药禁忌证时，应在 24h 内尽早使用，从小剂量开始应用并逐渐增加至患者最大耐受剂量。

一般首选心脏选择性药物，从小剂量开始（相当于目标剂量的 1/4），逐渐递增，使静息心率降至 55 ～ 60 次/min。病人有剧烈的缺血性胸痛或伴血压显著升高且其他处理未能缓解时，也可静脉推注美托洛尔，每次 5mg；每次推注后观察 2 ～ 5min，如果心率＜ 60 次/min 或收缩压＜ 100mmHg，则停止给药，静脉注射总量可达 15mg；末次静脉注射后 15min，继续口服剂量维持。极短作用的静脉注射制剂艾司洛尔 50 ～ 200μg/（kg · min），可治疗有 β 受体阻滞剂相对禁忌证而又希望减慢心率的病人。

（三）抗血小板治疗

所有无阿司匹林禁忌证的患者均立即服用阿司匹林（负荷量 300mg，继以 75 ～ 100mg/d 长期维持），在阿司匹林基础上，联合应用一种 P2Y12 受体拮抗剂至少 12 个月，除非有极高出血风险等禁忌证，P2Y12 受体拮抗剂首选替格瑞洛（180mg 负荷量，以后 90mg/ 次，2 次 /d)；既往服用氯吡格雷的患者，在入院早期可换用替格瑞洛（剂量同上），除非存在替格瑞洛禁忌证，不能使用替格瑞洛的患者，应用氯吡格雷（300 ～ 600mg 负荷量，以后 75mg/ 次，1 次/d)；接受溶栓治疗的患者，应尽早在阿司匹林基础上联用替格瑞洛或氯吡格雷（年龄＞ 75 岁者，建议应用氯吡格雷，不用负荷量，75mg/次，1 次/d）。

（四）抗凝治疗

除非有禁忌，所有 STEMI 病人无论是否采用溶栓治疗，均应在抗血小板治疗的基础上常规联合抗凝治疗。如果患者在早期（4 ～ 48h 内）接受介入治疗，建议选用普通肝素或比伐卢定；经静脉溶栓治疗的患者，应接受普通肝素或低分子肝素抗凝治疗至少 48h（最多 8d 或至血运重建）。

（五）再灌注心肌治疗

起病 3 ～ 6h，最多在 12h 内开通闭塞的冠脉，使心肌得到再灌注，挽救濒临坏死的心肌或缩小心肌梗死的范围，减轻梗死后心肌重构，是 STEMI 最重要的治疗措施之一。

1. 经皮冠状动脉介入术

若病人在救护车上或无 PCI 能力的医院，但预计 120min 内可转运至有 PCI 条件的医院并完成 PCI，则首选直接 PCI 策略，力争在 90min 内完成再灌注；或病人在可行 PCI 的医院，则应力争在 60min 内完成再灌注。

（1）直接 PCI 适应证

① 症状发作 12h 以内并且有持续新发的 ST 段抬高或新发左束支传导阻滞的病人；

② 12 ～ 48h 内若病人仍有心肌缺血证据（仍然有胸痛和 ECG 变化）亦可尽早接受介入治疗。

（2）补救性 PCI：溶栓治疗后仍有明显胸痛，抬高的 ST 段无明显降低者，应尽快进行冠脉造影，如显示 TIMI0 ～Ⅱ级血流，说明相关动脉未再通，宜立即施行补救性 PCI。

（3）溶栓治疗再通者的 PCI：溶栓成功后有指征实施急诊血管造影，必要时进行梗死相关动脉血运重建治疗，可缓解重度残余狭窄导致的心肌缺血，降低再梗死的发生率；溶栓成功后稳定的病人，实施血管造影的最佳时机是 2 ～ 24h。

2. 溶栓疗法

如果预计直接 PCI 时间大于 120min，则首选溶栓策略，力争在 ECG 诊断明确后 10min 内给予病人溶栓药物。

（1）适应证

① 两个或两个以上相邻导联 ST 段抬高（胸导联≥ 0.2mV，肢导联≥ 0.1mV），或病史提示 AMI 伴左束支传导阻滞，起病时间＜ 12h，病人年龄＜ 75 岁；

② ST 段显著抬高的 MI 病人年龄＞ 75 岁，经慎重权衡利弊仍可考虑，但建议溶栓药物剂量减半；

③ STEMI 发病时间已达 12 ～ 24h，但如仍有进行性缺血性胸痛、广泛 ST 段抬高者也可考虑。

（2）禁忌证

① 既往发生过出血性脑卒中，6 个月内发生过缺血性脑卒中或脑血管事件；

② 中枢神经系统受损、颅内肿瘤或畸形；

③ 近期（2 ～ 4 周）有活动性内脏出血；

④ 未排除主动脉夹层；

⑤ 入院时严重且未控制的高血压（＞ 180/110mmHg）或慢性严重高血压病史；

⑥ 目前正在使用治疗剂量的抗凝药或已知有出血倾向；

⑦ 近期（2 ～ 4 周）创伤史，包括头部外伤、创伤性心肺复苏或较长时间（＞ 10min）的心肺复苏；

⑧ 近期（＜ 3 周）外科大手术；

⑨ 近期（＜ 2 周）曾有在不能压迫部位的大血管行穿刺术。

（3）溶栓药物的应用：临床应用的主要溶栓药物包括特异性纤溶酶原激活剂（阿替普酶、瑞替普酶、替奈普酶和重组人尿激酶原）和非特异性纤溶酶原激活剂（尿激酶等）两大类，前者的溶栓再通率高，更适合溶栓治疗使用，后者再通率较低，出血风险高，现已渐少用。

阿替普酶（rtPA）：用生理盐水稀释后静脉注射 15mg，后续 30min 内以 0.75mg/kg 静脉滴注（最多 50mg），随后 60min 内以 0.5mg/kg 静脉滴注（最多 35mg）。

瑞替普酶（rPA）：2 次静脉注射，每次 1000 万 U 缓慢静脉注射（2min 以上），间隔 30 分钟同等剂量重复给药一次。使用单独的静脉通路，不能与其他药物混合给药。

替奈普酶（rhTNK-tPA）：16mg/ 支，用注射用水 3mL 稀释后 5 ～ 10s 内静脉推注。

重组人尿激酶原（Pro-UK）：20mg 溶于 10mL 生理盐水，3min 内静脉推注，继以 30mg 溶于 90ml 生理盐水，30min 内静脉滴注。

尿激酶：150 万 U 溶于 100ml 生理盐水，30min 内静脉滴注

溶栓治疗成功（血管再通）的临床评估（间接判定指标）：

① 60 ～ 90min 内 ECG 抬高的 ST 段至少回落 50%；

② CK-MB 峰值提前至发病 12 ～ 14h 内；

③ 2h 内胸痛症状明显缓解；

④ 2 ～ 3h 内出现再灌注心律失常，如加速性室性自主心律、房室传导阻滞、束支传导阻滞突然改善或消失，或下壁心肌梗死患者出现一过性窦性心动过缓、窦房传导阻滞，伴或不伴低血压。

具备上述 4 项中的 2 项或 2 项以上者，考虑再通；但第③和④两项组合不能判定为再通。

3. 紧急冠状动脉旁路移植术（CABG）

紧急 CABG 也是再灌注治疗的一种手段，宜争取 6 ～ 8h 内施行紧急 CABG，但死亡率明显高于择期 CABG。紧急 CABG 指征如下：

① 溶栓治疗或 PCI 后仍有持续的或反复的缺血；

② 冠状动脉造影显示血管解剖特点不适合行 PCI；

③ 心肌梗死机械并发症如室间隔穿孔、乳头肌功能不全或断裂等。

第四章
消化系统急危重症

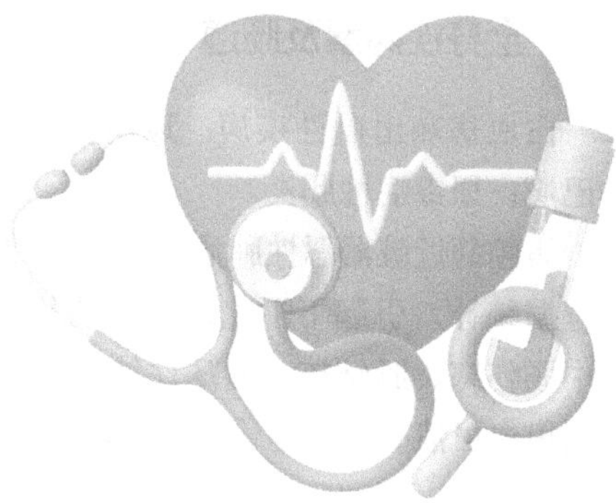

第一节　下消化道出血

下消化道出血（Lower gastrointestinal hemorrhage）的患病率虽不及上消化道出血高，但临床亦常发生。其中，小肠出血比大肠出血少见，但诊断较为困难。近年来由于检查手段增多及治疗技术的提高，下消化道出血的病因诊断率有了明显提高，急性大出血病死率亦有所下降。

一、病因

（一）肠道原发疾病

1. 肿瘤和息肉

恶性肿瘤有癌、类癌、淋巴瘤、平滑肌肉瘤、纤维肉瘤、神经纤维肉瘤等；良性肿瘤有平滑肌瘤、脂肪瘤、血管瘤、神经纤维瘤、囊性淋巴管瘤、黏液瘤等。这些肿瘤以癌最常见，多发生于大肠；其他肿瘤少见，多发生于小肠。

息肉多见于大肠，主要是腺瘤性息肉，还有幼年性息肉及幼年性息肉病变及Peutz-Jeghers综合征（又称黑斑息肉综合征）。

2. 炎症性病变

引起出血的感染性肠炎有肠结核、肠伤寒、菌痢及其他细菌性肠炎等；寄生虫感染有阿米巴、血吸虫、蓝氏贾第鞭毛虫所致的肠炎，由大量钩虫或鞭虫感染所引起的下消化道大出血国内亦有报道。非特异性肠炎有溃疡性结肠炎、克罗恩病、结肠非特异性孤立溃疡等。此外，还有抗生素相关性肠炎、坏死性小肠炎、缺血性肠炎、放射性肠炎等。

3. 血管病变

如血管瘤、毛细血管扩张症、血管畸形（其中结肠血管扩张常见于老年人，为后天获得，常位于盲肠和右半结肠，可发生大出血）、静脉曲张（注意门静脉高压症引起的罕见部位静脉曲张出血，可位于直肠、结肠和回肠末段）。

4. 肠壁结构性病变

如憩室（其中小肠Meckel憩室出血不少见）、肠重复畸形、肠气囊肿病（多见于高原居民）、肠套叠等。

5. 肛门病变

痔和肛裂。

（二）全身疾病累及肠道

白血病和出血性疾病；风湿性疾病如系统性红斑狼疮、结节性多动脉炎、Behcet 病等；淋巴瘤；尿毒症性肠炎。

腹腔邻近脏器恶性肿瘤浸润或脓肿破裂侵入肠腔可引起出血。

据统计，引起下消化道出血的最常见原因为大肠癌和大肠息肉，肠道炎症性病变次之，其中肠伤寒、肠结核、溃疡性结肠炎、克罗恩病和坏死性小肠炎有时可发生大量出血。不明原因出血虽然少见，但诊断困难，应予注意。

二、诊断

（一）除外上消化道出血

下消化道出血一般为血便或暗红色大便，不伴呕血。但出血量大的上消化道出血亦可表现为暗红色大便；高位小肠出血乃至右半结肠出血，如血在肠腔停留较久亦可呈柏油样。遇此类情况，应常规做胃镜检查除外上消化道出血。

（二）下消化道出血的定位及病因诊断

1. 病史

（1）年龄：老年患者以大肠癌、结肠血管扩张、缺血性肠炎多见。儿童以 Meckel 憩室、幼年性息肉、感染性肠炎、血液病多见。

（2）出血前病史：结核病、血吸虫病、腹部放疗史可引起相应的肠道疾病。动脉硬化、口服避孕药可引起缺血性肠炎。在血液病、风湿性疾病病程中发生的出血应考虑原发病引起的肠道出血。

（3）粪便颜色和性状：血色鲜红，附于粪便表面多为肛门、直肠、乙状结肠病变，便后滴血或喷血常为痔或肛裂。右侧结肠出血为暗红色或猪肝色，停留时间长可呈柏油样便。小肠出血与右侧结肠出血相似，但更易呈柏油样便。黏液脓血便多见于菌痢、溃疡性结肠炎，大肠癌特别是直肠、乙状结肠癌有时亦可出现黏液脓血便。

（4）伴随症状：伴有发热见于肠道炎症性病变，由全身性疾病如白血病、淋巴瘤、恶性组织细胞病及风湿性疾病引起的肠出血亦多伴发热。伴不完全性肠梗阻症状常见于克罗恩病、肠结核、肠套叠、大肠癌。上述情况往往伴有不同程度腹痛，而不伴有明显腹痛的多见于息肉、未引起肠梗阻的肿瘤、无合并感染的憩室和血管病变。

2. 体格检查

（1）皮肤黏膜检查：有无皮疹、紫癜、毛细血管扩张；浅表淋巴结有无肿大。

（2）腹部检查：要全面细致，特别注意腹部压痛及腹部包块。

（3）一定要常规检查肛门直肠，注意痔、肛裂、瘘管；直肠指检有无肿物。

3. 实验室检查

常规血、尿、粪便及生化检查，疑似伤寒者做血培养及肥达试验，疑似结核者做结核菌素试验，疑似全身性疾病者做相应检查。

4. 内镜及影像学检查

除某些急性感染性肠炎（如痢疾、伤寒、坏死性肠炎等）之外，绝大多数下消化道出血的定位及病因需依靠内镜和影像学检查确诊。

（1）结肠镜检查：是诊断大肠和回肠末段病变的首选检查方法。其优点是诊断敏感性高、可发现活动性出血、结合活检病理检查可判断病变性质。检查时应注意，如有可能，无论在何处发现病灶，均应将镜端送至回肠末段，称全结肠检查。

（2）X线钡剂造影：X线钡剂灌肠用于诊断大肠、回盲部及阑尾病变，一般主张进行双重气钡造影。其优点是基层医院已普及，患者较易接受。缺点是对较平坦病变、广泛而较轻炎症性病变容易漏诊，有时无法确定病变性质。因此对X线钡剂灌肠检查阴性的下消化道出血患者需进行结肠镜检查，已做结肠镜全结肠检查的患者一般不强调X线钡剂灌肠检查。

小肠X线钡剂造影是诊断小肠病变的重要方法。X线小肠钡餐检查又称全小肠钡剂造影（SBFT），通过口服钡剂分段观察小肠，该检查敏感性低、漏诊率相当高。小肠钡灌可一定程度提高诊断阳性率，但有一定难度，要求经口或鼻插管至近段小肠导入钡剂。

X线钡剂造影检查一般要求在大出血停止至少3d之后进行。

（3）放射性核素扫描或选择性腹腔动脉造影：必须在活动性出血时进行，主要用于内镜检查（特别是急诊内镜检查）和X线钡剂造影不能确定出血来源的不明原因出血。

放射性核素扫描是静脉推注用^{99m}锝标记的患者自体红细胞或胶体硫进行腹部扫描，出血速度＞0.1mL/min时，标记红细胞在出血部位溢出形成浓染区，由此可判断出血部位。该检查创伤小，但存在假阳性和定位错误，可作为初步出血定位。

对持续大出血患者则宜及时做选择性腹腔动脉造影，在出血量＞0.5mL/min时，可以发现造影剂在出血部位溢出，有比较准确的定位价值。对于某些血管病变如血管畸形和血管瘤、血管丰富的肿瘤具有定性价值。螺旋CT血管造影是一项新技术，可提高常规血管造影的诊断率。

（4）胶囊内镜或双气囊小肠镜检查：十二指肠降段以下小肠病变所致的消化道出血一直是传统检查的“盲区”。近年发明了胶囊内镜，患者吞服胶囊内镜后，内镜在胃肠道拍摄的图像通过无线电发送至体外接收器进行图像分析。该检查对小肠病变诊断阳性率在60%～70%。传统推进式小肠镜插入深度仅达幽门下50～150cm，近年发展起来的双气囊小肠镜具有插入深度好、诊断率高的特点，不但可以在直视下清晰观察病变，且可进行活检和治疗，因此已逐渐成为诊断小肠病变的重要手段。胶囊内镜或双气囊小肠镜检查适用于常规内镜检查和X线钡剂造影不能确定出血来源的不明原因出血，出血活动期或静止期均可进行，可视病情及医疗条件选用。

5. 手术探查

各种检查不能明确出血灶，持续大出血危及患者生命，必须手术探查。有些微小病变特别是血管病变，手术探查亦不易发现，此时可借助术中内镜检查帮助寻找出血灶。

（三）下消化道出血的诊断步骤

多数下消化道出血有明显血便，结合临床进行有必要的实验室检查，通过结肠镜全结肠检查，必要时配合X线小肠钡剂造影检查，确诊一般并不困难。

不明原因消化道出血（obscure gastrointestinal bleeding，OGIB）的诊断步骤：不明原因消化道出血是指常规消化道内镜检查（包括检查食管至十二指肠降段的胃镜及直肠至回肠末段的结肠镜检查）不能确定出血来源的持续或反复消化道出血。多为小肠出血（如小肠的肿瘤、Meckel憩室和血管病变等），虽然不多见（约占消化道出血的3%～5%），但却是消化道出血诊断的难点。在出血停止期，先行小肠钡剂检查；在出血活动期，应及时做放射性核素扫描或（及）选择性腹腔动脉造影；若上述检查结果阴性，则选择胶囊内镜或（及）双气囊小肠镜检查；出血不止危及生命者，行手术探查，探查时，可辅以术中内镜检查。

三、治疗

下消化道出血主要是病因治疗，大出血时应积极抢救。

（1）一般急救措施及补充血容量。

（2）止血治疗

① 凝血酶保留灌肠有时对左半结肠出血有效。

② 内镜下止血：急诊结肠镜检查如能发现出血病灶，可试行内镜下止血。

③ 血管活性药物应用：血管升压素、生长抑素静脉滴注可能有止血作用。如做动脉造影，可在造影完成后动脉输注血管升压素 0.1 ～ 0.4U/min，对右半结肠及小肠出血止血效果优于静脉给药。

④ 动脉栓塞治疗：对动脉造影后动脉输注血管升压素无效病例，可做超选择性插管，在出血灶注入栓塞剂。本法主要缺点是可能引起肠梗死，对于拟进行肠段手术切除的病例可作为暂时止血用。

⑤ 紧急手术治疗：经内科保守治疗仍出血不止危及生命，无论出血病变是否确诊，均是紧急手术的指征。

（3）病因治疗：针对不同病因，选择药物治疗、内镜治疗、择期外科手术治疗。

第二节　重症急性胰腺炎

急性胰腺炎是一种病情差异很大的疾病，从病情轻微、仅有上腹部疼痛，经抗炎、补液治疗 1 周可康复出院的轻症急性胰腺炎，到病情凶险、出现全身多器官功能衰竭、花费巨资治疗数月甚至病死的重症急性胰腺炎。

一、急性胰腺炎的诊断标准

急性胰腺炎的诊断须符合下列 3 项指标中的 2 项：①上腹部持续疼痛（疼痛发病急、较重，并常常向背部放射）；②血清脂肪酶或淀粉酶至少高于正常值上限的 3 倍；③增强 CT 显示有特征性急性胰腺炎表现。如果患者有持续上腹部疼痛而血清脂肪酶或淀粉酶不高于正常值上限的 3 倍或正常，则需要行增强 CT 检查以明确是否有急性胰腺炎；如果患者有上腹部疼痛并且血清脂肪酶或淀粉酶高于正常值上限的 3 倍，则可以诊断为急性胰腺炎，不需要在急诊室或病程早期行 CT 检查。

二、急性胰腺炎的种类

分为间质水肿性急性胰腺炎和坏死性急性胰腺炎两类。大部分患者为间质水肿型急性胰腺炎，增强 CT 显示胰腺实质均匀强化，有的患者有胰腺周围积液。这种类型的急性胰腺炎通常在 1 周内即可恢复。大约 5% ～ 10% 的急性胰腺炎为坏死性急性胰腺炎，胰腺实质和（或）

胰腺周围脂肪组织有坏死。胰腺实质和胰周组织从血供障碍到坏死有个演变过程，常常需要数天，这就是为什么早期 CT 常常不能判断有无胰腺和胰周组织坏死的存在。胰腺和胰周坏死组织既可能是无菌的，也可能被感染。大多数研究显示，胰腺和胰周组织坏死的程度与感染的发生率和症状的持续时间没有相关性。坏死感染很少发生在病程的第一周。感染性胰腺坏死的诊断主要是通过增强 CT、细针穿刺（FNA）。增强 CT 发现肠腔外胰腺或胰周组织内有气泡，FNA 抽吸物涂片染色、培养发现有细菌和（或）真菌，均可以诊断为感染性胰腺坏死。

三、急性胰腺炎病情严重程度的定义

急性胰腺炎分为轻症急性胰腺炎、中度重症急性胰腺炎、重症急性胰腺炎 3 种。

轻症急性胰腺炎是指既没有脏器功能障碍也没有局部和全身并发症，患者通常在早期就可以出院，不需要做 CT 检查，很少有病死。中度重症急性胰腺炎是指有一过性脏器功能障碍，或有局部并发症或有全身并发症，但没有持续性脏器功能障碍。中度重症急性胰腺炎可能不需要手术治疗就能治愈，也可能需要很长时间的专业治疗，但病死率较重症急性胰腺炎要低很多。重症急性胰腺炎是急性胰腺炎伴有脏器功能障碍，或出现坏死、脓肿或假性囊肿等局部并发症者，或两者兼有。常见腹部体征有上腹部明显的压痛、反跳痛、肌紧张、腹胀、肠鸣音减弱或消失等。可以有腹部包块，偶见腰肋部皮下瘀斑征（Grey-Tumer 征）和脐周或下腹皮下瘀斑征（Cullen 征）。可以并发一个或多个脏器功能障碍，也可伴有严重的代谢功能紊乱，包括低钙血症（血钙＜ 1.87mmol/L）。增强 CT 为诊断胰腺坏死的最有效方法，B 超及腹腔穿刺对诊断有一定帮助。APACHE Ⅱ评分≥ 8 分，BalthazarCT 分级系统≥Ⅱ级在重症急性胰腺炎患者中，凡在起病 72h 内经正规非手术治疗（包括充分液体复苏）仍出现脏器功能障碍者，可诊断为暴发性急性胰腺炎。暴发性急性胰腺炎病情凶险，非手术治疗常不能奏效，常继发腹腔间隔室综合征。

四、急性胰腺炎并发症

1. 脏器功能衰竭的定义

评估 3 个器官系统功能来评价脏器功能衰竭状况：呼吸系统、心血管系统、肾脏。脏器功能衰竭的定义为修订版的 Marsall 评分系统中 3 个器官系统任一器官功能评分≥ 2 分（表 4-1）。

表 4-1　判断器官功能衰竭的 Marshall 评分系统（修订版）

评分系统	评分				
	0 分	1 分	2 分	3 分	4 分
呼吸（PaO_2/ 吸氧浓度）	＞ 400	301 ～ 400	201 ～ 300	101 ～ 200	＜ 101
肾脏［血清肌酐 /（μmol/L）］	＜ 134	134 ～ 169	170 ～ 310	311 ～ 439	＞ 439
心血管［收缩压 /（mmHg）］	＞ 90	≤ 90	≤ 90	≤ 90	≤ 90
		液体复苏有效	液体复苏无效	pH ＜ 7.3	pH ＜ 7.2

2. 局部并发症的定义

急性胰腺炎的局部并发症主要有 4 个：急性胰周液体积聚、胰腺假性囊肿、急性坏死积聚、包裹性坏死，其他局部并发症还可能有胃排空功能不全（胃输出道梗阻）、脾静脉及门静脉栓塞、结肠坏死。

（1）急性胰周液体积聚：发生在急性间质水肿性胰腺炎早期阶段，在 CT 图像上可见均质的、无包膜的液体，大多数APFC可以被自发吸收，不需特殊处理，少数会发展为胰腺假性囊肿。

（2）胰腺假性囊肿：胰腺假性囊肿由急性胰周液体积聚而来，有完整的包膜，内容物无坏死组织等实体组织，如果有胰腺或胰周坏死组织，则称为包裹性坏死（WON）。从起病到假性囊肿形成一般至少需要4周时间。

（3）急性坏死积聚：在急性坏死性胰腺炎起病的前4周，胰腺或胰周坏死组织以及周围的积液，统称为急性坏死积聚。在急性胰腺炎起病的第1周，急性坏死积聚很难与急性胰周液体积聚鉴别，因为很难判断有无胰腺或胰周组织坏死，但1周后一旦确定有胰腺或胰周组织坏死，则应称为急性坏死积聚。

（4）包裹性坏死：急性坏死积聚经过炎症包裹形成有完整包膜的WON大约需要4周时间，包裹性坏死可能会继发感染。

3. 全身并发症的定义

患者先前已存在的伴发疾病，如冠心病、慢性阻塞性肺气肿等，因患急性胰腺炎而加重，称为全身并发症。

五、急性胰腺炎的分期

根据急性胰腺炎有2个死亡高峰期，分为2个有重叠的期间：早期和后期。早期多为病程的第一周，以后进入病程长达数周甚至数月的后期。

（1）早期：胰腺炎症所引起的细胞因子瀑布样级联反应，临床表现为全身炎症反应综合征（systemic inflammatory response syndrome，SIRS），如果SIRS持续存在，则可能发展为脏器功能衰竭。急性胰腺炎早期病情严重程度主要是由是否有脏器功能衰竭以及脏器功能衰竭的持续时间所决定。脏器功能衰竭分为一过性和持续性，一过性脏器功能衰竭是指脏器功能衰竭持续时间＜48h，持续性脏器功能衰竭是指脏器功能衰竭持续时间超过48h。如果脏器功能衰竭超过1个则称为多器官功能衰竭。

（2）后期：只有中度重症急性胰腺炎或重症急性胰腺炎才有后期，临床表现为急性胰腺炎的局部并发症和（或）全身并发症持续存在，所以急性胰腺炎后期的病情严重程度是由局部并发症和有无脏器功能障碍决定的。

重症急性胰腺炎无脏器功能障碍者为1级，伴有脏器功能障碍者为1级，其中72h内经充分的液体复苏，仍出现脏器功能障碍的1级重症急性胰腺炎患者属于暴发性急性胰腺炎。其全病程大体可以分为3期，但不是所有患者都有3期病程，有的只有第一期，有的有2期，有的有3期。①急性反应期：自发病至2周，可有休克、呼吸功能障碍、肾功能障碍和脑病等并发症。②全身感染期：发病2周～2个月，以全身细菌感染、深部真菌感染或双重感染为主要临床表现。③残余感染期：时间为发病2～3个月以后，主要临床表现为全身营养不良，存在后腹膜或腹腔内残腔，常常引流不畅，窦道经久不愈，伴有消化道瘘。

六、治疗方案

1. 急性反应期的处理

针对病因的治疗。

（1）胆源性急性胰腺炎：首先要鉴别有无胆管梗阻病变。凡伴有胆管梗阻者，一定要及时解除梗阻。首选做经纤维十二指肠镜下行Oddi括约肌切开取石及鼻胆管引流，或联合腹腔镜胆囊切除，或做开腹手术，包括胆囊切除、胆总管探查，明确胆总管下端有无阻塞。胰腺受累明显者，需要时可加做小网膜囊胰腺区引流。若无胆管梗阻者先行非手术治疗，待病情缓解后尽早进行进一步诊断和治疗。胆源性的病因有时很隐蔽，如胆管阻塞，需要通过密切的临床观察、肝功能化验和影像检查加以识别，对于非手术治疗不能奏效而又怀疑有胆管梗阻者，可以做 ERCP 以明确胆管病因，同时置管引流。

（2）高血脂性急性胰腺炎：近年来明显增多，因此入院时一定要询问有无高血脂、脂肪肝和家族性高血脂病史，以及是否应用可能升高血脂的药物，静脉抽血时注意血浆是否已呈乳糜状，需要早期监测血脂。甘油三酯＞ 11.3mmol/L 易发生急性胰腺炎，需要在短时间内降至 5.65mmol/L 以下。这类患者要限用脂肪乳剂，避免应用可能升高血脂的药物。药物治疗可以采用小剂量低分子肝素和胰岛素，主要是增加脂蛋白脂酶的活性，加速乳糜微粒的降解；快速降脂技术有血脂吸附和血浆置换。

（3）酒精性急性胰腺炎：针对酒精性急性胰腺炎的可能致病机制，强调减少胰液分泌、胃酸分泌，改善十二指肠酸化状态，强调缓解 Oddi 括约肌痉挛，改善胰液的引流状态。

（4）其他病因：对于其他能发现的病因，也要及时针对病因治疗，如高钙型急性胰腺炎大多与甲状旁腺功能亢进有关，需要做降钙治疗和相应的甲状旁腺手术。对于病因不明者，在按病程分期选择相应治疗的同时，仔细观察有无隐匿病因出现。

2. 非手术治疗

（1）液体复苏、维持水电解质平衡和加强监护治疗：由于胰周及腹膜后大量渗出，造成血容量丢失和血液浓缩，又由于毛细血管渗漏的存在，需要以动态监测 CVP 或 PWCP 作为指导，进行扩容，并要注意晶体胶体比例，减少组织间隙液体潴留。应注意观察尿量和腹内压的变化，同时注意维护机体的氧供和内脏功能监测。

（2）胰腺休息疗法：如禁食、胃肠减压、抑酸和抑酶治疗。

（3）预防性抗生素应用：主要针对肠源性革兰氏阴性杆菌易位，应采用能通过血胰屏障的抗生素，如喹诺酮类、头孢他啶、碳青霉烯类及甲硝唑等。

（4）镇静、解痉、止痛处理。

（5）中药：生大黄 15g，胃管内灌注或直肠内滴注，2 次 /d。中药皮硝全腹外敷，500g，2 次 /d。

（6）预防真菌感染：可采用氟康唑。

（7）营养支持：在内环境紊乱纠正后，在肠功能恢复前，可酌情选用肠外营养；一旦肠功能恢复，就要早期进行肠内营养，一定要采用鼻空肠管输注法，根据肠道功能状况，选用合适的配方、浓度和速度，一定要逐步加量，同时严密观察耐受反应。

3. 早期识别暴发性急性胰腺炎和腹腔间隔室综合征

在早期进行正规的非手术治疗包括充分液体复苏和去除病因治疗的同时，密切观察脏器功能变化，如果脏器功能障碍呈进行性加重，即可及时判断为暴发性急性胰腺炎，需要争取早期手术引流，若患者无手术条件，需要积极创造条件，包括应用机械通气改善机体氧供，应用血滤纠正内环境紊乱等。

腹腔内压（IAP）增加到一定程度，一般来讲，当 IAP ≥ 25cmH$_2$O（1cmH$_2$O=0.098kPa）时，就会引发脏器功能障碍，出现腹腔间隔室综合征（ACS）。本综合征常是暴发性急性胰腺炎的重要并发症及死亡原因之一。腹腔内压测定的简便、实用方法是经导尿管膀胱测压法，患者平卧，以耻骨联合作为 0 点，排空膀胱后，通过导尿管向膀胱内滴入 100mL 生理盐水，测得平衡时水柱的高度即为IAP。ACS的治疗原则是及时采用有效的措施缓解腹内压，方法包括腹腔内引流、腹膜后引流以及肠道内减压，需要酌情选用。

4. 治疗中出现坏死感染者应转手术治疗

在正规的非手术治疗过程中，若怀疑有感染时，则要做CT扫描，判断有困难时，可以在CT导引下做细针穿刺抽吸术，以判别胰腺坏死及胰外侵犯是否已有感染。对临床上出现明显脓毒综合征或腹膜刺激征者，或CT上出现气泡征者，细针穿刺抽吸物涂片找到细菌或真菌者，均可判为坏死感染，应立即转手术治疗。手术方法为胰腺感染坏死组织清除术及小网膜腔引流加灌洗，有胰外后腹膜腔侵犯者，应做相应腹膜后坏死组织清除及引流。对于有胆管感染者，加做胆总管引流。需做空肠营养性造瘘。必要时，切口部分敞开。

5. 全身感染期的治疗

（1）根据细菌培养及药敏试验，选择敏感的抗生素。

（2）结合临床征象做动态CT监测，明确感染灶所在部位。在急性炎症反应期过后，体温再度上升，或者高热不降，要怀疑坏死感染或胰腺脓肿的出现，要做CT扫描。患者出现明显脓毒症综合征，排除导管感染等因素，CT扫描见胰腺或胰周有坏死病灶或包裹性液性病灶存在，可以不依赖CT气泡征，或细针穿刺抽吸物涂片找到细菌或真菌，而做出坏死感染或胰腺脓肿的临床判断。对感染病灶进行积极的手术处理是控制感染的关键之一。对坏死感染，包括包裹性坏死感染，需要做坏死组织清除引流术，术后持续灌洗，有时需要再次清创；对胰腺脓肿可以采用手术引流或经皮穿刺引流，但要密切注意引流情况，若引流不满意，应及时做手术引流，对有胰外后腹膜腔侵犯者，应做相应腹膜后坏死组织清除及引流，或经腰侧做腹膜后引流。需做空肠营养性造瘘。

（3）警惕深部真菌感染，根据菌种选用抗真菌药物，如氟康唑或两性霉素B。

（4）注意有无导管相关性感染。

（5）继续加强全身支持治疗，维护脏器功能和内环境稳定。

（6）在病情尚未缓解时，继续采用空肠营养支持；饮食恢复一定要在病情缓解后逐步进行。

（7）如果出现消化道瘘，则需要根据瘘的类型采用相应的处理措施。十二指肠瘘可采用三腔管低负压持续灌洗引流，有自愈的可能；结肠瘘宜行近端失功能性造瘘以减轻胰周病灶的感染，后期行结肠造瘘还纳。

（8）如果术后出现创口出血，要区分是血管性出血、坏死感染出血，还是肉芽出血。对血管性出血需要通过手术止血，由于组织和血管往往较脆，可以用1/2弧的小圆针或者4～6个“0”损伤血管缝线缝扎止血；对坏死感染出血需要一边清除坏死组织，一边止血；肉芽出血无须手术处理。同时做好凝血机制的监测和纠正。

6. 残余感染期的治疗

（1）通过造影明确感染残腔的部位、范围及毗邻关系，注意有无胰瘘、胆瘘及消化道瘘的存在。

（2）继续强化全身支持疗法，加强营养支持，改善营养状况。如果存在上消化道功能不全或十二指肠瘘，则需要采用空肠内营养。

（3）及时做残腔扩创引流，对不同消化道瘘做相应的处理。

7. 局部并发症的治疗原则

（1）急性液体积聚：多会自行吸收，无须手术，也不必穿刺，使用中药皮硝外敷可加速吸收，500g 皮硝装在棉布袋内做腹部大面积外敷，每日更换 2 次。

（2）胰腺及胰周组织坏死：坏死感染，需做坏死组织清除术加局部灌洗引流；对无菌坏死原则上不做手术治疗，但是症状明显，加强治疗无效者应做手术处理；对于包裹性坏死感染，需要做坏死组织清除术加局部灌洗引流。

（3）急性胰腺假性囊肿：囊肿长径＜ 6cm，无症状，不做处理，随访观察，若出现症状、体积增大或继发感染则需要手术引流或经皮穿刺引流，如果穿刺引流不畅，则改行手术引流；囊肿＞ 6cm，经过 3 个月仍不吸收者做内引流术，术前可行 ERCP 检查，明确假性囊肿与主胰管的关系。对于因症状出现或体积增大，不能观察到 3 个月的患者，在做手术治疗的时候，可以根据术中情况决定是否做内引流，如果囊肿壁成熟，囊内无感染、无坏死组织，则可行内引流术，否则做外引流。

（4）胰腺脓肿：胰腺及胰外侵犯区临床及 CT 证实确有脓肿形成者，应立即做手术引流，或先做经皮穿刺引流，但引流效果不明显者应立即做手术引流。

第三节　肝衰竭

肝衰竭是由多种因素引起的严重肝脏损害，导致肝脏合成、解毒、代谢和生物转化功能严重障碍或失代偿，出现以黄疸、凝血功能障碍、肝肾综合征、肝性脑病及腹水等为主要表现的一组临床症候群。在我国引起成人肝衰竭的主要病因是肝炎病毒，尤其是乙型肝炎病毒（HBV），其次是药物及肝毒性物质（如酒精、化学制剂等）。

基于基础肝病病史、起病特点及病情进展速度，肝衰竭分为急性肝衰竭（ALF）、亚急性肝衰竭（SALF）、慢加急性（亚急性）肝衰竭［ACLF 或 SACLF］和慢性肝衰竭（CLF）。

一、病理学

肝衰竭发生时（CLF 除外），肝脏组织学可观察到大块坏死（坏死范围超过肝实质的 2/3）、亚大块坏死（约占肝实质的 1/2 ～ 2/3）、融合性坏死（相邻成片的肝细胞坏死）及桥接坏死（较广泛的融合性坏死，并破坏肝实质结构）。

（1）ALF：肝细胞呈一次性坏死，可呈大块或亚大块坏死，或桥接坏死，伴存活肝细胞严重变性，肝窦网状支架塌陷或部分塌陷。

（2）SALF：肝组织呈新旧不等的亚大块坏死或桥接坏死；较陈旧的坏死区网状纤维塌陷，或有胶原纤维沉积，残留肝细胞有程度不等的再生，并可见细、小胆管增生和胆汁淤积。

（3）ACLF 或 SACLF：在慢性肝病病理损伤的基础上，发生新旧程度不等的肝细胞亚大块坏死性病变，伴有汇管区周围的小胆管增生，有肝硬化基础的患者，部分硬化结节结构仍然存在。

（4）CLF：弥漫性肝脏纤维化，以及异常增生结节形成，可伴有分布不均的肝细胞坏死。

二、临床诊断

（一）ALF

无基础肝病病史，急性起病，4 周内出现Ⅱ级及以上肝性脑病（按Ⅳ级分类法划分）并有以下表现者：

（1）乏力厌食、腹胀、恶心及呕吐等严重消化道症状。

（2）凝血功能障碍，国际标准化比值（INR）≥ 1.5 或凝血酶原活动度（PTA）≤ 40%，并排除其他原因者。

（3）总胆红素（TBil）进行性升高。

（二）SALF

无基础肝病病史，起病较急，4 ～ 24 周出现以下表现者：

（1）乏力、厌食、腹胀、恶心及呕吐等严重消化道症状。

（2）严重黄疸，TBil ≥ 10× 正常值上限（ULN）或每日上升≥ 1mg/dL。

（3）凝血功能障碍，INR ≥ 1.5 或 PTA ≤ 40%，并排除其他原因者。

（4）腹水，伴或不伴肝性脑病。

（三）ACLF 或 SACLF

ACLF 是在慢性肝病（无论有无肝硬化）基础上，不同诱因导致的急性肝功能恶化，伴随肝脏和 / 或肝外器官衰竭，短期内高病死率的复杂临床综合征。基于中国人群特征的 COSSH 诊断标准，将 ACLF 划分为 1、2、3 三个等级。

（1）ACLF 1 级（早期）：肝衰竭（TBil ≥ 12mg/dL）合并 1.5 ≤ INR ＜ 2.5，或合并肾功能障碍（肌酐 1.5 ～ 1.9mg/dL），或合并Ⅰ～Ⅱ级肝性脑病。

（2）ACLF 2 级（中期）：出现 2 个器官衰竭（肝、肾、脑、凝血、呼吸和循环）。

（3）ACLF 3 级（晚期）：出现 3 个或 3 个以上器官衰竭（肝、肾、脑、凝血、呼吸和循环）。

（四）CLF

在肝硬化基础上，缓慢出现肝功能进行性减退和失代偿：

（1）血清 TBil 升高，常＜ 10×ULN。

（2）白蛋白明显降低。

（3）血小板计数明显下降，INR ≥ 1.5（或 PTA ≤ 40%），并排除其他原因者。

（4）有顽固性腹水或门静脉高压等表现。

（5）肝性脑病。

未到达 SALF 和 ACLF 诊断标准，但患者极度乏力，有严重的消化道症状、丙氨酸转氨酶（ALT）和 / 或天冬氨酸转氨酶（AST）大幅度升高，黄疸进行性加深（5 ≤ TBil ＜ 12mg/dL）或每日上升≥ 1mg/dL，有出血倾向，40% ＜ PTA ≤ 50%（INR ＜ 1.5），考虑肝衰竭前期，要提高警惕，须密切关注病情发展。

三、治疗

肝衰竭治疗原则：依据病情发展的不同时期，以支持、对症、抗病毒等内科综合治疗为基础，早期免疫控制，中、后期以预防并发症及免疫调节为主，辅以人工肝支持系统疗法，争取适当时期进行肝移植治疗。

（一）内科综合治疗

1. 一般支持治疗

患者应卧床休息，实施重症监护，密切观察病情，防止医院感染。饮食方面要避免油腻，宜清淡、易消化。由于重症肝炎患者食欲极差，肝脏合成能力低下，热量摄入不足，应给予以碳水化合物为主的营养支持治疗，以减少脂肪和蛋白质的分解。补液量约 1500 ～ 2000mL/d，注意出入量的平衡，尿量多时可适当多补。注意维持电解质及酸碱平衡。供给足量的白蛋白，尽可能减少饮食中的蛋白质，以控制肠内氨的来源，维持正氮平衡、血容量和胶体渗透压，减少脑水肿和腹水的发生。补充足量维生素 B、维生素 C 及维生素 K。输注新鲜血浆、白蛋白或免疫球蛋白以加强支持治疗。禁用对肝、肾有损害的药物。

2. 对症治疗

（1）抗炎护肝药物：推荐使用具有抗炎、抗氧化、解毒、利胆和肝细胞膜修复保护作用的药物，如异甘草酸镁、水飞蓟素、还原型谷胱甘肽、腺苷蛋氨酸和多烯磷脂酰胆碱等。

（2）微生态调节治疗：应用肠道微生态调节剂，如双歧杆菌、乳酸杆菌、戊糖片球菌等益生菌，乳果糖等益生元，以及益生菌和益生元组成的合生元，可改善肝衰竭肠道微生态，维持微生态平衡，减少继发感染，降低肝性脑病患者的血氨水平和改善心理测量测试，改善肝衰竭患者预后。粪便菌群移植（FMT）可快速重建健康、平衡的肠道微生态系统，恢复肠道功能，减少感染风险，改善肝功能，可作为一种治疗肝衰竭尤其是肝性脑病的新技术。

（3）免疫调节剂的应用：非病毒感染性肝衰竭，如自身免疫性肝炎、药物诱导的自身免疫性肝炎及急性酒精中毒（重症酒精性肝炎）等，可考虑肾上腺皮质激素治疗。

3. 抗病毒治疗

乙型肝炎肝衰竭患者应尽早使用核苷类药物抗病毒治疗，禁用干扰素。

（二）并发症的防治

1. 肝性脑病

（1）去除诱因，如严重感染、出血及电解质紊乱等。

（2）调整蛋白质摄入及营养支持。建议减少蛋白摄入，一般情况下蛋白质摄入量维持在 1.2 ～ 1.5g/（kg · d），Ⅲ级以上肝性脑病者蛋白质摄入量为 0.5 ～ 1.2g/（kg · d），在总蛋白摄入量不超过限制的前提下，可考虑用植物蛋白和乳蛋白替代动物蛋白。

（3）降低血氨。静脉用乙酰谷酰胺、谷氨酸钠、精氨酸、门冬氨酸钾镁有一定的降血氨作用。

（4）纠正假性神经递质可用左旋多巴，静脉滴注 0.2 ～ 0.6g/d；维持支链 / 芳香氨基酸平衡可用氨基酸制剂。

（5）治疗脑水肿。用 20% 甘露醇和呋塞米快速滴注，并注意水、电解质平衡。治疗肝性脑病的同时，应积极消除其诱因。

2. 上消化道出血

（1）推荐使用质子泵抑制剂。

（2）对确诊门静脉高压性出血的患者，应立即使用血管活性药物降低门静脉压力，首选特利加压素、生长抑素类似物或奥曲肽，持续治疗 3 ～ 5d。

（3）建议在发生出血后即开始抗菌药物预防性使用，降低感染发生率并改善出血，推荐使用头孢曲松或喹诺酮类药物。

（4）尽早开始扩容补液，恢复和维持血流动力学稳定，保证组织灌注，红细胞输注阈值为血红蛋白低于 70g/L，并维持 70 ～ 90g/L。

（5）在血流动力学恢复后，应尽早完善内镜治疗，行内镜下套扎、硬化剂注射或组织黏合剂治疗止血。

3. 继发感染

一旦出现感染征象，积极进行血液和体液的病原学检测，应首先根据经验选择抗感染药物，并及时根据病原学检测及药敏试验结果调整用药。在应用广谱抗感染药物、联合应用多个抗感染药物以及应用糖皮质激素类药物等治疗时，应注意防治继发真菌感染。出现真菌感染时，应用抗真菌药物。

4. 肝肾综合征

（1）特利加压素［1mg/（4 ～ 6h）］联合白蛋白（20 ～ 40g/d），治疗 3d，如血肌酐下降小于 25%，特利加压素可逐步增加至 2mg/4h。若有效，疗程为 7 ～ 14d。

（2）去甲肾上腺素（0.5 ～ 3.0mg/h）联合白蛋白（10 ～ 20g/d）对 1 型或 2 型肝肾综合征有与特利加压素类似的结果。

（三）非生物型人工肝支持治疗

非生物型人工肝支持系统主要有血浆置换、选择性血浆置换、血浆（血液）灌流、特异性胆红素吸附、血液滤过和血液透析等。主要清除患者血液中的毒性物质及补充生物活性物质，可使血胆红素下降，凝血酶原活动度升高。适应证如下：

（1）各种病因引起的 ALF、SALF 和 ACLF COSSH 分级 1 ～ 2 级（早、中期）的患者；COSSH 分级 3 级（晚期）的 ACLF 患者病情重、并发症多，应权衡利弊，慎重进行治疗，同时积极寻求肝移植机会。

（2）肝衰竭患者肝移植前等待肝源、肝移植术后排异反应及移植肝无功能、ABO 血型不合肝移植围手术期脱敏治疗的患者。

（四）肝移植

技术成熟，移植后的近期及远期存活率显著提高。在应用 NAs 充分抑制 HBV 复制的情况下，通过同种异体肝移植治疗肝衰竭能显著提高存活率。术后应用高效价乙型肝炎免疫球蛋白（HBIG）联合 NAs 可有效预防 HBV 再感染和乙型肝炎再发。适应证如下：

（1）对于 ALF、SALF 和 CLF 患者，MELD 评分是评估肝移植的主要参考指标，MELD 评分为 15 ～ 40 分是肝移植的最佳适应证。此外，超紧急状态患者享有供肝分配最高优先级。

（2）对于 ACLF，经过积极的内科综合治疗及人工肝治疗后 CLIF-C 分级为 2 ～ 3 级的患者，建议尽早行肝移植；AARC 评分中，ACLF Ⅰ～Ⅱ级治疗 1 周内评分无下降患者和 AARC ACLF Ⅲ级患者应优先行肝移植治疗。

（3）对于合并肝癌的肝衰竭患者，优先选择符合肿瘤无大血管侵犯及肝外转移，肿瘤累计直径≤ 8cm 或肿瘤累计直径＞ 8cm、术前甲胎蛋白（AFP）≤ 400ng/mL 且组织学分级为高 / 中分化。

（4）对于合并严重肾损伤或终末期肾病的肝衰竭患者可考虑肝肾联合移植。

第四节 肝性脑病

肝性脑病（hepatic encephalopathy）又称为肝昏迷或门体脑病（portal systemic encephalopathy）。它是指发生在严重肝脏疾病伴有肝功能失调或障碍，或各种原因导致的门静脉高压伴广泛门体分流的基础上出现的一系列中枢神经功能失调综合征，主要表现为意识障碍、行为异常和昏迷。

一、病因

引起肝性脑病的常见病因分为以下几种。

1. 急性肝功能衰竭

如各种暴发性、重症病毒性肝炎、药物性肝炎、化学药品（如四氯化碳）或毒蕈引起的中毒性肝炎，以及急性妊娠期脂肪肝等。

2. 慢性肝脏疾病伴肝功能不全

最常见的病因是各种病因所致的终末期慢性肝病，如终末期肝硬化、晚期肝癌、肝大部分切除术后等。

3. 各种原因引起的门静脉高压症或门体分流

如终末期肝硬化、布加综合征、经皮经肝门体静脉分流术（TIPS）后、外科门体分流手术等。

常见的诱因可归纳为三个方面：①增加氨等含氮物质及其他毒物的来源，如进食过量的蛋白质、消化道大出血、肾功能不全等。便秘也是不利的因素，使有毒物质排出减慢。②加重对肝细胞的损害，使肝功能进一步减退，例如手术、肝毒性药物使用不当、感染和缺氧等。③增加血-脑屏障的通透性或加重脑细胞对氨及其他毒物的敏感性，如止痛、镇静、麻醉药使用不当、缺氧等。

二、临床表现

肝性脑病主要表现为脑病、原发肝脏疾病或分流以及并发症等相关症状。

1. 脑病表现

肝性脑病主要表现为意识障碍、智力损害、神经肌肉功能障碍。根据症状、体征可分为四级（表 4-2）。症状可表现为性格、行为改变或异常，定向力和计算能力下降，昏睡、昏迷；神经系统体征表现为肌张力增强、腱反射亢进，可出现踝阵挛、扑翼样震颤。随着病情发展，可出现锥体束征。严重时有阵发性惊厥。晚期神经反射消失，全身呈弛缓状态。

表 4-2 肝性脑病的临床分级

级别	症状	体征	脑电图
Ⅰ	轻度性格、行为异常计算能力下降	－或±	－
Ⅱ	眨眼障碍、精神错乱、行为异常、定向力下降	＋	＋
Ⅲ	昏睡、严重精神错乱	＋	＋
Ⅳ	昏迷	＋	＋

肝性脑病如不及时治疗，尤其Ⅲ、Ⅳ级重度患者，神经损害常不可逆，症状、体征则持续存在。脑电图上可出现异常的δ波，两侧同时出现高电压的慢波。脑电图是一项较敏感的检查方法，但并不特异。

肝性脑病的起病、病程、表现因病因、诱因和病理基础不同而异。急性重型肝炎患者可在数日内进入昏迷，可不经过Ⅰ、Ⅱ级，预后差。肝硬化晚期消化道大出血或伴严重感染时，病情发展也很迅速。而门-腔吻合术后或门体侧支循环广泛形成时，可表现为慢性反复发作性木僵。

2. 肝病表现

主要表现为肝功能减退、衰竭，伴有门静脉高压症。前者常表现为消化道和全身症状，黄疸、肝臭、出血倾向等。门静脉高压症表现为门-体侧支循环形成和消化道出血、腹水，脾大、脾功能亢进。有些患者有门-体吻合术史。

3. 其他

包括其他各种基础疾病以及肝病的并发症的表现，后者如食管-胃底曲张静脉破裂出血、原发性腹膜炎、严重的电解质紊乱、肝肾综合征等。它们可以成为肝性脑病的诱因，或在肝性脑病中同时出现。

三、实验室和辅助检查

1. 血氨

在慢性肝脏疾病的基础上发生的肝性脑病和门体分流相关的肝性脑病多半有血氨升高，但急性肝衰竭的肝性脑病患者血氨可正常。

2. 脑电图

肝性脑病患者脑电图基本节律变慢，有散在θ波，但仍可见α波，随着意识障碍加深，可出现高波幅的δ波及三相波。对于轻微型肝性脑病和Ⅰ级肝性脑病患者脑电图改变特异性变化不强，诊断价值相对较小，但在排除其他可能原因，如低血糖、尿毒症、呼吸衰竭等后，仍具有一定的诊断意义。

3. 心理测试

使用各种心理智能测验以测试患者在认知或精确运动方面的细微改变。主要测试方法包括数字连接试验和成人智力量表，WCOG 工作小组推荐的主要有 4 种：NCT-A、NCT-B、数字-符号试验和木块图试验。另外，还有线追踪试验和系列打点试验等。这几种方法相对简便、易行、价廉，但单独应用时敏感性低，应至少采用两种或以上的方法，在分析结果时还要注意年龄、性别、职业、教育和文化程度差异的影响。其他的测试方法还有计算机辅助神经心理测试，如连续反应时间测定、扫描测验，以及选择反应时间等，这些方法操作简单，不需特殊训练，结果敏感可靠，不受年龄、职业和文化程度的影响。

4. 生理神经测试

主要是各种诱发电位的测定，常用的有视觉诱发电位、脑干听觉诱发电位、躯体感觉诱发电位和事件相关电位 P300。其中视觉诱发电位敏感性和特异性相对较低，可作为一种筛选方法；脑干听觉诱发电位比较可靠、客观、灵敏性和特异性相对较好，并且不受教育程度和年龄的影响；躯体感觉诱发电位是刺激出现后潜伏期在 300ms 左右的第一个正向波，是用听觉或视觉刺激引起的大脑皮质信号（听觉诱发电位或视觉诱发电位），对反映轻度认知功能障碍有较高的敏感度，但这些测试对肝性脑病的诊断及分级的价值尚待进一步研究和更精确评价，如应用计算机辅助技术分析平均优势频率及特殊节律强度等。

5. 影像学检查

（1）CT 检查：急性肝性脑病患者进行头部 CT 检查可发现脑水肿；慢性肝性脑病患者可有不同程度的脑萎缩，但其与症状的相关性有待进一步研究。

（2）MRI 检查：MRI 检查显示，80% 以上的肝性脑病患者有不同程度的脑萎缩，特别是额叶，45% 轻微型肝性脑病患者亦有脑萎缩。大多数肝硬化患者可出现双侧苍白球及壳核对称的 T 加权（T1-weighted image）信号增强，这些异常高信号可延至基底节区的其他结构和边缘系统或枕叶白质，这可能与顺磁性物质锰在基底神经节的沉积有关，门体分流及胆汁排泄障碍都会引起锰在脑内的异常沉积。有研究表明肝硬化等慢性肝病患者脑含水量增加。

（3）磁共振波谱分析：用质子（H1）MRS 检测慢性肝病患者能发现脑部的代谢改变，包括谷氨酸或谷氨酰胺增加、肌醇与胆碱减少，因而肌醇与肌酐的比值，胆碱与肌酐的比值降低；而谷氨酸或谷氨酰胺与肌酐的比值增加，但 MRS 与肝性脑病的分级相关性不明显。

（4）正电子发射断层成像：采用不同的示踪剂可反映脑内不同的生理生化过程，以 $^{15}O\text{-}H_2O$ 可用来评价脑组织的血流灌注情况。急性肝性脑病时，脑血流量增加；慢性肝性脑病时，脑血流量普遍减低，尤其是额叶、颞叶、顶叶和枕叶等，降低水平与认知障碍程度相关。^{13}N 可用来测定氨代谢，肝硬化患者脑内氨代谢率增高，血-脑屏障对氨的通透性增加。

（5）临界视觉闪烁频率检测：测定患者视觉功能的变化，判定视网膜胶质细胞的病变，间接反映大脑胶质星形细胞肿胀和神经传导功能障碍，是发现和监测轻微型肝性脑病的一项敏感、简单而可靠的指标，并可对症状性肝性脑病进行定量诊断。

四、诊断

肝性脑病的诊断缺乏金标准，很难说某种临床表现或某项实验室检查能确诊肝性脑病。所以，肝性脑病的诊断是基于进展性肝病或门体分流的基础，有中枢神经系统异常的表现，并排除其他引起类似神经异常的各种病因而做出的。

肝性脑病的完整的诊断程序包括：①什么情况下应该考虑是否有肝性脑病（即诊断线索）。②明确是否为肝性脑病（即诊断依据和鉴别诊断）。③明确肝性脑病的临床分级、急性或慢性肝性脑病的类型。④进一步调查了解肝性脑病的诱因和肝病的病因，评估肝脏和其他脏器的功能状态。

1. 肝性脑病的诊断因素

首先要确定有无脑病存在的可能，临床上对于有以下线索者，宜进一步仔细了解患者近期的表现，详细体检，结合其他检查，以明确是否有肝性脑病的存在。

（1）有较长的肝硬化病史，尤其是肝硬化失代偿期患者出现上消化道大出血、自发性腹膜炎等并发症。

（2）各种原因所致的急慢性肝功能衰竭者。

（3）各种原因的门静脉高压症或门体分流者，如 TIPS 术后或外科门体分流术后。

（4）不明原因出现性格行为异常、意识障碍或精神异常，以及神经肌肉的异常表现，尤其是有慢性肝脏病史、肝功能明显改变或肝硬化失代偿表现者。

对于有怀疑的患者，则要进一步检查以明确诊断。

2. 肝性脑病的诊断依据

肝性脑病的诊断包括两方面：①支持肝性脑病的依据。②同时还应该排除其他疾病。

肝性脑病的主要诊断依据为：①严重肝病或广泛门体侧支循环病史，这是确诊的必要条件。②出现中枢神经功能紊乱的表现，如行为性格异常，精神紊乱、昏睡或昏迷，可有神经体征如扑翼样震颤、腱反射亢进、肌张力、踝阵挛、锥体束征的改变等；但值得注意的是，一些轻微型患者的中枢神经功能紊乱的表现轻微而不典型，易被忽视。③肝性脑病的诱因。④明显肝功能严重失调或障碍的临床表现和实验室检查异常，或血氨增高。在进行相关辅助检查并排除其他导致精神症状的疾病后，就可诊断。扑翼（击）样震颤和典型的脑电图改变有重要参考价值。对肝硬化患者进行数字连接试验和心理智能测验可发现轻微肝性脑病。

以精神症状为唯一突出表现的肝性脑病易被误诊为精神病，因此凡遇精神错乱患者，应警惕肝性脑病的可能性。另外，某些疾病可能伴有颅内病变，酒精性肝病常伴酒精性脑病，此时宜仔细询问病史，结合体格检查和实验室辅助检查手段加以鉴别。肝性脑病还应与可引起昏迷的其他疾病相鉴别，尤其是某些肝脏疾病患者合并有其他疾病或用药的情况下，如糖尿病、低血糖、尿毒症、脑血管意外、脑部感染和镇静药过量等，若出现嗜睡或昏迷的情况，应进一步追问现病史和既往病史，检查有无肝脏疾病的相关体征、神经系统定位体征，结合肝功能、血氨、脑电图等将有助于诊断与鉴别诊断。

该病的诊断在符合肝性脑病的诊断依据的基础上，排除其他相关的情况，可明确诊断。

3. 临床分型

根据 2003 年世界消化病学大会（World Congress of Gastroenterology，WCOG）工作小组出台的《肝性脑病的定义、命名、诊断及定量》，建议将肝性脑病分为三型。

（1）A 型：急性肝衰竭相关的肝性脑病。

（2）B 型：门体分流相关的肝性脑病，无肝细胞实质性病变。

（3）C 型：肝硬化、门静脉高压或门体分流相关的肝性脑病，是发生在慢性肝病、肝硬化基础上的肝性脑病。根据肝性脑病的不同表现、持续时间和特性，C 型又可分为以下 3 个亚型。

① C1 发作性肝性脑病：在慢性肝病的基础上短时间内出现意识障碍或认知改变，不能用先前存在的有关精神失常来解释，可在短期内自行缓解或在药物治疗后缓解。发作性肝性脑病根据有无诱因又可分为：

C1-1 诱因型：有明确的、可追踪的诱发因素，如上消化道出血、大量排钾利尿、脱水、大量腹水、高蛋白饮食、使用镇静催眠药或麻醉药等精神类药物、便秘、尿毒症、外科手术、感染以及电解质紊乱（高血钾、低血钾或低血钠和酸碱平衡失调等）。

C1-2 自发型：无明确的诱发因素。

C1-3 复发型：指 1 年内有一次或一次以上肝性脑病发作。

② C2 持续性肝性脑病：在慢性肝病的基础上出现持续性的神经精神异常，包括认知功能下降、意识障碍、昏迷甚至死亡。根据患者自制力和自律性受损的严重程度可进一步分为：

C2-1 轻型：即肝性脑病Ⅰ级（West haven method）。

C2-2 重型：即肝性脑病Ⅱ～Ⅳ级（West haven method）。

C2-3 治疗依赖型：经药物治疗可迅速缓解，若间断治疗，症状又会加重。

③ C3 轻微肝性脑病：以前曾称为亚临床肝性脑病（subclinical hepatic encephalopathy，SHE），是指某些慢性肝病患者无明显症状性肝性脑病（发作性肝性脑病或持续性肝性脑病）的临床表现和生化异常，但精细的智力试验或神经电生理检查可见智力、神经精神的异常而诊断的肝性脑病。患者虽无肝性脑病的临床表现，但操作能力和应急反应能力减低，在从事

高空作业、机械或驾驶等工作时容易发生意外。由于亚临床肝性脑病这个词有一定的误导性，易被误认为亚临床型肝性脑病发病机制独立于肝性脑病之外或临床意义不大，近年来逐渐改称为轻微肝性脑病，以强调其作为肝性脑病发展过程中的一个特殊阶段。

4. West Haven 精神分级

根据患者意识、智力和行为改变，West Haven 标准将肝性脑病分为Ⅰ～Ⅳ级：

Ⅰ级：轻微的意识不清、欣快或焦虑、注意力集中时间缩短、数字加减计算能力减退。

Ⅱ级：嗜睡，定向力和计算力轻度失常、人格改变、行为失常。

Ⅲ级：嗜睡至半昏迷，但可唤醒应答，神志不清，定向力障碍。

Ⅳ级：昏迷，对言语刺激或强烈刺激无反应。

对 West Haven Ⅲ级和Ⅳ级患者，还可采用 Glasgow 昏迷分级以减少测试主观性，主要测试睁眼反应、语言行动反应、运动反应及神经障碍定量。

五、治疗

（一）治疗原则

肝性脑病的治疗应全面考虑、综合治疗，不同病因、不同病情、不同类型肝性脑病治疗可能有所不同。对 A 型肝性脑病患者，宜采取综合治疗措施（如抗病毒治疗、促进肝细胞再生、支持对症治疗等）治疗急性肝衰竭；对 B 型或 C 型某些与门体分流相关的自发性肝性脑病患者，临床上可用介入治疗技术（如金属圈、气囊、油剂、无水乙醇）或手术阻断门体侧支循环，以降低肝性脑病的复发率。C 型肝性脑病患者应尽快行肝移植，包括原位肝移植和肝细胞移植。目前的外科和免疫抑制技术的发展使肝移植得以广泛开展，因此，对于有适应证的患者，肝移植是肝性脑病的最理想和最根本的治疗手段。

（二）轻微型肝性脑病的预防和治疗

要增强对轻微型肝性脑病重要性的认识，对高危人群及早进行筛查，早期预防和治疗。对从事潜在危险性工作的轻微型肝性脑病患者进行教育，治疗上可采用乳果糖、口服非吸收抗菌药长程维持治疗，也有口服 L-鸟氨酸-L-天门冬氨酸（OA）的报道，可以起到改善神经心理测验结果和生活质量以及降低临床型肝性脑病发病率的作用，但由于上述药物治疗轻微型肝性脑病的研究均是小样本、短疗程的研究，因此，其效果宜从循证医学角度看尚需通过大样本、随机对照临床研究来证实。

（三）临床型肝性脑病的治疗

1. 严密观察病情变化

肝性脑病常发生于严重或终末期肝脏疾病，病情重，死亡率高，故宜严密观察病情变化，包括生命体征、神志、尿量、血清生化、肝功能、血氨、凝血功能等。

2. 去除诱因

多数肝性脑病的发生有明确的诱因，控制或消除这些诱因常可有效地逆转肝性脑病的发展。例如肝功能失调或障碍时，宜严格控制肠道内蛋白质的摄入；防治便秘；维持水、电解质和酸碱平衡；食管曲张静脉破裂大出血后常出现肝性脑病，应积极止血、清除肠道积血、纠正贫血、避免输库存血等可以预防肝性脑病的发生。合并感染时，肝功能恶化，可促发肝性脑病，应尽早发现并给予抗生素治疗。值得重视的是，严重肝脏疾病时，感染的发生率较高，其临床表现可很不典型，且容易被原发病所掩盖，故要警惕。对躁动的患者，主要是治疗肝性脑病，应慎用镇静剂，尤其是苯巴比妥类药物，以免加重病情。

3. 营养支持治疗、改善肝细胞功能

肝性脑病患者往往食欲缺乏，或已处于昏迷状态，进食少，甚至不能进食，仅靠一般的静脉输液远远不能满足机体的需要。

（1）饮食：每日热量＜ 6000 ～ 8000kJ，应以碳水化合物为主，每日葡萄糖总量可达 300 ～ 400g；蛋白质摄入的控制取决于病情轻重和基础病，肝性脑病发作时，严格控制肠道内蛋白质摄入（可经静脉适当补给蛋白质，尤其是急性肝功能衰竭诱发的肝性脑病），但禁食蛋白质食物不宜过长时间（＜ 4d）；待病情改善后，每日经胃肠道摄入蛋白质量宜控制在 1 ～ 1.5g/（kg・d），选择植物蛋白质和奶制品蛋白质为佳，因其有较高的产热量和提供食物纤维，有利于胃肠正常菌群和酸化肠道。可少量多次鼻饲或必要时辅以经中心静脉予肠道外营养。

（2）维持水、电解质和酸碱平衡：记录每日液体出入量，定期查血钾、钠、氯、二氧化碳结合力、血尿素氮、血细胞比容、尿钾、尿钠等。每日入液量应量出为入，一般为 2000mL 左右，不宜超过 2500mL。有腹水、水肿、脑水肿者，应减少液量，并限钠，氯化钠量＜ 3 ～ 5g/d。如水潴留和低血钠同时存在，多为稀释性低钠血症，应同时限制水，不主张补给高钠液体。但重度缺钠时，水中毒对机体造成威胁，尤其是可能出现脑水肿时，可酌情补给适量高渗盐水，同时严格限水（700 ～ 1000mL/d）。血钠水平纠正到 120mmol/L 以上即为安全范围。此外，透析治疗可用于纠正严重的低钠血症，以去除过多的水。对缺钠性低钠血症、低钾血症，以补钾为主，补钠为辅。进食困难者，要静脉补钾，每日给氯化钾 3g，低钾性碱中毒时，补钾量还要增加。如伴有低镁血症，也应予以补镁。

肝性脑病患者如出现肝肾综合征时，预后很差。要注意有无引起急性肾前性肾衰竭的各种因素。可试给右旋糖酐 40、白蛋白扩容，并在此基础上，再给多巴胺以增加肾小球灌注，然后静注 100 ～ 200mg 呋塞米。应严格限制入液量（1000 ～ 1500mL/d，或以前 1 天尿量加上 1000mL 为当日输液总量）。也有主张应用血透或腹膜透析，但疗效较差。

（3）维生素和能量合剂：宜给予各种维生素，如维生素 B、维生素 C、维生素 K，此外还有维生素 A、维生素 D、叶酸。有人认为不宜给维生素 B_6，因为它促使周围神经的多巴转变成多巴胺，影响多巴进入脑部，因而减少中枢神经系统内神经递质的形成。此外，可给 ATP 20mg，1 ～ 2 次 /d，肌内注射或静脉滴注；辅酶 A 50U，1 ～ 2 次 /d，肌内注射或静脉滴注。可酌情补充锌剂。

（4）加强支持治疗：胃肠道大出血或腹水引起肝性脑病时，可输注血、血浆及白蛋白以维持胶体渗透压。补充白蛋白对肝细胞的修复和提高机体抵抗力也有利。

4. 降低血氨的浓度或拮抗氨及其他有害物质，改善脑细胞功能

（1）减少肠道内氨及其他有害物质的生成和吸收：清洁肠道，口服缓泻剂，如乳果糖、乳梨醇、20% 甘露醇、50% 硫酸镁及大黄等，维持稀软大便 2 ～ 4 次 /d（不能口服或意识障碍时进行净化灌肠），使肠内保持酸性环境，减少氨的吸收（其中乳果糖口服或灌肠是目前国内外认为最有效的治疗）。

① 导泻或灌肠：清除肠道内积食或积血，减少氨、含氮物质及其他有害物质的来源，是

一重要的辅助治疗。如无上消化道出血，可口服 50% 硫酸镁 40mL 导泻。肝硬化患者上消化道大出血后合并肝性脑病时，口服 20% 甘露醇 100 ～ 200mL，能使血 NH_3 和氨基酸浓度迅速下降。

② 不吸收的双糖

a. 乳果糖：乳果糖是人工合成的双糖（半乳糖和果糖），人类小肠细胞的微绒毛无分解乳果糖的双糖酶，所以乳果糖不被小肠吸收。起效的初始部位在结肠，乳果糖被结肠菌丛酵解，能增加大便次数，从而减少肠道谷氨酰胺转化成氨或 α- 酮戊二酸的能力，从而减少氨负荷，降低血氨水平。乳果糖有糖浆剂和粉剂，30 ～ 100mL/d 或 30 ～ 100g，分 3 次口服，宜从小剂量开始，调节至 2 ～ 3 次 /d 软便，粪便 pH 值为 5 ～ 6。有研究显示，乳果糖减少肠道需氧菌数量，降低粪便 pH 值，降低血氨浓度，能有效改善肝性脑病患者的心理智能测试结果。有学者建议对 TIPS 术后患者和门静脉高压的肝硬化患者预防性地常规应用乳果糖。但近年来，对乳果糖治疗肝性脑病的疗效有一定的争议。另外，乳果糖引起腹胀等不良反应有不少报道。

b. 乳梨醇：乳梨醇是乳果糖的衍生物，作用机制与乳果糖相似，口服更易被吸收。应用乳梨醇后厌氧菌和乳酸杆菌占肠道细菌总量的比值增加，产氨的细菌和需氧菌占肠道细菌总量的比值减少，同时，肠道 pH 下降，排便次数增加，大便多为软便，患者血氨浓度下降，精神状态改善，扑翼样震颤减轻，且因乳梨醇的口感更好，不良反应更少，易于携带，故更易耐受。剂量应遵从个体化，以保持每日 2 次为宜。

③ 口服抗生素：口服一些不吸收的抗生素被认为是一种与不吸收双糖制剂一样有效的治疗肝性脑病的措施。口服新霉素、卡那霉素、庆大霉素、甲硝唑或替硝唑、氟喹诺酮类、利福昔明等曾被应用于肝性脑病的治疗，以减少细菌对蛋白质的分解，从而减少氨和内毒素的产生（但这些药物都有一定的不良反应，有可能造成菌群失调），也可使用乳酸杆菌、双歧杆菌等肠道有益活菌制剂，抑制肠道有害菌群的繁殖，减少氨的生成，但新霉素等氨基糖苷类药物由于其潜在的肾脏毒性已渐渐被弃用；而甲硝唑引起的胃肠道反应大，近年来临床应用越来越少。近年来，喹诺酮类药物防治肝性脑病的报道越来越多。利福昔明是利福霉素的衍生物，抑制细菌 RNA 的合成。口服给药实际上不吸收，仅作用于胃肠道局部。临床试验证明利福昔明治疗肝性脑病至少与乳果糖和新霉素作用同样有效，同时耐受性更好。在不耐受新霉素和肾功能损害的患者，利福昔明是首选的抗生素。有研究发现，利福昔明联合乳果糖治疗肝性脑病更能有效控制患者症状、体征，且耐受性良好，无不良反应发生。在减少产氨菌群方面，两药合用有协同作用。在需接受长时间治疗的肝性脑病患者，利福昔明和双糖联合使用因其有效性和耐受性良好应首先考虑。

④ 其他：如粪肠球菌（SF68），SF68 是通过发酵乳酸而产生的一种尿素酶阴性的细菌，对几种肠道抗生素均耐药。它能抑制其他肠道细菌的繁殖。有研究发现 SF68 对慢性肝性脑病患者的治疗至少与乳果糖同样有效，且无不良反应，治疗中断 2 周也不会失去其有效作用。

（2）增加氨等毒性物质的排除

① L-鸟氨酸-L-天门冬氨酸（OA）：OA 通过刺激谷氨酰胺合成而降氨。OA 是安全、有效的治疗肝硬化伴肝性脑病患者的药物。口服 OA 是安全、耐受良好的治疗肝性脑病的药物。OA 在临床上开始应用，初步证实是安全有效的，OA 中的鸟氨酸为鸟氨酸循环的底物，并能增加氨基甲酰磷酸合成酶的活性，天冬氨酸能促进谷氨酰胺的形成，从而达到促进氨的转化与尿素合成的目的，降低血氨水平，减轻脑水肿（这是目前认为较为有效的可以降低血氨的

静脉用药物)。

② 苯甲酸盐:苯甲酸盐与氨结合后以马尿酸盐的形式排泄而使血氨下降。但其疗效尚有待进一步研究。临床上常用的有谷氨酸钠、谷氨酸钾、门冬氨酸钾镁及盐酸精氨酸等。但均为经验用药,其确切疗效仍有争议(谷氨酸钠与谷氨酸钾可与氨结合形成谷氨酰胺,但可导致或加重碱中毒,并且在腹水、少尿和水肿时限制了钾盐和钠盐的使用)。盐酸精氨酸在理论上可促进鸟氨酸循环,但对于A型肝性脑病患者,由于肝衰竭时缺乏鸟氨酸氨基甲酰转移酶和精氨酸酶而导致效果较差;B型疗效可能较好(因精氨酸为酸性,适用于有碱中毒者)。

③ 其他:如补充锌,动物实验证实脑中锌含量下降与肝性脑病的神经抑制有关,肝性脑病患者在限制蛋白质摄入的同时也限制了锌的摄入,蔬菜又阻碍了锌的吸收,而尿素循环中有两种酶依赖锌,故理论上认为给乙酸锌可改善症状。但在两项大样本研究中,发现口服锌(200mg,3次/d)能提高血浆锌浓度,但不能改善PSE指数。L-卡尼汀(L-Carnitine)能显著降低血液和脑内的氨水平,对氨中毒导致的肝性脑病有明显的保护作用,故有人试用于各型肝性脑病的治疗。

5. 基于假性神经递质的治疗

主要使用支链氨基酸。有研究显示,支链氨基酸治疗肝性脑病,可能有助于患者的症状、体征好转,摄入足量富含支链氨基酸的混合液对恢复患者的正氮平衡是有效和安全的。但支链氨基酸用于预防和治疗慢性肝性脑病,在权威著作上意见分歧。目前临床上支链氨基酸预防和治疗肝性脑病,仅用于不耐受蛋白质的进展期肝硬化患者。

6. 基于假性神经递质和"GABA/BZ符合受体"假说的治疗

针对假性神经递质学说和GABA/BZ复合受体学说,许多研究者进行了相关的探索,如左旋多巴、多巴胺受体激动剂——溴隐亭、苯二氮䓬受体拮抗剂——氟马西尼、阿片受体拮抗剂——纳洛酮等,但实际疗效差异,评价不一,临床工作中不作常规推荐。氟马西尼对70%的肝性脑病患者可产生短暂而明显的改善,氟马西尼口服吸收达高峰浓度需20～90min,静脉应用20min遍布全身,因起效快,排泄快,故多用静脉注射。氟马西尼不是对所有肝性脑病有效,可能同时存在颅内压升高、脑水肿、低氧、低血糖;肝衰竭终末期或某些物质,并非苯二氮䓬类与肝性脑病发生有关,或存在其他苯二氮䓬受体的配体。

7. 防治并发症

防治脑水肿,积极治疗原发疾病。

8. 人工肝支持系统

包括机械人工肝支持系统和生物人工肝支持系统。后者尚处于实验研究阶段。临床上常用的机械人工肝支持系统包括血浆置换、血液透析、血液灌流、分子吸附再循环系统等,主要用于A型肝性脑病患者,主要是通过清除血液中的氨和其他毒性物质,并可补充蛋白质及凝血因子,纠正水电解质紊乱及酸碱平衡失调。实际工作中要针对患者的具体情况,选择不同的方法,以达到最佳效果。其疗效有待进一步验证。

9. 肝移植和肝细胞移植

肝性脑病常发生于终末期肝脏疾病或严重肝功能衰竭患者,肝移植和肝细胞移植是最终治疗肝性脑病的重要而且非常有效的治疗手段,尤其对于终末期肝脏疾病,有条件的应尽快行肝移植或肝细胞移植。

10. 门体分流栓塞术

主要用于门体分流性肝性脑病的治疗。门体分流栓塞术常用的途径有经皮逆行经腔静脉栓塞术、经皮经肝门静脉栓塞术。栓塞材料可为不锈钢螺栓或乳胶气囊。研究发现，栓塞术后分流消失且血氨下降、脑电图改善者未再发生肝性脑病。门体分流栓塞术的并发症有发热、一过性胸腔积液、腹水和轻微的食管静脉曲张，对于轻微的食管静脉曲张无严重后果不需治疗。另有学者提出，TIPS 术后患者用乳胶气囊能栓塞分流，并改善脑病的症状、体征。然而，患者依然有发生门静脉高压并发症的危险。

第五节　急性重症胆管炎

急性重症胆管炎（ACST）过去称为“急性梗阻性化脓性胆管炎”（AOSC），是由于胆管梗阻和细菌感染，导致胆管内压升高，肝脏胆-血屏障受损，大量细菌和毒素进入血液循环，造成以肝胆系统病损为主，合并多器官损害的全身严重感染性疾病，是急性胆管炎的严重形式。

一、病因与发病机制

（一）胆管内细菌感染

正常人胆汁中无细菌。当胆管系统发生病变（如结石、蛔虫、狭窄、肿瘤和胆管造影等）时，可引起胆汁含菌数剧增，并且细菌在胆管内过度繁殖，形成持续菌胆症。细菌的种类绝大多数为肠源性细菌，以需氧革兰氏阴性杆菌阳性率最高，其中以大肠埃希菌最为多见，也可见副大肠埃希菌、产气杆菌、铜绿假单胞菌、变形杆菌和克雷伯杆菌等。需氧和厌氧多菌种混合感染是 ACST 的细菌学特点，细菌产生大量强毒性毒素是引起 ACST 全身严重感染综合征、休克和多器官衰竭的重要原因。

（二）胆管梗阻和胆压升高

导致胆管梗阻的原因有多种，常见的病因依次为结石、寄生虫感染（蛔虫、中华分支睾吸虫）纤维性狭窄，较少见的梗阻病因有胆肠吻合术后吻合口狭窄，医源性胆管损伤狭窄、先天性肝内外胆管囊性扩张症、先天性胰胆管汇合畸形、十二指肠乳头旁憩室、原发性硬化性胆管炎、各种胆管器械检查操作等。胆管梗阻所致的管内高压是 ACST 发生、发展和恶化的首要因素。

（三）内毒素血症和细胞因子的作用

内毒素是革兰氏阴性菌细胞壁上的一种脂多糖成分，其毒性体现在类脂 A 上。内毒素具有复杂的生理活性，在 ACST 的发病机制中发挥着重要的作用。

（四）高胆红素血症

当胆管压力超过 3.43kPa（25.7mmHg）时，肝毛细胆管上皮细胞会坏死、破裂，胆汁经肝窦或淋巴管逆流入血（即胆小管静脉反流），胆汁内结合和非结合胆红素大量进入血液循环，引起以结合胆红素升高为主要表现的高胆红素血症。

（五）机体应答反应

1. 机体应答反应异常

各种损伤可触发体内多种内源性介质反应，其在脓毒症和多器官功能障碍的发病中所起的介导作用也非常重要。

2. 免疫防御功能减弱

本病所造成的全身和局部免疫防御系统的损害是感染恶化的重要影响因素。

二、分型

（一）病理分型

1. 胆总管梗阻型胆管炎

本型主要由于胆总管的梗阻而发生 ACST，占 ACST 的 80% 以上。其病理范围可波及整个胆管系统，较早出现胆管高压和梗阻性黄疸，病情发展迅速，很快成为全胆管炎。

2. 肝内胆管梗阻性胆管炎

本型主要是肝内胆管结石合并胆管狭窄发生 ACST。因病变常局限于肝内的一叶或一段，故虽然有严重感染存在，但可无明显腹部疼痛，黄疸也往往较少发生。此型胆管炎的临床症状比较隐蔽，同时由于肝内感染灶因胆管梗阻得不到通畅引流，导致局部胆管扩张，很快出现胆管高压，胆-血屏障被破坏，大量细菌内毒素进入血液，发生败血症。

3. 胰源性胆管炎

胆管急性感染时，可发生急性胰腺炎。反之，发生胰腺炎时，胰液反流入胆管可引起胰源性胆管炎或胆囊炎。此类患者往往胰腺炎与胆管炎同时存在，增加了病情的复杂性与严重性。

4. 复发性反流性胆管炎

在胆管肠道瘘或行胆肠内引流术后，特别是行胆总管十二指肠吻合术后，由于肠道内容物和细菌进入胆管，尤其是当胆管有梗阻时，可引起复发性反流性胆管炎。

5. 寄生虫性胆管炎

临床上常见的寄生虫性胆管炎多由胆管蛔虫所引起，占胆管疾病的 8% ～ 12%。中华分支睾吸虫进入人体后，多寄生于肝胆管和胆囊内。如引起胆管梗阻和感染，患者可发生急性胆管炎，严重时可出现梗阻性黄疸和肝脓肿。肝包虫进入胆管后，也可发生急性胆管炎。严重的胆管感染可引起中毒性休克。

6. 医源性胆管炎

随着内镜技术和介入治疗的发展，如经皮肝穿刺胆管造影术（PTC）、经皮肝穿刺胆管引流术（PTCD）、经内镜逆行性胰胆管造影（ERCP）、内镜下乳头括约肌切开术（EST）、经“T”形管进行胆管造影、经“T”形管食道胆管镜取石等操作术后，发生急性胆管炎的概率越来越高，特别是在胆管梗阻或感染的情况下更易发生。

（二）临床分型

1. 暴发型

有些 ACST 可迅速发展为感染性休克和胆源性败血症，进而转变为 DIC 或 MODS。肝胆系统的病理改变呈急性蜂窝织炎，患者很快发展为致命的并发症。

2. 复发型

若胆管由结石或蛔虫形成活塞样梗阻或不完全梗阻，则感染胆汁引流不畅，肝胆系统的急性、亚急性和慢性病理改变可出现并持续发展。胆管高压使毛细胆管和胆管周围发生炎症局灶性坏死和弥漫性胆源性肝脓肿。感染也可扩散到较大的肝内、外胆管壁，引起胆管壁溃疡以及全层坏死穿孔，形成膈下或肝周脓肿。肝内或肝周脓肿可能是化脓性细菌的潜在病灶，使急性胆管炎呈多次复发的病理过程。感染灶内的血管胆管瘘可导致胆管感染和周期性大出血。

3. 迁延型

在胆管不完全性梗阻和慢性炎症的情况下，胆管壁发生炎性肉芽肿和纤维性愈合，继而发展为瘢痕性胆管狭窄、胆汁性肝硬化和局灶性肝萎缩等病理改变。这些改变又常合并肝内隐匿性化脓性病灶，在肝功能逐渐失代偿的情况下，致使急性化脓性胆管炎的临床经过呈迁延性，最终发展为整个肝胆系统多种不可逆性的病理损害，预后不良。

4. 弥漫型

在本型中，ACST 的感染可导致全身性脓毒症。由于感染的血液播散，引起肝、肺、肾、脾、脑膜等器官的急性化脓性炎症或脓肿形成。在急性化脓性胆管炎反复发作的同时，患者可出现多器官和系统的功能衰竭。

三、临床表现

（一）原发胆管疾病

多数患者有长期胆管感染病史，部分患者有过1次以上的胆管手术史。原发胆管疾病不同，临床表现也有所不同。

1. 胆管蛔虫病和先天性胆管病

胆道蛔虫病和先天性胆管病多见于儿童和青年，胆道蛔虫病多为剑突下阵发性钻顶样绞痛，症状与体征分离。

2. 胆管结石

胆管结石多于青壮年起病，持续而呈阵发性加剧的剑突下或右上腹绞痛，可伴不同程度的发热和黄疸。

3. 胆管肿瘤

胆管肿瘤以中老年最为常见，多表现为持续性上腹胀痛，可放射至同侧肩背部，常伴有进行性重度梗阻性黄疸。患者可在胆管造影或介入治疗后出现腹痛加剧、寒战、发热和全身中毒症状，接受过胆管手术治疗的患者多在反复发作急性胆管炎后出现 AOSC。

（二）急性胆管感染和全身脓毒性反应

急性胆管感染的症状为各类胆管炎所共有，典型表现为右上腹痛、发热和黄疸的三联征，具体临床表现因原发病不同而异。根据梗阻部位的不同，可将其分为肝内梗阻和肝外梗阻两型。

1. 肝外胆管梗阻型

肝外胆管梗阻型一般起病较急骤，出现腹上区疼痛较剧烈、畏寒发热及黄疸的三联征，这是肝外梗阻型 AOSC 的典型临床表现。腹痛多为持续性，并有阵发性加剧。高热是此症的特点，热型多为弛张热，常呈多峰型，体温一般持续在 39℃以上，不少患者可达 41℃。发热前常有畏寒或寒战，有时每日可能有多次寒战及弛张高热。恶性胆管梗阻多有深度黄疸和高胆红素血症，尿黄如茶，大便秘结，少数患者胆管完全阻塞，黄疸在不断加深的同时粪便变成灰白色，常伴恶心、呕吐。腹部检查时发现腹上区饱满，腹式呼吸减弱，右上腹及剑突下有明显压痛及肌紧张，肝呈一致性增大，并有明显的压痛和叩击痛，肋下可触及肿大的胆囊。合并肝脓肿时，该处的肋间饱满，有凹陷性水肿，并有定点压痛。炎症波及周围者，腹上区压痛及肌紧张更明显。胆管、胆囊发生坏疽穿孔后，则表现为局限性或弥漫性腹膜炎刺激征，即有明显压痛、反跳痛和肌紧张。

2. 肝内胆管梗阻型

肝内胆管梗阻型是指左右肝胆管汇合部以上的梗阻，在我国最常见。其主要特点是阻塞部位越高腹痛越轻，甚至可无疼痛，仅以寒热为主诉而就诊者并不罕见。若非双侧一级胆管同时受阻，则无黄疸或只有轻度黄疸。缺乏上腹压痛和腹膜刺激征，肝脏常呈不均匀肿大，以患侧肿大为主，并有明显压痛和叩击痛，胆囊一般不肿大。病变侧肝脏可因长期或反复梗阻致纤维化萎缩。由于梗阻部位高而局限，胆管内高压缺乏缓冲余地，更易发生胆管周围炎以及脓毒症，故全身感染症状常更突出。由于临床症状不典型，易延误诊治。

（三）感染性休克和MODS

ACST常起病急骤，多在腹痛和寒战之后出现低血压，病情严重者可发生于发病后数小时内。出现低血压之前，患者常烦躁不安，脉搏增快，呼吸急促，血压可短暂上升，随后迅速下降，脉搏细弱。随着病情的加重，患者可发生神志障碍，以反应迟钝、神志恍惚、烦躁不安、谵妄、嗜睡多见，重者可发展至昏迷状态。过去曾认为低血压和肝性脑病是主要表现，事实上脓毒性反应可累及循环、呼吸、中枢神经系统及肝脏、肾脏等全身各重要系统及器官而出现相应的症状，因而其临床表现是复杂多样的。

四、辅助检查

（一）实验室检查

除年老体弱和机体抵抗力很差者，多有血白细胞计数显著增高，其上升程度与感染严重程度成正比，分类可见核左移；胆管梗阻和肝细胞坏死可引起血清胆红素、尿胆红素、尿胆原、碱性磷酸酶、血清转氨酶、γ-谷氨酰转肽酶、乳酸脱氢酶等升高。如同时有血清淀粉酶升高，表示伴有胰腺炎。血小板计数降低和凝血酶原时间延长，提示有DIC倾向。此外，常可有低氧血症、代谢性酸中毒、低钾血症、低血糖等。血细菌培养阳性，细菌种类与胆汁培养结果一致。

（二）B超检查

B超检查是最常应用的简便、快捷、无创伤性辅助诊断方法，可显示胆管扩大范围和程度以估计梗阻部位，可发现结石、蛔虫、直径＞1cm的肝脓肿、膈下脓肿等。可见胆总管甚至肝内胆管均有明显扩大（一般直径为1.5～2.5cm），胆管内有阻塞因子存在（主要是胆石和胆管蛔虫，偶可为胆管癌或壶腹部癌），肝脏或胆囊也常有增大。

（三）胸、腹部X线检查

胸、腹部X线检查有助于诊断脓胸、肺炎、肺脓肿、心包积脓、膈下脓肿、胸膜炎等。

胆肠吻合手术后反流性胆管炎的患者，腹部 X 线检查可见胆管积气，上消化道钡餐示肠胆反流。腹部 X 线检查还可同时提供鉴别诊断，可排除肠梗阻和消化道穿孔等。

（四）CT 检查

ACST 的 CT 图像，不仅可以看到肝胆管扩张、结石、肿瘤、肝脏增大、肝脏萎缩等征象，有时还可发现肝脓肿。若怀疑急性重症胰腺炎，可做 CT 检查。

（五）经内镜逆行胆管引流（ERBD）、PTCD

ERBD、PTCD 既可确定胆管阻塞的原因和部位，又可做应急减压引流，但有加重胆管感染或使感染淤积的胆汁漏入腹腔的危险。如果 B 超检查发现肝内胆管有扩张，进一步做 PTC，更可以明确真相，抽出的胆汁常呈脓性，细菌培养结果阳性者往往达 90% 以上；胆管内压也明显增高，一般均在 2.5kPa（250mmH_2O）以上，有时可高达 4.0kPa（400mmH_2O）。

（六）磁共振胆胰管成像（MRCP）

MRCP 可以详尽地显示肝内胆管树的全貌、阻塞部位和范围。图像不受梗阻部位的限制，是一种无创伤性的胆管显像技术，已成为目前较理想的影像学检查手段。MRCP 比 PTC 更清晰，它可通过三维胆管成像（3DMRC）进行多方位不同角度扫描观察，弥补平面图上由于组织影像重叠遮盖所造成的不足，对梗阻部位的确诊率约 100%，对梗阻原因确诊率约 95.8%。

五、诊断

（一）诊断标准

除根据病史、体征和辅助检查外，可参照全国座谈会制定的标准诊断，即有胆管梗阻，出现休克（动脉收缩压＜ 70mmHg）或有以下 2 项者，即可诊断为 ACST：①精神状态差。②脉搏＞ 120 次 /min。③白细胞计数＞ 20×10^9/L。④体温＞ 39℃或＜ 36℃。⑤胆汁为脓性伴有胆管内压力明显增高。⑥血培养阳性或内毒素升高。

ACST 可因胆管穿孔、肝脓肿溃破引起脓毒败血症、胆管出血、邻近体腔脓肿及多脏器化脓性损害和功能障碍，故可出现相应的多种症状，须密切观察，及时检查确诊。但是，ACST 的病理情况复杂，并非所有症状全部出现。肝外胆管梗阻型患者，术中探查见胆总管压力较高，内有脓性胆汁，常伴有结石和蛔虫等，胆汁细菌培养常为阳性。肝内胆管梗阻型，则手术中可见肝外胆管内压不高，胆汁也可无脓性改变，但当解除肝内胆管的梗阻后，即有脓性胆汁涌出，便可确定哪侧肝胆管梗阻。

（二）临床分期

ACST 的病理情况复杂，临床过程也不一致，根据疾病发展的基本规律，按“华西分级标准”可以归纳为四级：

Ⅰ级（单纯 ACST）：胆管有梗阻和感染的因素，并出现急性胆管炎的症状，病变局限于胆管范围内。

Ⅱ级（ACST 伴感染性休克）：胆管梗阻和感染进展，产生胆管内高压，胆管积脓，出现内毒素血症、脓毒症和感染性休克。

Ⅲ级（ACST 伴胆源性肝脓肿）：胆管内压力进一步增高，肝脏的病理损伤加重，继发肝脓肿，患者表现为顽固性败血症、脓毒症和感染性休克，内环境紊乱难以纠正。

Ⅳ级（ACST 伴多器官衰竭）：患者休克进一步发展，引起 MODS，危及患者生命。

分级是病情程度的划分，但病情恶化并不一定按顺序逐级加重，患者可因暴发性休克而迅速死亡，也可经休克或肝脓肿而发生 MODS。经有效的治疗后，病情又可出现不同程度的缓解，甚至痊愈。

六、治疗

（一）处理原则

ACST 一经诊断，应迅速采用强有力的非手术治疗措施。根据患者对治疗的早期反应来决定进一步采取何种治疗对策。如经过数小时的非手术治疗和观察，病情趋于稳定，全身脓毒症表现减轻，腹部症状和体征开始缓解，则继续采用非手术疗法。一旦非手术治疗反应不佳，即使病情没有明显恶化或病情一度好转后再度加重，则应积极地进行胆管减压引流。早期有效地解除胆管梗阻、降低胆压是 ACST 治疗的基本着眼点和关键环节。长期实践证明，外科手术是最迅速、最确切的胆管减压方法。但急诊手术也存在一些不足之处。

首先，患者处于严重感染中毒状态，对手术和麻醉的耐受能力均差，手术死亡率和并发症发生率较择期手术高。

其次，局部组织因急性炎症，有时合并凝血功能障碍，甚至伴有肝硬化、门静脉高压，加上过去胆管手术所形成的瘢痕性粘连等，常给手术带来很大困难，少数极困难者亦有由于渗血不止或找不到胆管而被迫终止手术的。

最后，由于此症常发生在合并有复杂胆管病理改变的基础上，如广泛的肝内胆管结石或肝胆管狭窄，在全身和局部恶劣条件下，不允许较详细探查和处理肝内胆管和肝脏病变，常需再次手术解决。

近年来，非手术胆管减压术已成为 ACST 急症处理方法之一，对胆管起到一定的减压作用，使患者度过急性期，经充分检查和准备后，行计划性择期手术，从而避免因紧急手术时可能遗留的病变而需二期手术处理。但是，各种非手术胆管减压方法的治疗价值是有限的，有其特定的适应证，并且存在一定的并发症，不能完全取代传统的手术引流。因此，外科医生应根据患者的具体病情、梗阻病因及可能的肝胆系统病变范围来选择有利的胆管减压方式和时机，并处理好全身治疗和局部治疗、手术与非手术治疗的关系。

（二）全身治疗

全身治疗的目的是有效地控制感染、恢复内环境稳定、纠正全身急性生理紊乱、积极地防治休克及维护重要器官功能，为患者创造良好的手术时机，是 ACST 治疗的基本措施，也是胆管减压术围手术期处理的重要内容。

1. 一般处理措施

（1）全面检查，了解患者的主要脏器功能

（2）改善全身状态。

（3）禁食及胃肠减压；保持呼吸道通畅，给予吸氧；高热者采取物理降温，因应用药物降温常对肝脏不利，故应慎用；解痉止痛。

2. 纠正全身急性生理紊乱

（1）补充血容量和纠正脱水：应在动脉压、中心静脉压、尿量、血气和电解质心肺功能等监测下补充血容量，纠正脱水。

（2）纠正电解质紊乱和代谢性酸中毒。

（3）营养和代谢支持：ACST 患者处于全身高代谢状态，同时由于肝脏首先受累而易于发生代谢危机。因此，当循环稳定后，应立即经胃肠外途径给予营养和代谢支持。

3. 抗菌药物治疗

抗菌药物是有效地控制感染的重要环节之一。ACST 的细菌大多来自肠道，最常见的是混合细菌感染。在选用药物时，应首先选用对细菌敏感的广谱抗菌药物，既要注意能控制需氧菌，又要注意控制厌氧菌，同时强调要足量和联合用药，这既可扩大抗菌谱、增强抗菌效果，又可降低和延缓耐药性的产生。

4. 防治休克

出现休克时，要严密监护，做好中心静脉压的测定、监护和动态分析。留置导尿管，记录每小时的尿量和比重。防治休克主要包括以下几个方面。

（1）扩充血容量：维持每小时尿量在 30mL 以上。

（2）纠正酸中毒：纠正酸中毒可以改善微循环，防止弥散性血管内凝血的发生和发展，并可使心肌收缩力加强和提高血管对血管活性药物的效应。

（3）血管活性药物的应用：血管活性药物包括扩血管药物和缩血管药物。无论应用何种血管活性药物，必须补足有效血容量，纠正酸中毒，这对扩血管药物来讲尤为重要。除早期轻型休克或高排低阻型可单独应用缩血管药物外，晚期病例或低排高阻型宜应用扩血管药物，如山莨菪碱、阿托品、酚妥拉明等。也可将扩血管药物和缩血管药物联合应用，常用的药物为多巴胺或多巴酚丁胺与间羟胺联用，既可增加心排血量，又不增加外周血管阻力，并扩张肾动脉，维护肾功能。缩血管药物单独应用时以选用间羟胺或去氧肾上腺素为宜。

（4）肾上腺糖皮质激素：能抑制脓毒症时活化巨噬细胞合成、释放促炎性细胞因子，以及改善肝脏代谢，因而有助于控制 ACST 时肝内及全身炎症反应。能使血管扩张以改善微循环，增强对血管活性药物的反应，在一定程度上具有稳定细胞溶酶体膜的作用，减轻毒血症症状。强调早期、大剂量、短程使用。常用剂量为氢化可的松 200 ～ 400mg/d，地塞米松 10 ～ 20mg/d，待休克纠正后即应停用。

（5）防治弥散性血管内凝血：可用复方丹参注射液 20 ～ 40mL 加入 10% 葡萄糖液 250mL 中静脉滴注，1 ～ 2 次 /d。亦可用短程小剂量肝素治疗，剂量为 0.5 ～ 1.0mg/kg，每 4 ～ 6h 静脉滴注 1 次，使凝血时间（试管法）延长至正常的 2 ～ 3 倍。

（6）强心剂的应用：ACST 时，多为低排高阻型休克，故宜早期使用毛花苷 C 0.4mg 加入 5% 葡萄糖溶液 40mL 中静脉滴注，以增强心肌功能，使肺循环及体循环得以改善。如发生心力衰竭，4 ～ 6h 可重复 1 次。

5. 积极支持各器官系统功能和预防多器官功能衰竭

（1）注意肝脏功能变化：ACST 往往引起肝脏功能的严重损害，目前检测方法尚不能及早发现肝功能衰竭，多在出现精神症状、肝性脑病后做出诊断，因此必须高度重视肝脏功能的保护。

（2）防止肾衰竭：肾衰竭的临床判定指标虽然明确，多能及早发现，但肾脏不像肝脏那样具有较大储备力，一旦发生衰竭，救治亦比较困难，因此应注意预防肾衰竭和对肾脏的监护。应在充分补足液体量的同时间断应用利尿剂，以利于排除毒性物质、“冲洗”沉积于肾小管内的胆栓。当少尿或无尿时，应给予大剂量呋塞米（400 ～ 500mg/d）及酚妥拉明、普萘洛尔，也可用微量泵持续静脉泵入多巴胺。

（3）预防呼吸衰竭：呼吸衰竭早期临床上也无简便易行的观察指标，一旦症状明显，肺功能障碍处于不可逆状态，往往缺乏有效治疗措施。必要时可用呼吸道持续加压通气（PEEP），以提高组织的氧供应。

（三）非手术胆管减压

胆管梗阻所致的胆管内高压是炎性病变发展和病情加重的基本原因，不失时机地有效胆管减压，是缓解病情和降低病死率的关键。近年来，非手术性胆管减压术已用于ACST的治疗，并获得了一定的疗效。

1. 内镜鼻胆管引流（ENBD）

ENBD是通过纤维十二指肠镜，经十二指肠乳头向胆管内置入7F鼻胆管引流管，由十二指肠、胃、食管、鼻引出体外。此法具有快捷、简便、经济、创伤小、患者痛苦小、并发症少、恢复快、不用手术和麻醉等特点，是一种安全可靠的非手术引流减压方法。ENBD可重复行胆管造影，具有诊断价值，能明确胆管梗阻的原因和程度，可抽取胆汁进行细菌培养、取出胆管蛔虫，对于泥沙样结石、胆泥或结石小碎片，可经鼻胆管冲洗引流。通过胆管口括约肌切开，用气囊导管或取石篮将结石取出，如胆管内的结石太大，取出困难，可用特制的碎石篮先将结石夹碎，部分病例经单用此法可得到治愈。但这一积极措施只适用于部分胆管病变，如胆总管下端结石的病例，而在高位胆管阻塞时引流常难达到目的。对于胆总管多发结石包括需机械碎石的大结石，在紧急情况下完全清除胆管病变，建立满意的胆管减压并非必要，并具有潜在的危险性。通过胆管口括约肌切开还有利于胰液的引流，降低胰管压力，减少胰腺炎的发生。影响其治疗效果的主要因素是鼻导管管径较细，易被黏稠脓性胆汁、色素性结石沉渣和胆泥堵塞。

因此，泥沙样胆结石者，不宜采用ENBD。最常见的并发症是咽部不适、咽炎及导管脱出。导管反复插入胰管，也有感染扩散的风险，可诱发胰腺炎，甚至发生重症急性胰腺炎。ENBD前后应用生长抑素及直视下低压微量注射造影剂可降低胰腺炎的发生率。

2. EST

这是一项在ERCP基础上发展而来的治疗性新技术，随着该项技术的不断改良，其安全性和成功率也在提高，乳头括约肌切开以后，胆管内的结石可以随即松动、排出，胆管内的高压脓性胆汁也可以向下引流而达到胆管减压的目的。

3. 内镜胆管内支撑管引流

经纤维内镜置入胆管内支撑管引流，它不仅可以解除胆管梗阻，通畅胆汁引流，排出淤滞的胆汁，而且保证了胆肠的正常循环，是一种比较理想的、符合生理的非手术引流方法。内支撑管分别由聚乙烯、聚四氟乙烯制成。现多采用一种有许多侧孔且两端各有侧瓣的直的内支撑管（5 ～ 9F）。最常见的并发症是胆汁引流不通畅引起的胆管炎。缺点是不能重复造影，支撑管堵塞时不能冲洗，只能在内镜下换管。

4. PTCD

PTCD是在PTC的基础上，经X线透视引导将4 ～ 6F导管置入阻塞以上胆管的适当位置，可获得满意的引流效果。它既可以引流肝外胆管，也可以引流单侧梗阻的肝内胆管。本法适用于肝内胆管扩张者，特别适用于肝内阻塞型。具有操作方便、成功率高、疗效显著等特点。可常规作为此症的初期治疗措施，为明确胆管病变的诊断及制订确定性治疗对策赢得时间。

PTCD 内引流是使用导丝通过梗阻部位进入梗阻下方，再将有多个侧孔的引流管沿导丝送入梗阻下方，使胆汁经梗阻部位进入十二指肠。若肝门部梗阻，需要在左、右肝管分别穿刺置管。PTCD 本身固有的并发症包括出血、胆瘘、诱发并加重胆管感染及脓毒症。进行完善的造影，应在 PTCD 后数日病情确已稳定后进行。当肝内结石致肝内胆管系统多处梗阻，或肝内不同区域呈分隔现象，以及色素性结石沉渣和胆泥易堵塞引流管时，引流出来的胆汁量常不能达到理想程度。

因此，应选择管径足够大的导管，在超声引导下有目的地做选择性肝内胆管穿刺。PTCD 后每日常规以抗菌药物溶液在低压下冲洗导管和胆管 1 ～ 2 次。引流过程中，一旦发现 PTCD 引流不畅或引流后病情不能改善时，应争取中转手术。经皮肝穿刺后，高压脓性胆汁可经穿刺孔或导管脱落后的窦道发生胆管腹腔漏，形成局限性或弥漫性腹膜炎，还可在肝内形成胆管血管漏而导致脓毒败血症、胆管出血等并发症，故仍须谨慎选用，不能代替剖腹手术引流。老年、病情危重不能耐受手术者可作为首选对象。对于凝血机制严重障碍、有出血倾向或肝肾功能接近衰竭者，应视为禁忌证。

以上几种非手术的胆管引流法各有其适应证：①对于胆管结石已引起肝内胆管明显扩张者，一般以 PTCD 最为适宜。②对嵌顿在壶腹部的胆石，可考虑做内镜括约肌切开。③对估计不可能根治的壶腹部癌或胆管癌，可通过内镜做内引流术作为一种姑息疗法。总之，胆石症患者一旦急性发作后引起急性胆管炎，宜在患者情况尚未恶化以前及时做手术治疗，切开胆管、取尽胆石并设法使胆管通畅引流，这是防止病变转化为 AOSC 的关键措施。

（四）手术治疗

近年来由于强有力的抗菌药物治疗和非手术胆管减压措施的应用，使需要急症手术处理的 ACST 病例有减少趋势。然而，各种非手术措施并不能完全代替必要的手术处理，急症手术胆管减压仍是降低此病死亡率的基本措施。目前摆在外科医生面前的是手术的适应证和时机的选择。因此，应密切观察病情变化，以及对全身支持治疗和非手术胆管减压的反应，在各器官功能发生不可逆损害之前，不失时机地行胆管引流术。

1. 手术治疗的目的

手术治疗的目的是解除梗阻、祛除病灶、胆管减压、通畅引流。

2. 手术适应证

手术时机应掌握在 Charcot 三联征至 Reynold 五联征之间，如在已发生感染性休克或发生 MODS 时手术，往往为时已晚。恰当地掌握手术时机是提高疗效的关键，延误手术时机则是患者最主要的死亡因素。若出现下列情况时应及时手术。

（1）经积极的非手术治疗，感染不易控制，病情无明显好转，黄疸加深、腹痛加剧、体温在 39℃以上，胆囊胀大并有持续压痛。

（2）出现精神症状或预示出现脓毒症休克。

（3）肝脓肿破裂、胆管穿孔引起弥漫性腹膜炎。对于年老体弱或有全身重要脏器疾病者，因代偿功能差，易引起脏器损害，一旦发生，难以逆转，故应放宽适应证，尽早手术。

3. 手术方法

手术方法主要根据患者的具体情况而定，其基本原则是以抢救生命为主，关键是行胆管减压，解除梗阻，通畅引流。手术方法应力求简单、快捷、有效，达到充分减压和引流的目的即可。有时为了避免再次手术而追求一次性彻底解决所有问题，在急诊手术时做了过多的操作和过于复杂的手术，如术中胆管造影、胆囊切除、胆肠内引流术等，对患者创伤大，手术时间延长，反而可加重病情。对于复杂的胆管病变，难以在急诊情况下解决者，可留做二期手术处理。分期分阶段处理，适应病情的需要，也是正常、合理的治疗过程。强调应根据患者具体情况采用个体化的手术方法。

（1）急诊手术：急诊手术并非立即施行手术，在实施手术前，需要 4 ～ 8h 的快速准备，以控制感染、稳定血压及微循环的灌注，保护重要器官，使患者更好地承受麻醉和手术，以免发生顽固性低血压及心搏骤停，更有利于手术后恢复。胆总管切开减压、解除梗阻及“T”形管引流是最直接而有效的术式，可以清除结石和蛔虫，但必须探查肝内胆管有无梗阻，尽力去除肝胆管主干，即 1 ～ 2 级分支内的阻塞因素，以达到真正有效的减压目的。胆管狭窄所致的梗阻常不能在急诊手术中解除或附加更复杂的术式，但引流管必须置于狭窄以上的胆管内，遗漏肝内病灶是急诊手术时容易发生的错误。怎样在手术中快速和简便了解胆道病变和梗阻是否完全解除，应引起足够重视。术中胆管造影时，高压注入造影剂会使有细菌感染的胆汁逆流进入血液循环而使感染扩散，因而不适宜于急诊手术时应用。术中 B 超受人员和设备的限制，术中纤维胆管镜检查快捷安全，图像清晰，熟练者 5 ～ 10min 即可全面观察了解肝内外胆管系统，尚有助于肝内外胆管取石及病灶活组织检查，值得推广。若病情允许，必要时可切开少量肝组织，寻找扩大的胆管置管引流。失败时可在术中经肝穿刺近侧胆管并置管引流，也可考虑“U”形管引流。术后仍可用胆管镜经“T”形管窦道取出残留结石，以减少梗阻与感染的发生。

胆囊造瘘：胆囊管细而弯曲，还可有炎性狭窄或阻塞因素，故一般不宜以胆囊造瘘代替胆管引流，在肝内胆管梗阻中更属禁忌。肝外胆管梗阻时，若寻找胆管非常难，病情又不允许手术继续，亦可切开肿大的胆囊，证实其与胆管相通后行胆囊造瘘术。

胆囊切除术：胆管减压引流后可否同时切除胆囊，须慎重考虑。对一般继发性急性胆囊炎，当胆管问题解决后，可恢复其形态及正常功能，故不应随意切除。严重急性胆囊炎症如坏疽、穿孔或合并明显慢性病变，可行胆囊切除术。有时也要根据当时病情具体对待，如全身感染征象严重、休克或生命体征虽有好转但尚不稳定者，均不宜切除胆囊，行胆囊造瘘更恰当。

胆肠内引流术：胆肠内引流术应慎重，我国肝内胆管结石、狭窄多见，在不了解肝内病变情况下，即使术中病情允许，加做胆肠内引流术也带有一定程度的盲目性，可因肝内梗阻存在而发生术后反复发作的反流性化脓性胆管炎，给患者带来更多痛苦及危险。但是，对于部分无全身严重并发症，主要是由于胆管高压所致神经反射性休克，在解除梗阻、大量脓性胆汁涌出后，病情有明显好转，血压等重要生命体征趋于平稳。梗阻病变易于一次彻底解决的年轻患者，可适当扩大手术范围，包括对高位胆管狭窄及梗阻的探查，如狭窄胆管切开整形和胆肠内引流术。

胆肠内引流术除能彻底解除梗阻外，还有以下优点：①内引流术使胆汁中的胆盐、胆酸直接进入肠道，可迅速将肠道内细菌产生的内毒素灭活并分解成无毒的亚单位或微聚物，降低血中内毒素浓度，减轻内毒素对心、肺、肝、肾及全身免疫系统的损害，起到阻断病情发展的作用；②有益于营养物质消化吸收，胆汁进入肠道有利于脂肪及脂溶性维生素消化吸收，改善患者营养状况；③避免水、盐、电解质及蛋白质的丢失，有益于内环境稳定；④缩短住院时间；⑤避免再次手术。

（2）择期手术：ACST 患者急性炎症消退后，为了去除胆管内结石及建立良好的胆汁引流通道，需要进行择期手术治疗。①胆总管切开取石后“T”形管引流，是最常用的方法，术中运用纤维胆管镜有助于发现及取出结石。胆总管十二指肠侧-侧吻合术是简单、快速和有效的胆肠内引流术，但因术后容易产生反流性胆管炎和“漏斗综合征”等并发症，已很少被采用。②胆肠 Roux-en-Y 式吻合术，有肝内胆管狭窄及结石存在时，可经肝膈面或脏面剖开狭窄胆管，取出肝内结石。胆管整形后与空肠做 Roux-en-Y 式吻合术，该手术被认为是较少引起胆内容物反流的可靠内引流手术方法。有人提出，将空肠袢的盲端置入皮下，术后如有复发结石或残留结石，可在局麻下切开皮肤，以空肠袢盲端为进路，用手指或胆管镜取石。③间置空肠胆管十二指肠吻合术，既能预防反流性胆管炎和十二指肠溃疡，又能保证肠道的正常吸收功能，是目前较为理想的胆肠内引流方法。④肝叶切除手术，病变局限于一叶肝脏或因长期胆管梗阻而导致局限性肝叶萎缩及纤维化者，可做病变肝叶切除术。

第五章
神经系统急危重症

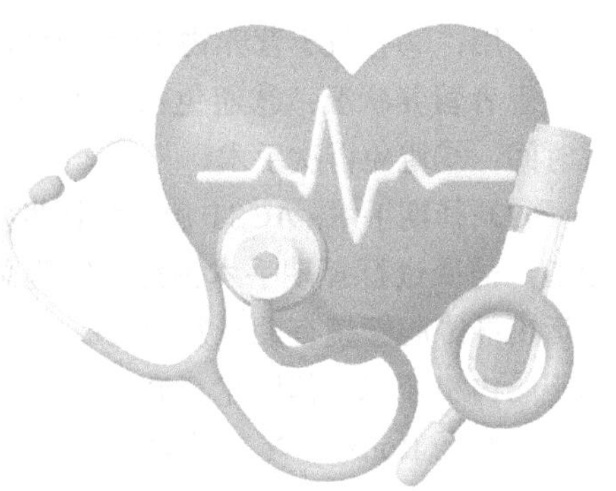

第一节　急性颅内高压症

正常成人侧卧时颅内压经腰椎穿刺测定为0.69～0.78kPa（7～8cmH_2O），若超过1.96kPa（20cmH_2O）时为颅内压增高。在极短的时间内发生的颅内压增高称为急性颅内压增高。可见于脑外伤引起的硬膜外血肿、脑内血肿、脑挫裂伤等或急性脑部感染、脑炎、脑膜炎等引起的严重脑水肿；脑室出血或近脑室系统的肿瘤或脑脓肿等。

一、临床表现

1. 头痛

急性颅内压增高意识尚未丧失之前，头痛剧烈，常伴喷射性呕吐。头痛常在前额与双颞，头痛与病变部位常不相关。

2. 视乳头水肿

急性颅内压增高可在数小时内见视乳头水肿，视乳头周围出血。但急性颅内压增高不一定都呈现视乳头水肿。因而视乳头水肿是颅内压增高的重要体征，但无否定的意义。

3. 意识障碍

是急性颅内压增高的最重要症状之一，可以为嗜睡、昏迷等不同程度的意识障碍。

4. 脑疝

整个颅腔被大脑镰和小脑幕分成3个相通的腔，并以枕骨大孔与脊髓腔相通。当颅内某一分腔有占位病变时，压力高、体积大的部分就向其他分腔挤压、推移而形成脑疝。由于脑疝压迫，使血液循环及脑脊液循环受阻，进一步加剧颅内高压，最终危及生命。常见的脑疝有2类：小脑幕切迹疝及枕骨大孔疝。

（1）小脑幕切迹疝：通常是一侧大脑半球占位性病变所致，由于颞叶海马沟回疝入小脑幕切迹孔，压迫同侧动眼神经和中脑，患者呈进行性意识障碍，病变侧瞳孔扩大、对光反射消失，病情进一步恶化时双侧瞳孔散大、去大脑强直，最终呼吸、心跳停止。

（2）枕骨大孔疝：主要见于颅后窝病变。由于小脑扁桃体疝入枕骨大孔，延髓受压。临床表现为突然昏迷、呼吸停止、双瞳孔散大，随后心跳停止而死亡。

5. 其他症状

可有头晕、耳鸣、烦躁不安、展神经麻痹、复视、抽搐等。儿童患者常有头围增大、颅缝分离、头皮静脉怒张等。颅内压增高严重时，可有生命体征变化，血压升高、脉搏变慢及呼吸节律趋慢。生命体征变化是颅内压增高的危险征象。

二、诊断

1. 是否急性颅内压增高

急性发病的头痛、呕吐、视乳头水肿及很快出现意识障碍、抽搐等则应考虑有急性颅内压增高。应做颅脑 CT 或 MRI 检查并密切观察临床症状、体征的变化。

2. 颅内压增高的程度

颅内压增高程度可分 3 级：压力在 1.96 ～ 2.55kPa（20 ～ 26cmH_2O）为轻度增高；压力在 2.55 ～ 5.30kPa（26 ～ 54cmH_2O）为中度增高；超过 5.30kPa（54cmH_2O）为重度增高。如出现以下情况说明颅内压增高已达严重地步。

（1）头痛发作频繁，反复呕吐，眼底检查发现视乳头水肿进行性加重者。

（2）意识障碍逐渐加深者。

（3）血压上升、脉搏减慢、呼吸节律变慢表示颅内压增高较严重。

（4）观察过程中出现瞳孔大小不等。

3. 颅内压增高的原因

应详细询问病史并体检，做有关的实验室检查，同时做脑脊液检查，脑 CT、MRI、脑电图、脑血管造影等辅助检查可提供重要的诊断资料，从而采取相应的治疗措施。

三、治疗

（一）脱水治疗

1. 高渗性脱水

20% 甘露醇 250mL/ 次静脉滴注，于 20 ～ 40min 内滴完，每 6h 1 次，作用迅速，可以维持 4 ～ 8h，为目前首选的降颅内压药物。甘油可以口服，剂量为每日 1 ～ 2g/kg；也可静脉滴注，剂量为每日 0.7 ～ 1g/kg。成人可用 10% 甘油每日 500mL，静脉滴注速度应慢，以防溶血。同时应限制液体入量和钠盐摄入量，并注意电解质平衡，有心功能不全者应预防因血容量突然增加而致急性左侧心力衰竭及肺水肿。

2. 利尿剂

可利尿脱水，常用呋塞米（速尿）和依他尼酸（利尿酸），其脱水作用不及高渗脱水剂，但与甘露醇合用可减少其用量。用法：成人一般剂量为每次 20 ～ 40mg，每日 1 ～ 6 次，肌内注射或静脉注射。

3. 血白蛋白

每次 50mL，每日 1 次，连续用 2 ～ 3d。应注意心功能。

4. 激素

作用机制尚未十分明确，主要在于改善血-脑屏障功能及降低毛细血管通透性。常用地塞米松，每日 10 ～ 20mg，静脉滴注或肌内注射。

（二）减少脑脊液容量

对阻塞性或交通性脑积水患者可做脑脊液分流手术，对紧急患者可做脑室穿刺引流术，暂时缓解颅内高压。也可以口服碳酸酐酶抑制剂，如乙酰唑胺，可抑制脑脊液生成，剂量为

250mg，每日 2 ～ 3 次。

（三）其他

对严重脑水肿伴躁动、发热、抽搐或去大脑强直者，可采用冬眠低温治疗，充分供氧，必要时可气管切开以改善呼吸道阻力。有条件时可使用颅内压监护仪，有利于指导脱水剂的应用和及时抢救。

（四）病因治疗

当颅内高压危象改善后，应及时明确病因，以便进行病因治疗。

第二节　缺血性脑卒中

缺血性脑血管疾病又称缺血性脑卒中，是脑血管狭窄或闭塞等各种原因使颅内动脉血流量减少，造成脑实质缺血的一类疾病。包括短暂性脑缺血发作、可逆性缺血性神经功能缺损、进展性卒中和完全性卒中。

一、病因

（一）脑动脉狭窄或闭塞

脑动脉粥样硬化是造成脑动脉狭窄或闭塞的主要原因，并且绝大多数累及颅外段大动脉和颅内的中小动脉，其中以颈动脉和椎动脉起始部受累最多。

一般认为必须缩小原有管腔横断面积的 80% 以上才足以使血流量减少。由于在脑血管造影片上无法测出其横断面积，只能测量其内径，所以，动脉内径狭窄超过其原有管径的 50% 时，相当于管腔面积缩小 75%，才具有外科治疗意义。

（二）脑动脉栓塞

动脉粥样硬化斑块的溃疡面上常附有血小板凝块、附壁血栓和胆固醇碎片。这些附着物被血流冲刷脱落后即可形成栓子，被血流带入颅内动脉时，就会发生脑栓塞，引起供血区脑缺血。

最常见的栓子来自颈内动脉起始部的动脉粥样硬化斑块，是短暂性脑缺血发作的最常见的原因。

风湿性心瓣膜病、亚急性细菌性心内膜炎、先天性心脏病、人工瓣膜和心脏手术等形成的心源性栓子是脑动脉栓塞的另一个主要原因。少见的栓子如脓毒性栓子、脂肪栓子、空气栓子等也可造成脑栓塞。

（三）血流动力学因素

低血压、心肌梗死、严重心律失常、休克、颈动脉窦过敏、直立性低血压、锁骨下动脉盗血综合征等影响血流动力学的因素均可造成脑缺血，尤其是存在脑血管的严重狭窄或多条脑动脉狭窄时。

（四）血液学因素

口服避孕药物、妊娠、产妇、手术后和血小板增多症引起的血液高凝状态，红细胞增多症、镰状细胞贫血、巨球蛋白血症引起的血黏稠度增高均可发生脑缺血。

（五）其他因素

各种炎症、外伤、颅内压增高、脑血管本身病变、局部占位性病变、全身结缔组织疾病、变态反应以及某些遗传疾病等均可影响脑血管供血，出现脑组织缺血。

二、临床分类与临床表现

（一）短暂性脑缺血发作（TIA）

短暂性脑缺血发作是脑卒中的重要危险因素和即将发生脑梗死的警告。未经治疗的短暂性脑缺血发作患者约有1/3在数年内有发生完全性脑梗死的可能，1/3由于短暂性脑缺血反复发作而损害脑功能，另1/3可能出现自然缓解。TIA发作后一个月内发生卒中的机会是4%～8%；在第一年内发生的机会是12%～13%；以后5年则高达24%～29%。

短暂性脑缺血发作为脑缺血引起的短暂性神经功能缺失。其特征为：①发病突然。②局灶性脑或视网膜功能障碍的症状。③持续时间短暂，一般10～15min，多在1h内，最长不超过24h。④恢复完全，不遗留神经功能缺损体征。⑤多有反复发作的病史。⑥症状多种多样，取决于受累血管的分布。

（1）颈动脉系统短暂性脑缺血发作：主要表现为颈动脉供血区的神经功能障碍。以突然发作性一侧肢体无力或瘫痪、感觉障碍、失语和偏盲为特点，可反复发作；有的出现一过性黑矇，表现为突然单眼失明，持续2～3min，很少超过5min，然后视力恢复。有时一过性黑矇伴有对侧肢体运动和感觉障碍。

（2）椎-基底动脉系统短暂性脑缺血发作：椎-基底动脉系统短暂性脑缺血发作的症状比颈动脉系统短暂性脑缺血发作复杂。发作性眩晕是最常见的症状，其他依次为共济失调、视力障碍、运动感觉障碍、吞咽困难、面部麻木等。有的患者还可发生“跌倒发作”，即在没有任何先兆的情况下突然跌倒，无意识丧失，患者可很快自行站起来。

（二）脑血栓形成

本病好发于中年以后，50岁以上有脑动脉硬化、高脂血症和糖尿病者最易发生。男性多于女性。占全部脑血管病的30%～50%。部分患者起病前多有前驱症状如头晕、头痛、一过性肢体麻木无力，约25%患者有TIA病史。起病较缓慢，多在安静休息状态或夜间睡眠中发病，清晨或夜间醒来时发现偏瘫、失语等；部分患者白天发病，常先有短暂性脑缺血发作症状，以后进展为偏瘫。脑血栓患者多数发病时无意识障碍，无头痛、恶心、呕吐等症状，局灶症状可在数小时或数天内进行性加重。大面积脑梗死患者或椎-基底动脉血栓形成因累及脑干网状结构，则可出现不同程度的意识障碍，如同时合并严重脑水肿，也可伴有颅内压增高症状。

1. 临床类型

（1）可逆性缺血性神经功能缺损（reversible ischemic neurologic deficits，RIND）：患者的神经症状和体征在发病后3周内完全缓解，不遗留后遗症，常因侧支循环代偿完善和迅速，血栓溶解或伴发的血管痉挛解除等原因未导致神经细胞严重损害。

（2）稳定型：神经症状和体征在几小时或 2 ～ 3d 达到高峰，以后不再发展，病情稳定，病初可有短暂性意识丧失。以后由于侧支循环建立，梗死区周围脑水肿消退，症状可减轻。

（3）缓慢进展型：由于血栓逐渐发展，脑缺血、水肿的范围继续扩大，症状逐渐加重，历时数日甚至数周，直到出现完全性卒中，常见于颈内动脉颅外段以及颈内动脉的进行性血栓。

（4）急性暴发型：发病急骤，往往累及颈内动脉或大脑中动脉主干或多条大动脉造成大面积脑梗死，脑组织广泛水肿伴有头痛、呕吐等颅内高压症状及不同程度意识障碍，完全偏瘫、失语等，症状和体征很像脑出血，但 CT 扫描常有助于鉴别。

2. 不同血管闭塞的临床特征

（1）颈内动脉：颈内动脉血栓的发病形式。临床表现及病程经过，取决于血管闭塞的部位、程度及侧支循环的情况。有良好的侧支循环，可不出现任何临床症状，偶尔在脑血管造影或尸检时发现。脑底动脉环完整，眼动脉与颈外动脉分支间的吻合良好，颈内动脉闭塞时临床上可无任何症状；若突然发生闭塞，则可出现患侧视力障碍和 Horner 综合征以及病变对侧肢体瘫痪、对侧感觉障碍及对侧同向偏盲，主侧半球受累尚可出现运动性失语。检查可见患者颈内动脉搏动减弱或消失，局部可闻及收缩期血管杂音，同侧视网膜动脉压下降，颞浅动脉额支充血搏动增强。多普勒超声除示颈内动脉狭窄或闭塞外，还可见颞浅动脉血流呈逆向运动，这对诊断本病有较大意义，脑血管造影可明确颈内动脉狭窄或闭塞。

（2）大脑中动脉：大脑中动脉主干或一级分支闭塞，出现对侧偏瘫、偏身感觉障碍和同向性偏盲，优势半球受累时还可出现失语、失读、失算、失写等言语障碍。梗死面积大症状严重者可引起头痛、呕吐等颅内高压症状及昏迷等。大脑中动脉深穿支闭塞，出现对侧偏瘫（上下肢瘫痪程度相同），一般无感觉障碍及偏盲，优势半球受损时可有失语。大脑中动脉皮质支闭塞：出现偏瘫（上肢重于下肢）及偏身感觉障碍，优势半球受累可有失语，非优势半球受累可出现对侧（偏侧）忽视症体象障碍。

（3）大脑前动脉：大脑前动脉主干闭塞，如果发生在前交通动脉之前，因病侧大脑前动脉远端可通过前交通动脉代偿供血，可没有任何症状和体征；如血栓发生在前交通动脉之后的主干，则出现对侧偏瘫和感觉障碍（以下肢为重），可伴有排尿障碍（旁中央小叶受损），亦可出现反应迟钝、情感淡漠、欣快等精神症状以及强握、吸吮反射，在优势半球者可有运动性失语。大脑前动脉皮质支闭塞常可引起对侧下肢的感觉和运动障碍，并伴有排尿障碍（旁中央小叶），亦可出现情感淡漠、欣快等精神症状以及强握、吸吮反射。深穿支闭塞。由于累及纹状体内侧动脉-Huebner 动脉，内囊前肢和尾状核缺血，出现对侧中枢性面舌瘫及上肢瘫痪。

（4）大脑后动脉：主要供应枕叶、颞叶底部、丘脑及上部脑干。主干闭塞常引起对侧偏盲和丘脑综合征。皮质支闭塞时常可引起对侧偏盲，但有黄斑回避现象；优势半球可有失读及感觉性失语，一般无肢体瘫痪和感觉障碍。深穿支包括丘脑穿通动脉、丘脑膝状体动脉，丘脑穿通动脉闭塞由于累及丘脑后部和侧部，表现为对侧肢体舞蹈样运动，不伴偏瘫及感觉障碍。丘脑膝状体动脉闭塞时常可引起丘脑综合征，表现为对侧偏身感觉障碍如感觉异常、感觉过度、丘脑痛，轻偏瘫，对侧肢体舞蹈症、手足徐动症、半身投掷症，还可出现动眼神经麻痹、小脑性共济失调。

（5）基底动脉：基底动脉分支较多，主要分支包括小脑前下动脉、迷路动脉、旁正中动脉、小脑上动脉等，该动脉闭塞临床表现较复杂。基底动脉主干闭塞可引起广泛脑桥梗死，出现四肢瘫痪，瞳孔缩小，多数脑神经麻痹以及小脑症状等，严重者可迅速昏迷、高热以致死亡。脑桥基底部梗死可出现闭锁综合征（locked-in syndrome），患者意识清楚，因四肢瘫、双侧面瘫、延髓性麻痹、不能言语、不能进食、不能做各种动作，只能以眼球上下运动来表达自己的意愿。基底动脉之分支一侧闭塞，可因脑干受损部位不同而出现相应的综合征。Weber综合征，因中脑穿动脉闭塞，病侧动眼神经麻痹，对侧偏瘫、Ciaude综合征，同侧动眼神经麻痹，对侧肢体共济失调。Millard-Gubler综合征，因脑桥旁中央支动脉闭塞，出现病侧外展神经和面神经麻痹，对侧肢体瘫痪。Foville综合征，因内侧纵束及外展神经受损，出现病侧外展神经和面神经麻痹，双眼向病灶侧水平凝视麻痹，对侧肢体瘫痪。迷路动脉闭塞，则常引起眩晕发作，伴有恶心、呕吐、耳鸣、耳聋等症状。小脑上动脉闭塞，因累及小脑半球外侧面、小脑蚓部和中脑四叠体及背外侧，可引起同侧小脑性共济失调，对侧痛温觉减退，听力减退。

（6）椎动脉：此处闭塞为小脑后下动脉损害，典型表现为延髓外侧综合征或Wallenberg syndrome综合征。临床表现为突然眩晕、恶心、呕吐、眼球震颤（前庭外侧核及内侧纵束受刺激），病灶侧软腭及声带麻痹（舌咽、迷走神经核受损），共济失调（前庭小脑纤维受损），面部痛觉、温觉障碍（三叉神经脊束核受损），Horner综合征（延髓网状结构下行交感神经下行纤维受损），对侧半身痛、温觉障碍（脊髓丘脑束受损）。偶可表现为对侧延髓综合征，因锥体梗死而发生对侧上下肢瘫痪，可有病侧吞咽肌麻痹和对侧身体的深感觉障碍。

（7）小脑梗死：表现为眩晕、恶心、呕吐、头痛、共济失调。患者有明显运动障碍而无肌力减退或锥体束征，大面积梗死可压迫脑干而出现外展麻痹、同向凝视、面瘫、锥体束征。严重颅内压增高可引起呼吸麻痹、昏迷。

（三）脑栓塞

（1）任何年龄均可发病，但以青壮年多见。多在活动中突然发病，常无前驱症状，局限性神经功能缺失症状多在数秒至数分钟内发展到高峰，是发病最急的脑卒中，且多表现为完全性卒中。个别病例因栓塞反复发生或继发出血，于发病后数天内呈进行性加重，或出现局限性神经功能缺失症状，一度好转或稳定后又加重。

（2）大多数患者意识清楚或仅有轻度意识模糊，颈内动脉或大脑中动脉主干的大面积脑栓塞可发生严重脑水肿、颅内压增高、昏迷及抽搐发作，病情危重；椎-基底动脉系统栓塞也可发生昏迷。

（3）局限性神经缺失症状与栓塞动脉供血区的功能相对应。约4/5脑栓塞累及Villis环部，多为大脑中动脉主干及其分支，出现失语、偏瘫、单瘫、偏身感觉障碍和局限性癫痫发作等，偏瘫多以面部和上肢为主，下肢较轻；约1/5发生在Villis环后部，即椎基底动脉系统，表现为眩晕、复视、共济失调、交叉瘫、四肢瘫、发音与吞咽困难等；栓子进入一侧或两侧大脑后动脉可导致偏盲或皮层盲；较大栓子偶可栓塞在基底动脉主干，造成突然昏迷、四肢瘫或基底动脉尖综合征。

（4）大多数患者有栓子来源的原发疾病，如风湿性心脏病、冠心病和严重心律失常等；部分病例有心脏手术、长骨骨折、血管内治疗史等；部分病例有脑外多处栓塞证据如皮肤、球结膜、肺、肾、脾、肠系膜等栓塞和相应的临床症状和体征，肺栓塞常有气急、发绀、胸痛、咯血和胸膜摩擦音等，肾栓塞常有腰痛、血尿等，其他如皮肤出血或瘀斑，球结膜出血、腹痛、便血等。

（四）腔隙性脑梗死

老年人多见。常有高血压、高血脂和糖尿病。症状突然或隐袭发生，约 30% 患者症状可在 36h 内逐渐加重。也有部分患者可以没有任何症状，仅在影像学检查时发现，所以有人又将其归类为无症状性脑梗死。临床上常见的腔隙综合征有纯运动卒中、纯感觉卒中、感觉运动卒中、构音障碍-手笨拙综合征、共济失调-轻偏瘫综合征。

1. 纯运动卒中

约占腔隙性脑梗死的 50%，有偏身运动障碍，表现为对侧面、舌瘫和肢体瘫。也可为单纯的面舌瘫或单肢瘫痪，常不伴有失语、感觉障碍或视野缺损。病灶主要在内囊、脑桥基底部，有时在放射冠或大脑脚处。

2. 纯感觉卒中

约占腔隙性脑梗死的 5%，主要表现为一侧面部、上肢和下肢感觉异常或感觉减退。病灶主要位于丘脑腹后核，也可在放射冠后方、内囊后肢、脑干背外侧部分等。

3. 感觉运动卒中

约占腔隙性脑梗死的 35%，累及躯体和肢体部分的纯运动卒中伴有感觉障碍。病变部位累及内囊和丘脑，由大脑后动脉的丘脑穿通支或脉络膜动脉病变所致。

4. 构音障碍-手笨拙综合征

约占腔隙性脑梗死的 10%，其临床特征为突然说话不清，一侧中枢性面舌瘫（常为右侧）伴有轻度吞咽困难以及手动作笨拙，共济失调（指鼻试验欠稳准），但无明显肢体瘫痪。病灶位于脑桥基底部上 1/3 和 2/3 交界处或内囊膝部上方。

5. 共济失调轻偏瘫

约占腔隙性脑梗死的 10%，常表现为突然一侧轻偏瘫，下肢比上肢重，伴有同侧肢体明显共济失调。病损通常在放射冠及脑桥腹侧。

此外，腔隙脑梗死还可引起许多其他临床综合征，如偏侧舞蹈性综合征、半身舞动性综合征、闭锁综合征、中脑丘脑综合征、丘脑性痴呆等。

（五）基底动脉尖综合征（TOB 综合征）

本病以老年人发病为多，发病年龄 23 ～ 82 岁。症状可有眩晕、恶心、呕吐、头痛、耳鸣、视物不清、复视、肢体无力、嗜睡、意识障碍、尿失禁等。

神经系统查体可见以下表现。

1. 中脑和丘脑受损的脑干首端栓塞表现

①双侧动眼神经瘫——出现眼球运动及瞳孔异常：一侧或双侧动眼神经部分或全部麻痹、眼球上视不能（上丘受累），瞳孔反应迟钝而调节反应存在，类似 Argyu-Robertson 瞳孔（顶盖前区病损）。②意识障碍，注意行为的异常：一过性或持续数天，或反复发作（中脑及 / 或丘脑网状激活系统受累）。③异常运动与平身投掷、偏瘫、共济运动障碍及步态不稳，癫痫发作，淡漠，记忆力定向力差（丘脑受损）。

2. 大脑后动脉区梗死（枕叶、颞叶内侧面梗死）表现

视物不清，同向象限性盲或偏盲，皮质盲（双侧枕叶视区受损），Balint 综合征（注视不能症、视物失认症、视觉失用症），严重记忆障碍（颞叶内侧等）。

三、辅助检查

（一）脑血管造影

脑血管造影是诊断缺血性脑血管疾病的重要辅助检查，尤其是外科治疗中必需的最基本的检查评估措施，它不仅能提供脑血管是否存在狭窄及其部位、程度、粥样斑块、局部溃疡、侧支循环情况，而且还可发现其他病变以及评估手术疗效等。

如狭窄度达到50%，表示管腔横断面积减少75%；狭窄度达到75%，管腔面积已减少90%；如狭窄处呈现“细线征”，则管腔面积已减少90%～99%。

动脉粥样硬化上的溃疡形态可表现为：①动脉壁上有边缘锐利的下陷。②突出的斑块中有基底不规则的凹陷。③当造影剂流空后在不规则基底中有造影剂残留。

颈动脉狭窄程度（%）=（1−狭窄动脉内径 / 正常颈内动脉管径）×100%。颈动脉狭窄可分为轻度狭窄（＜50%）、中度狭窄（50%～69%）、重度狭窄（70%～99%）和完全闭塞。

（二）经颅多普勒超声（TCD）

多普勒超声可测定颈部动脉内的峰值收缩期流速比率和血流速度，可借以判断颈内动脉狭窄的程度。残余管腔愈小其峰值收缩期流速比率愈高，血流速度也愈快。根据颈动脉峰值流速判断狭窄程度的标准见表5-1。

表5-1　多普勒超声探测颈内动脉狭窄程度

狭窄的百分比 /%	颈内动脉 / 颈总动脉峰值收缩期流速比率	峰值收缩期流速 /（cm/s）
41～50	＜1.8	＞125
60～79	＞1.8	＞130
80～99	＞3.7	＞250或＜25（极度狭窄）

颈动脉指数等于颈总动脉的峰值收缩期流速除以颈内动脉的峰值收缩期流速。根据颈动脉指数也可判断颈内动脉狭窄的程度（表5-2）。

表5-2　颈动脉指数与颈内动脉狭窄

狭窄程度	狭窄的百分比 /%	残余管径 /mm	颈动脉指数
轻度	＜40	＞4	2.5～4.0
中度	40～60	2～4	4.0～6.9
重度	＞60	＜2	7.0～15

经颅多普勒超声（TCD）可探测颅内动脉的狭窄，如颈内动脉颅内段、大脑中动脉、大脑前动脉和大脑后动脉主干的狭窄。

（三）磁共振血管造影（MRA）

MRA是一种无创检查方法，可显示颅内外脑血管影像。管腔狭窄10%～69%者为轻度和中度狭窄，此时MRA片上显示动脉管腔虽然缩小，但血流柱的连续性依然存在。管腔狭窄70%～95%者为重度狭窄，血流柱的信号有局限性中断，称为“跳跃征”。管腔狭窄95%～99%者为极度狭窄，在信号局限性中断中，若血流柱很纤细甚至不能显示，称为“纤细征”。目前，在 MRA 影像中尚难可靠地区分极度狭窄和闭塞。MRA 的另一缺点是难以显示粥样硬化的溃疡。与脑血管造影相比，MRA 对狭窄的严重性常估计过度，因此最好与超声探测结合起来分析，可提高与脑血管造影的符合率。

（四）CT 脑血管造影（CTA）

CT 脑血管造影是另一种非侵入性检查脑血管的方法。先静脉注射 100 ～ 150mL 含碘造影剂，然后进行扫描和重建。与脑血管造影的诊断符合率可达 90%。其缺点是难以区分血管腔内的造影剂与血管壁的钙化，因此，对狭窄程度的估计不够准确。

（五）正电子发射计算机断层扫描（PET）

PET 在短暂性脑缺血发作（TIA）与急性脑梗死的早期定位诊断、疗效评价以及是否需做血管重建手术及其评价等方面具有重要的诊断价值。派特主要测量的指标是局部脑血容量（CBV）、局部脑血流量（rCBF）和脑血流灌注量（PR）。在脑缺血早期的 1 h 到数天形态学发生变化之前，派特图像表现为病灶区低灌注，脑血流量减少，大脑氧摄取量增加，脑血容量增加，这在一过性脑缺血发作和半暗区组织表现非常明显；脑缺血进一步发展，脑血流量会降低，图像表现为放射性缺损。

四、诊断

缺血性脑血管疾病要根据病史、起病形式、症状持续的时间与发作频率，神经系统查体以及辅助检查，进行综合分析，做出诊断。依据脑血管造影、经颅多普勒超声、MRA、CTA 及 PET 检查，不仅可对缺血性脑血管疾病做出定性、定量诊断，还可指导选择治疗方案与判断疗效。

诊断要点为：①年龄在 50 岁以上具有动脉硬化、糖尿病、高脂血症者。②既往有短暂性脑缺血发作史。③多在安静状态下发病，起病缓慢。④意识多清楚，较少头痛、呕吐，有局限性神经系统体征。⑤神经影像学检查显示有脑缺血表现。

五、治疗

（一）TIA

应针对能引起 TIA 的病因与危险因素进行积极治疗，如高血压、高脂血症、糖尿病、心脏病等。

1. 抗血小板聚集治疗

研究表明，抗血小板聚集能有效地防止血栓形成和微栓子的形成，减少 TIA 发作。①阿司匹林：可抑制环氧化酶，抑制血小板内花生四烯酸转化为血栓素 A_2，故能抑制血小板的释放和聚集。但使用阿司匹林剂量不宜过大，否则同时亦抑制血管内皮细胞中的前列环素的合成，不利于对血栓素 A_2 作用的对抗与平衡。阿司匹林的剂量为每日口服 50 ～ 300mg，有消化道溃疡病及出血性疾患者慎用。②潘生丁：可抑制磷酸二酯酶，阻止环腺苷酸（CAMP）的降解，抑制 ADP 诱发血小板聚集的敏感性，而有抗血小板聚集作用。常用剂量 25 ～ 75mg，3 次 /d，可与阿司匹林合用。急性心肌梗死时忌用。③噻氯匹定：是一新型有效的抗血小板聚集药物，疗效优于阿司匹林，常用剂量为 125 ～ 250mg，1 次 /d。

2. 抗凝治疗

对 TIA 发作频繁，程度严重，发作症状逐渐加重，或存在进展性卒中的可能性时，尤其是椎-基底动脉系统的 TIA，如无明显的抗凝禁忌证，应在明确诊断后及早进行抗凝治疗。①肝素：在体内外均有迅速抗凝作用，静脉注射 10min 即可延长血液的凝血时间。方法：用肝素 100mg（12500U）加入 10%GS 1000mL 中，缓慢静脉滴注（20 滴 /min）维持治疗 7 ～ 10d。定期监测凝血时间，并根据其凝血时间调整滴速，使凝血酶原时间保持在正常值的 2 ～ 2.5 倍，凝血酶原活动 20% ～ 30% 之间。维持 24 ～ 48h。②口服抗凝剂：病情较轻或肝素治疗控制病情后可用此法，华法林片首剂 4 ～ 6mg，以后 2 ～ 4mg/d 维持。醋硝香豆素片首剂为 8mg，以后 2 ～ 7mg/d 维持。双香豆素乙酯片，首剂 300mg，维持量为 150mg/d。口服抗凝药一般要连用半年至 1 年，用药期间应及时监测凝血时间。③低分子肝素：低分子肝素 5000μg，腹部皮下垂直注射，1 ～ 2 次 /d，7 ～ 10d 为一疗程。

抗凝治疗的禁忌证：70 岁以上者，出血性疾病、血液病创口未愈，消化道溃疡活动期、严重肝肾疾病及颅内出血，妊娠者等。

3. 手术治疗

经检查证实短暂性脑缺血发作是由于大动脉病变如动脉粥样硬化斑块致严重动脉狭窄致闭塞所引起的，为了消除微栓子来源，恢复和改善脑血流，建立侧支循环，对颈动脉粥样硬化的颈动脉狭窄＞ 70% 者，可考虑手术治疗。常用方法有：颈动脉内膜剥离术、颅外-颅内血管吻合术、颈动脉支架成形术。

（二）脑血栓形成

脑血栓形成急性期治疗原则：①要特别重视超早期和急性期处理，要注意整体综合治疗与个体化治疗相结合，针对不同病情、不同病因采取针对性措施。②尽早溶解血栓及增加侧支循环，恢复缺血区的血液供应、改善微循环，阻断脑梗死的病理生理。③重视缺血性细胞的保护治疗，应尽早应用脑细胞保护剂。④积极防治缺血性脑水肿，适时应用脱水降颅内压药物。⑤要加强监护和护理，预防和治疗并发症。⑥尽早进行康复治疗，促进神经功能恢复。⑦针对致病危险因素的治疗，预防复发。

1. 一般治疗

一般治疗是急性缺血性脑血管病的基础治疗，不可忽视，否则可发生并发症并导致死亡。意识障碍患者应予气道支持及辅助呼吸，定期监测 PaO_2 和 $PaCO_2$。注意防治压疮及呼吸道或泌尿系感染，维持水、电解质平衡及心肾功能，预防肺栓塞、下肢深静脉血栓形成等并发症。

2. 调整血压

急性脑梗死后高血压的治疗一直存在争论，应慎用降血压药。急性脑卒中时血管自主调节功能受损，脑血流很大程度上取决于动脉压，明显降低平均动脉压可能对缺血脑组织产生不利影响。收缩压≥ 200mmHg 时应予降压，降压幅度一般为 24h 降低 15%。急性缺血性脑血管病患者很少有低血压。如血压过低，应查明原因，及时给予补液或给予适当的升压药物如多巴胺、间羟胺等以升高血压。

3. 防治脑水肿

脑血栓形成后，因脑缺血、缺氧而出现脑水肿，在半小时内即可出现细胞毒性水肿，继而在 3 ～ 5d 出现血管源性水肿，7 ～ 10d 后水肿开始消退，2 ～ 3 周时水肿消失。大面积脑梗死或小脑梗死者可致广泛而严重的脑水肿，如不及时处理，可并发脑疝而死亡。常用的有效降颅内压药物为甘露醇、呋塞米、甘油果糖和白蛋白。甘露醇快速静脉注射后，因它不易从毛细血管外渗入组织，从而能迅速提高血浆渗透压，使组织间液水分向血管内转移，达到脱水作用，同时增加尿量及尿 Na^+、K^+ 的排出，尚有清除自由基的作用。通常选用 20% 甘露醇 125mL 静脉快速滴注，1 次 /6 ～ 12h，直至脑水肿减轻。主要不良反应有循环负担而致心力衰竭或急性肺水肿，剂量过大、应用时间过长可出现肾脏损害。为减少上述不良反应，可配合呋塞米使用，呋塞米常用剂量为每次 20 ～ 40mg 静脉滴注，2 ～ 4 次 /d。用药过程中注意水电解质平衡。甘油果糖具有良好的降颅内压作用，常用量 250mL 静脉滴注，1 ～ 2 次 /d；白蛋白具有提高血浆胶体渗透压作用，与甘露醇合用，取长补短，可明显提高脱水效果。用法每次 2 ～ 10g，静脉滴注，1 次 /d 或 1 次 /2d，连用 7 ～ 10d。

4. 溶栓治疗

适用于超早期（发病 6h 以内）及进展型卒中。应用溶栓治疗应严格掌握溶栓治疗的适应证与禁忌证。

（1）适应证：①年龄＜ 75 岁。②对 CA 系梗死者无意识障碍，对 VBA 梗死者由于本身预后极差，对昏迷较深者也不必禁忌，而且治疗开始时间也可延长。③头颅 CT 排除颅内出血和与神经功能缺损相应的低密度影。④可在发病 6h 内完成溶栓。⑤患者或家属同意。

（2）禁忌证：①溶栓治疗之前瘫痪肢体肌力已出现改善。②活动性内出血和已知出血倾向。③脑出血史，近 6 个月脑梗死史及颅内、脊柱手术外伤史。④近半年内活动性消化溃疡或胃肠出血。⑤严重心、肝、肾功能不全。⑥正在使用抗凝剂。⑦未控制的高血压，收缩压高于 200mmHg（26.7kPa），或舒张压高于 110mmHg（14.7kPa）。⑧收缩压低于 100mmHg（13.3kPa）（年龄＜ 60 岁）。

（3）血栓溶解的原理：血栓溶解主要是指溶解血栓内纤维蛋白。纤维蛋白降解主要依靠纤溶酶，它产生于纤溶酶原被一系列活化因子激活时，纤溶酶原是一种相对分子质量为 92000 的糖蛋白，由 790 个氨基酸组成，分为谷氨酸纤溶酶原和赖氨酸纤溶酶原，这两种酶原可被内源性的 t-PA 和外源性的尿激酶和链激酶所激活，在溶栓过程中，给予患者某些药物（如尿激酶、链激酶、t-PA 等）可以促进血栓溶解，将血栓分解为可溶性纤维蛋白降解产物。

（4）常用溶栓剂及作用机制

① 第一代：非选择性溶栓剂——链激酶（SK）、尿激酶（UK）。SK 是国外应用最早、最广的一种溶栓剂，它通过与血中纤维蛋白原形成 1 ∶ 1 复合物，再促进游离的纤溶酶原转化为纤溶酶，因此它是间接的纤溶酶激活剂。链激酶由于抗原性较强，易引起变态反应，溶栓同时也易引起高纤溶血症，目前临床上较少使用。欧洲几项大规模临床研究结果证实，SK 溶栓死亡率及出血发生率高，效果不明显，不推荐使用。UK 是一种丝氨酸蛋白酶，它可使纤溶酶原中的精氨酸 560- 缬氨酸 561 化学键断裂，直接使纤溶酶原转变为纤溶酶，由于其无抗原性、无热原性、毒副作用小，且来源丰富等特点，至今仍是亚洲一些国家（如中国和日本）临床应用的主要药物。

② 第二代：选择性溶栓剂——重组组织型纤溶酶原激活剂（rt-PA），重组单链尿激酶型纤溶酶原激活剂（rscu-PA）ort-PA 分子上有一纤维蛋白结合点，故能选择性地和血栓表层的纤维蛋白结合，所形成的复合物对纤溶酶原有很高的亲和力及催化活性，使纤溶酶原在局部转变为纤溶酶，从而溶解血栓，而很少产生全身抗凝、纤溶状态。但它价格非常昂贵，大剂量使用也会增加出血的可能性，同时由于其半衰期更短，因此有一定的血管再闭塞风险，使其临床应用受到一定的限制。Rscu-PA 是人血、尿中天然存在的一种蛋白质，它激活与纤维

蛋白结合的纤溶酶原比激活血循环中游离的纤溶酶原容易。

③ 第三代：试图用基因工程选择技术改良天然溶栓药物的结构，以提高选择性溶栓剂效果，延长半衰期，减少剂量，这类药物有嵌合型溶栓剂（将 t-PA、scu-PA 二级结构进行基因工程杂交而得）单克隆抗体导向溶栓。

④ 溶栓剂量：脑梗死溶栓治疗剂量尚无统一标准，由于个体差异、给药途径的不同，剂量波动范围也较大。通常静脉溶栓剂量大，SK 15 万～ 50 万 U，UK 100 万～ 150 万 U，rt-PA 10 ～ 100mg；动脉用药 SK0.6 万～ 25 万 U，UK 10 万～ 30 万 U，rt-PA 20 ～ 100mg。

⑤ 溶栓治疗时间：Astrup 根据动物实验首次提出了“缺血半暗带”的概念，表明缺血半暗带仅存在 3 ～ 4h，因此大多数临床治疗时间窗定在症状出现后 6h 内进行。美国食品药物管理局（FDA）批准在发病 3h 内应用 rt-PA。尿激酶一般在发病 6h 内进行。近来有学者提出 6h 的治疗时间窗也绝不是僵化的，有些患者卒中发病超过 6h，如果侧支循环好，仍可考虑延迟性溶栓。

⑥ 溶栓治疗的途径：溶栓治疗的途径主要有静脉和动脉用药两种。在 DSA 下行动脉内插管，于血栓附近注入溶栓药，可增加局部的药物浓度，减少用药剂量，直接观察血栓崩解，一旦再通即刻停止用药，便于掌握剂量，但它费时（可能延误治疗时间）、费用昂贵，需要造影仪器及训练有素的介入放射人员。因而受到技术及设备的限制。相反，静脉溶栓简便易行，费用低。近来有一些学者提出将药物注入 ICA，而不花更多时间将导管插入 MCA 或在血栓近端注药。至于何种用药途径更佳，尚未定论。Racke 认为动脉、静脉用药两者疗效无明显差异。

⑦ 溶栓治疗脑梗死的并发症

a. 继发脑出血：多数文献报告，经 CT 证实的脑梗死后出血性梗死自然发生率为 5%～10%；脑实质出血发生率约为 5%。WardLaw 等综述 1992 年以前 30 多篇文献的 1573 例应用 UK、SK、rt-PA 经静脉或动脉途径溶栓治疗，出血性脑梗死发生率为 10%。1781 例溶栓治疗继发脑实质出血发生率为 5%。当然不同给药方法和时机，出血的发生率不同，据现有资料颅内出血的发生率为 4% ～ 26%。最主要危险因素有溶栓治疗时机（高血压，溶栓开始前收缩压超过 180 ～ 200mmHg 或舒张压超过 110 ～ 120mmHg）、溶栓药物的剂量（脑水肿，早期脑 CT 检查有脑水肿或占位效应患者有增加出血性梗死的发生率）。潜在的危险因素有年龄（70 岁以上）、病前神经状况、联合用药（如肝素、阿司匹林等）。发生机制可能是继发性纤溶亢进和凝血障碍，长期缺血的血管壁已经受损，在恢复血供后由于通透性高而血液渗出，血流再灌注后可能因反射而使灌注压增高。

b. 再灌注损伤：再灌注早期脑组织氧利用率低，而过氧化脂质含量高，过剩氧很容易形成活性氧，与细胞膜脂质发生反应，使脑细胞损害加重。通常脑梗死发病 12h 以内缺血脑组织再灌注损伤不大，脑水肿较轻，但发病 12h 以后则可能出现缺血脑组织过度灌注，加重脑水肿。

c. 血管再闭塞：脑梗死溶栓后血管再闭塞发生率约为 10% ～ 20%，其发生原因目前尚不十分清楚，可能与溶栓药物的半衰期较短有关，尿激酶的半衰期为 16min，PA 仅为 7min；溶栓治疗可能伴有机体凝血活性增高。

5. 抗凝治疗

临床表现为进展性卒中的患者，可有选择地应用抗凝治疗。但有引起颅内和全身出血的危险性，必须严格掌握适应证和禁忌证。抗凝治疗包括肝素和口服抗凝剂。肝素：12500U 加入0.9%氯化钠注射液1000mL中，缓慢静脉滴注（每分钟20滴），仅用1～2d，部分凝血活酶时间保持在正常值的1.5～2.5倍，凝血酶原活动度在20%～30%之间。但有关其疗效及安全性的确切资料有限，结果互有分歧。低分子肝素安全性增加，但其治疗急性缺血性脑血管病的疗效尚待评估，目前已有的资料难以做出肯定结论。用法：速避凝3000～5000U，腹部皮下垂直注射，1～2次/d。口服抗凝剂：双香豆素乙酯300mg，双香豆素100～200mg或华法林4～6mg，刚开始时每日检查凝血酶原时间及活动度，待稳定后可每周查1次，以便调整口服药物剂量。治疗期间应注意出血并发症，如有出血情况立即停用。

6. 降纤治疗

降解纤维蛋白原、增加纤溶系统活性及抑制血栓形成或帮助溶解血栓。适用于脑血栓形成早期，特别是合并高纤维蛋白血症患者。常用药物有巴曲酶、降纤酶等。

7. 抗血小板凝集药物

抗血小板凝集药物能降低血小板聚集和血黏度。目前常用有阿司匹林和盐酸噻氯匹定。阿司匹林以小剂量为宜，一般50～100mg/d，盐酸噻氯匹定250mg/d。

8. 扩容治疗

对于低血压和脑血流低灌注所致的急性脑梗死可考虑扩容治疗。

9. 脑保护剂

（1）钙通道阻滞剂：能阻止脑缺血、缺氧后神经细胞内钙超载，解除血管痉挛，增加血流量，改善微循环。常用的药物有尼莫地平、盐酸氟桂利嗪等。

（2）胞磷胆碱：是合成磷脂胆碱的前体，胆碱在磷脂酰胆碱生物合成中具有重要作用，而磷脂酰胆碱是神经膜的重要组成部分，因此具有稳定神经细胞膜的作用。胞磷胆碱还参与细胞核酸、蛋白质和糖的代谢，促进葡萄糖合成乙酰胆碱，防治脑水肿。用法：500～750mg加入5%葡萄糖液250mL。静脉滴注，1次/d，10～15d为1个疗程。

（3）脑活素：主要成分为精制的必需和非必需氨基酸、单胺类神经介质、肽类激素和酶前体，能通过血-脑屏障，直接进入神经细胞，影响细胞呼吸链，调节神经递质，激活腺苷酸环化酶，参与细胞内蛋白质合成等。用法：20～50mL加入生理盐水250mL，静脉滴注，1次/d，10～15d为1个疗程。

10. 外科治疗和介入治疗

半球大面积脑梗死压迫脑干，危及生命时，若应用甘露醇无效，应积极进行去骨瓣手术减压和坏死脑组织吸出术。对急性大面积脑梗死产生明显肿胀及脑积水者，可行脑室引流术或去除坏死组织以挽救生命。对颈动脉粥样硬化颈动脉狭窄＞70%者，可考虑手术治疗。常用的手术方法有颈动脉内膜剥离修补术，颅外-颅内血管吻合术及近年来发展起来的颈动脉支架成形术。

11. 康复治疗

主张早期进行系统、规范及个体化的康复治疗。急性期一旦病情平稳，应立即进行肢体功能锻炼和语言康复训练，降低致残率。

（三）脑栓塞

（1）发生在颈内动脉前端或大脑中动脉主干的大面积脑栓塞，以及小脑梗死可发生严重的脑水肿，继发脑疝，应积极进行脱水、降颅内压治疗，必要时需要进行大颅瓣切除减压。大脑中动脉主干栓塞可立即施行栓子摘除术，据报道70%可取得较好疗效，亦应争取在时间窗内实行溶栓治疗，但由于出血性梗死更多见，溶栓适应证更应严格掌握。

（2）由于脑栓塞有很高的复发率，有效的预防很重要。房颤患者可采用抗心律失常药物或电复律，如果复律失败，应采取预防性抗凝治疗。由于个体对抗凝药物敏感性和耐受性有很大差异，治疗中要定期监测凝血功能，并随时调整剂量。在严格掌握适应证并进行严格监测的条件下，适宜的抗凝治疗能显著改善脑栓塞患者的长期预后。

（3）对于气栓的处理应采取头低位，左侧卧位。如系减压病应立即行高压氧治疗，可使气栓减少，脑含氧量增加，气栓常引起癫痫发作，应严密观察，及时进行抗癫痫治疗。脂肪栓的处理可用血管扩张剂，5% 碳酸氢钠注射液 250mL 静脉滴注，2 次 /d。感染性栓塞需选用有效足量的抗生素抗感染治疗。

（四）腔隙性脑梗死

该病无特效治疗，其关键在于防治高血压、动脉粥样硬化和糖尿病等。急性期适当的康复措施是必要的。纯感觉性卒中主要病理是血管脂肪透明变性，巨噬细胞内充满含铁血黄素，提示红细胞外渗，因此禁用肝素等抗凝剂，但仍可试用阿司匹林；纯运动型较少发生血管脂肪变性，可以应用肝素，但应警惕出血倾向。无症状型腔隙性脑梗死主要对其危险因素（高血压、糖尿病、心律失常、高脂、高黏血症及颈动脉狭窄等），进行积极有效的治疗，对降低其复发率至关重要，对本病的预防也有极其重要的意义。

第六章
血液系统急危重症

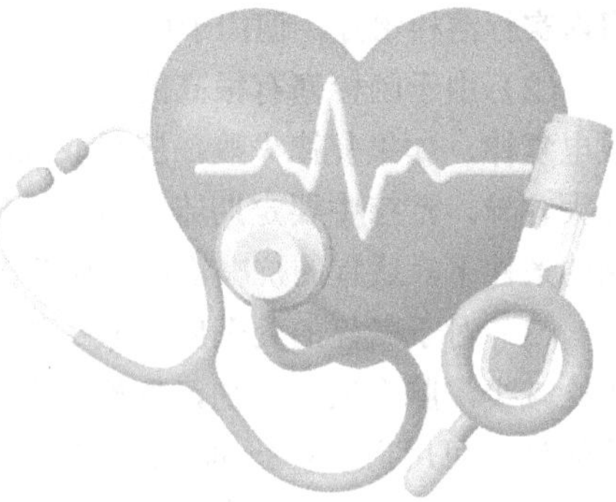

第一节　急性白血病

急性白血病是一种造血系统的恶性肿瘤，其主要表现为异常的白细胞及其原始细胞（即白血病细胞）在骨髓或其他造血组织中进行性、失控的异常增生，浸润各种组织，使正常血细胞生成减少，产生相应的临床表现。

一、病因

人类白血病的病因至今未明。许多因素被认为和白血病发生有关。病毒可能为其主要因素，此外尚有遗传因素、放射线、化学毒物或药物等因素。

1. 病毒

已经证实成人T细胞白血病病毒（HIV-Ⅰ）是引起成人T细胞白血病（ATL）的主要原因。

2. 电离辐射

照射剂量与白血病发病率密切相关。引起骨髓抑制、免疫缺陷、染色体断裂和重组。

3. 化学因素

多引起ANLL，常有白血病前期。苯、乙双吗啉、烷化剂可导致染色体畸变。

二、分类

根据白血病细胞的类型，急性白血病可分为急性淋巴细胞白血病（ALL）和急性髓系白血病（AML）两大类。急性淋巴细胞白血病又分为L1～L3，急性髓系白血病又分为M0～M7。

1. ALL

（1）L1：胞体小，较一致；胞质少；核形规则、核仁小而不明显，少见或不见。

（2）L2：胞体大，不均一；胞质常较多；核形不规则，常呈凹陷、折叠。核仁清楚，一个或多个。

（3）L3：胞体大，均一；胞质多，深蓝色，有较多空泡，呈蜂窝状；核形规则；核仁清楚，一个或多个。

2. AML

（1）M0（急性髓细胞性白血病微分化型）：骨髓（BM）原始细胞占非红系细胞（NEC）

90% 及以上。过氧化物酶染色（MPO）或苏丹黑染色（SBB）阳性率＜ 3%。

（2）M1（粒细胞未分化型）：BM 原始细胞Ⅰ型及Ⅱ型占非红系细胞（NEC）90% 及以上。MPO 或 SBB 阳性率≥ 3%，胞质内可有细小颗粒或 Auer 小体。

（3）M2（粒细胞部分分化型）：BM 原始细胞Ⅰ型及Ⅱ型占非红系细胞（NEC）30% ～ 89%，单核细胞＜ 20%，分化的粒细胞＞ 10%。

（4）M3（颗粒增多的早幼粒细胞型）：BM 中以颗粒增多的异常早幼粒细胞增生为主，在 NEC 中＞ 30%。

（5）M4（粒-单细胞型）：BM 中 NEC 的原始细胞＞ 30%，原粒及以下各阶段细胞占 30% ～ 79%，各阶段单核细胞＞ 20% 和（或）外周血原粒＞ $5×10^9$/L。另有 M4 变异型，称 M4E0，嗜酸性粒细胞＞ NEC 的 5%，且胞质中同时出现嗜碱颗粒，和（或）伴不分叶的嗜酸性粒细胞。

（6）M5（单核细胞型）：又分为 M5a（原始单核细胞型）及 M5b；前者 BM 中原始细胞≥ 80%，后者则＞ 30%。

（7）M6（红白血病）：BM 中原始细胞占 NEC 的 30% 及以上，红系占有核细胞总数的 50% 及以上。

（8）M7（巨核细胞型）：BM 原巨核细胞≥ 30%。

三、临床表现

起病大多急骤，表现为贫血、出血、感染、组织器官浸润。

（一）贫血

表现为乏力、苍白、头痛、耳鸣，严重者引起心肺功能衰竭。

（二）发热和感染

白血病本身也可引起发热，但多为继发感染所致，以口腔、肛周、呼吸道、泌尿系、皮肤感染多见，严重时可致败血症，以革兰氏阴性杆菌败血症常见。

（三）出血

皮肤瘀点、瘀斑、鼻出血、牙龈出血，严重者出现内脏出血，如月经过多、眼底出血、消化道出血、血尿等。颅内出血为最主要的并发症，也是急性白血病死亡的首要原因，尤以 AML-M3 为主。

（四）髓外浸润

1. 淋巴结和肝、脾肿大

以 ALL 常见。多数 ALL 有纵隔淋巴结肿大；AML-M4 和 M5 淋巴结肿大多见；部分患者有肝、脾肿大。

2. 骨骼和关节

胸骨下端压痛是最主要的临床体征。

3. 口腔和皮肤

齿龈肿胀，多见于 AML-M4 和 M5。

4. 心脏和呼吸系统

关节及骨骼疼痛，儿童多见。可有皮肤浸润表现。

急性白血病肺部表现可有浸润、感染、白细胞淤滞等。肺部浸润可呈弥漫性，也可散在分布，和感染并存可呈片状阴影。肺部血管的白细胞淤滞可导致呼吸窘迫综合征，主要见于高白细胞 ALL。心脏浸润可表现为心肌炎、心律失常、心衰，偶有心包炎表现。

5. 中枢神经系统

脑膜浸润或脑实质局部浸润或颅神经直接浸润的表现，ALL 多见，表现为头痛、呕吐、视力模糊等。是白血病髓外复发的根源。

6. 睾丸

白血病细胞浸润睾丸，表现为单侧无痛性肿大，多见于 ALL。

（五）其他

可浸润胃肠道，表现为腹痛、腹泻、胃肠道出血、阑尾炎、肠梗阻等。白血病细胞可浸润肾脏、甲状腺、胰腺、下丘脑等，出现相应的临床症状。

四、辅助检查

（一）血常规

多数病例有不同程度贫血，且呈进行性发展。多为正常细胞性贫血。外周血白细胞计数可降低、正常、增高或显著增高；约 50% 的 AML 和 30% 的 ALL 患者白细胞计数可低于 5×10^9/L，甚至低于 1×10^9/L，也有超过 100×10^9/L，称为白细胞增多性白血病。白细胞分类示原始和幼稚细胞百分比显著增多，可从 5% 到 100%，而正常白细胞比例明显减少。几乎所有患者均有不同程度的血小板减少，约半数以上病例血小板计数＜ 60×10^9/L。

（二）骨髓检查

大多数患者呈增生活跃或极度活跃，少数增生低下称为低增生性急性白血病。分类中原始和幼稚细胞大量增生，白血病性原始细胞占非红系有核细胞的 30% 以上，原始细胞形态异常，AML 可见 Auer 小体，中间阶段细胞缺如，成熟细胞减少呈裂孔现象。红系、巨核系细胞受抑制。

（三）细胞化学染色

急性白血病各亚型细胞化学染色特征（表 6-1）。

（四）免疫学检查

ALL 的免疫学检查已广泛应用。免疫学检查不仅对白血病分型，而且对白血病细胞的性质、分化阶段能做出较客观的判断，它对治疗及预后判断有指导意义。但由于至今尚未发现白血病特异性抗原，目前只能用正常血细胞的分化抗原进行免疫分型。

根据急性白血病细胞表面分化抗原的不同进行分型。

表 6-1　急性白血病各亚型细胞化学染色特征

类型	过氧化物酶	特异性酯酶	非特异性酯酶	PAS 反应	碱性磷酸酶	酸性磷酸酶	溶酶菌
ALL	−	−	−	+～++	++～+++	−	正常
M0	−	−	−～±	−～±	−	−	正常
M1、M2	−～±	+	−～±	−～±	−	正常或偏高	
M3	+++～++++	++	+++NaF 轻度抑制	−～±	−～±	−	正常
M4	+～++	+～++	+～++	+	−～±	++	正常或中度增高
M5	−～+	+	+++NaF 轻度抑制	−～±	−～+	+++	明显增高
M6	+～+++	+～+++	−～+++	+～+++	−～±	+++	增高
M7	+～++	−	−～+	+～++	−～±	+	中度增高

1. ALL 各亚型细胞表面主要阳性标志

① 裸型（Null-ALL）：HLA-DR，其他 CD 大多数阴性；②普通型（c-ALL）：CD10，CD19；③前 B 细胞型（Pre-B-ALL）：CD19，CD20，CD22，Cyu；④ B 细胞型（B-ALL）：CD19，CD20，CD22，SmIg；⑤前 T 细胞型（Pre-T-ALL）：CD7，CD5，CD2；⑥ T 细胞型（T-ALL）：CD7，CD5，CD2、CD3、CD4、CD8。

2. ANLL 各亚型细胞表面主要阳性标志

① M0：CD34、CD33、CD13；② M1：CD33、CD13、CD15；③ M2：CD33、CD13、CD15；④ M3：CD33、CD13、CD15 阳性，但 HLA-DR 及 CD34 应阴性。⑤ M4：CD33、CD13、CD15、CD14；⑥ M5：CD33、CD13、CD15、CD14；⑦ M6：CD33、CD13、CD71（转铁蛋白受体）、血型糖蛋白 A 及红细胞膜收缩蛋白；⑧ M7：CD41、CD42、CD61、vWF。

（五）细胞遗传学检查

克隆性细胞遗传学异常发生率高，但除少数类型外，变异范围甚大，仅下列几种异常和分型有一定关系：① t（8；21）：见于 10%～15% 的 ANLL，主要为 M2；② t（15；17）：见于 ANLL，主要为 M3；③ inv/del（16）（q22）：见于 5% 的 ANLL，主要见于 M4 E0；④ t（9；22）：见于 25% 的成人 ALL。

五、诊断与鉴别诊断

（一）诊断

可根据以下几点进行诊断：

（1）临床表现：急性起病，感染、发热、出血、贫血、骨骼关节疼痛、肝脾及淋巴结肿大等。

（2）血常规检查：外周血白细胞数量异常，出现原始或幼稚细胞，贫血、血小板减少。

（3）骨髓检查：骨髓检查白血病性原始细胞≥ 30%，是诊断的最主要依据。

（4）细胞化学染色、免疫学和细胞遗传学检查：协助急性白血病的诊断和分型。

（二）鉴别诊断

（1）与骨髓增生异常综合征（MDS）：部分亚型外周血中可出现原始细胞增多，但起病相对较缓，骨髓原始细胞＜30%，三系病态造血明显。

（2）其他病因引起的外周血单核细胞增多：传染性单核细胞增多症的异形淋巴细胞及结核病、风湿热等引起的外周血单核细胞增多须与急性单核细胞白血病鉴别。疾病相应的临床表现和骨髓检查不难鉴别。

（3）巨幼细胞贫血：骨髓红系增生异常活跃并呈巨幼变，须与 M_6 相鉴别。维生素 B_{12}、叶酸浓度检测，骨髓原始细胞数及红系、巨核系造血情况不同等不难鉴别。

（4）粒细胞缺乏症、再生障碍性贫血、特发性血小板减少性紫癜等：白细胞不增多性白血病可表现为外周血一系或多系减少，须与上述疾病鉴别，通过血涂片和骨髓检查易于鉴别。

六、治疗

（一）一般治疗

1. 紧急处理高白细胞血症

当血中白细胞＞100×10^9/L 时，可紧急使用血细胞分离机进行单采，清除过高的白细胞，同时给予碱化、水化和化疗。可根据白血病类型给予相应方案化疗，也可先进行所谓化疗前短期预处理：对 ALL 患者给予地塞米松 10mg/m^2，静脉注射；对 AML 患者给予羟基脲 1.5 ～ 2.5g/6h（总量 6 ～ 10g/d），约 36h，然后进行联合化疗。

2. 防治感染

白血病患者常伴有粒细胞减少或缺乏，特别在化疗、放疗后粒细胞缺乏将持续相当长时间，此时患者宜住在层流病房或消毒隔离病房。G-CSF 可缩短粒细胞缺乏期，用于 ALL，老年、强化疗或伴感染的 AML。发热应做细菌培养和药敏试验，并迅速进行经验性抗生素治疗。

3. 成分输血支持

严重贫血可吸氧、输浓缩红细胞，维持 Hb＞80g/L，但白细胞淤滞时不宜马上输红细胞，以免进一步增加血黏度。血小板计数过低会引起出血，须输注单采血小板悬液。

4. 防治高尿酸血症肾病

由于白血病细胞大量破坏（化疗时更甚），血清和尿中尿酸浓度增高，积聚在肾小管内引起阻塞而发生高尿酸血症肾病。因此应鼓励患者多饮水。最好 24h 持续静脉补液，使每小时尿量＞100mL/m^2 并保持碱性尿。在化疗同时给予别嘌醇，每次 100mg，每日 3 次，以抑制尿酸合成。

5. 维持营养

应注意补充营养，维持水、电解质平衡，给予患者高蛋白、高热量、易消化食物，必要时经静脉补充营养。

（二）抗白血病治疗

抗白血病治疗的第一阶段是诱导缓解治疗，主要方法是联合化疗，目标是使患者迅速获得完全缓解（CR）。达到 CR 后进入抗白血病治疗的第二阶段，即缓解后治疗，主要方法为化疗和 HSCT。

1.Ph$^-$-ALL 的治疗

（1）诱导治疗：一般以 4 周方案为基础。年轻成人和非老年 ALL 至少应予长春新碱（VCR）

或长春地辛、蒽环/蒽醌类药物、糖皮质激素为基础的方案（如VDP、VIP）诱导治疗。CD20表达阳性的患者可联合CD20单克隆抗体（利妥昔单抗）。

（2）CR后的治疗：缓解后的巩固化疗和（或）抗体免疫治疗可清除残存的白血病细胞、提高疗效，但是巩固治疗方案在不同的研究组、不同的人群并不相同。一般应给予多疗程的治疗，药物组合包括诱导治疗使用的药物（如长春碱类药物、蒽环类药物、糖皮质激素等）、MTX、阿糖胞苷（Ara-C）、6-MP、ASP等。缓解后治疗可以包括1～2个疗程再诱导方案（如VDLP方案），MTX和Ara-C为基础的方案各2～4个疗程；条件允许的患者可包括多个疗程CD19/CD3双特异性抗体（可给予4～5个疗程，如果桥接HSCT，可给予1～2个疗程）。

（3）维持治疗：ALL患者强调维持治疗，基本方案：6-MP 60～75mg/m^{2}每日1次，MTX 15～20mg/m^{2}每周1次。

2. 成年患者（年龄＜60岁）Ph$^+$-ALL的治疗

（1）诱导治疗：诱导化疗和Ph$^-$-ALL一样。

（2）CR后的治疗：缓解后治疗原则上参考一般Ph$^-$-ALL的治疗（但可以不再使用ASP），应保证TKI的用药（TKI优先推荐持续应用，至维持治疗结束）；无条件应用TKI或多种TKI不耐受的患者按一般Ph$^-$-ALL的方案治疗。

（3）维持治疗

① 可以应用TKI治疗者，采用以TKI为基础的维持治疗，至CR后至少2年，其后可用TKI维持治疗。

② 不能坚持TKI治疗者，采用干扰素（可以联合VCR、糖皮质激素）维持治疗，300万U/次，隔日1次，缓解后至少治疗2年。或参考Ph$^-$-ALL进行维持治疗。

3. 可以耐受强化疗AML

（1）诱导治疗

① 常规的诱导治疗方案：标准剂量阿糖胞苷（Ara-C）100～200mg/（m^2·d）×7d联合去甲氧柔红霉素（IDA）12mg/（m^2·d）×3d或柔红霉素（DNR）60～90mg/（m^2·d）×3d。

② 含中剂量Ara-C的诱导治疗方案：高三尖杉酯碱（HHT）2mg/（m^2·d）×7d，DNR 40mg/（m^2·d）×3d，Ara-C前4d为100mg/（m^2·d），第5、6、7天为1g/（m^2·d）。

（2）缓解后治疗

① 预后良好组：多疗程的大剂量Ara-C：大剂量Ara-C［3g/（m^2·12h），6个剂量］，3～4个疗程，单药应用。

② 预后中等组：异基因造血干细胞移植，寻找供者期间行1～2个疗程的中大剂量Ara-C为基础的化疗或标准剂量化疗。多疗程的中大剂量Ara-C。中大剂量Ara-C［1.5～3g/（m^2·12h^1），6个剂量］，3～4个疗程，单药应用。

③ 预后不良组：尽早行异基因造血干细胞移植，寻找供者期间行1～2个疗程的中大剂量Ara-C为基础的化疗或标准剂量化疗。无条件移植者予中大剂量Ara-C［1.5～3g/（m^2·12h^1），6个剂量］，3～4个疗程，单药应用。

（3）维持治疗：经过诱导和巩固治疗后，中高危组患者可用去甲基化药物（如阿扎胞苷或地西他滨）进行维持治疗，直至疾病进展。

第二节 急性溶血性贫血

急性溶血是指红细胞在短时间内大量破坏、寿命缩短的过程。急性溶血性贫血是指红细胞在短时间内大量破坏而引起的一类贫血。溶血危象较常见于在慢性遗传性溶血性贫血的过程中，红细胞的破坏突然增加，超出了骨髓造血代偿能力，而引起的严重贫血，多因急性或亚急性感染、劳累、受冷等因素而诱发。

一、病因

在慢性溶血性贫血基础上出现贫血和黄疸突然加重，伴有寒战、发热、呕吐、腹痛、脾肿大等；或突然出现乏力、面色苍白加重，结合外周血象改变和网织红细胞计数诊断溶血危象。但应尽快确定溶血危象的原因。

二、临床表现

1. 急性溶血性贫血的临床表现

急性起病，全身不适，寒战、高热、头痛、腰背四肢酸痛及腹痛，有时伴恶心、呕吐、腹泻，有些患者腹痛严重，有腹肌痉挛，甚似急腹症；同时出现贫血、黄疸、尿色棕红（血红蛋白尿）。严重者可有下列表现：呼吸急促，心率增快，烦躁不安；急性循环衰竭：急性心功能不全或休克；急性肾衰竭；弥散性血管内凝血；中枢神经系统损害，如昏迷、胆红素脑病（新生儿早期）。

2. 溶血危象的临床表现

在慢性溶血性贫血过程中出现贫血、黄疸加重，伴有发热、腹痛、疲倦等症状，脾脏可有触痛。一般持续 7 ～ 14d 可自然缓解。

三、辅助检查

1. 红细胞破坏增加

（1）血常规：红细胞及血红蛋白迅速降低，血红蛋白常低于 60g/L。

（2）红细胞生存时间测定：很少使用，多用于病史和一般实验室检查难以确定诊断时。

（3）胆红素代谢及其代谢产物增多：血清间接胆红素增高；尿胆原、粪胆原增多：血清铁增高。

（4）血红蛋白血症：正常血浆只有微量的游离血红蛋白（10 ～ 100mg/L）。当大量溶血时，主要为急性血管内溶血时，可高达 1g/L 以上。

（5）血清结合珠蛋白降低：正常血清中含量为 0.5 ～ 1.5g/L，血管内溶血时，结合珠蛋白和游离血红素结合，血浆中结合珠蛋白含量降低，甚至为 0。急性溶血停止 3 ～ 4d 后方能恢复正常水平。

（6）血红蛋白尿及含铁血黄素尿：含铁血黄素尿是血管内溶血的重要指标。

2. 红细胞代偿性增生

（1）网织红细胞明显增多：常高于 5%，网织红细胞的增多与溶血程度呈正相关。

（2）外周血液出现幼稚红细胞：通常是晚幼红细胞，严重溶血时尚可见幼粒细胞；血小板计数增加。可表现为类白血病反应。

（3）骨髓幼红细胞增生：有核细胞增生旺盛，粒 / 红比值倒置，红系增生更活跃，并以中、晚幼红细胞增生为主。

3. 生化检查

出现高钾血症、代谢性酸中毒、低钙血症；危象时易发生急性肾衰竭。部分患者有肝脏功能异常；血清乳酸脱氢酶增高。

4. 红细胞形态检查

如小球形红细胞增多（＞ 10%）提示遗传性球形红细胞增多；椭圆形红细胞增多（15%）提示椭圆形红细胞增多症；靶形红细胞增多见于地中海贫血、HbC、HbS、HbE 等；破碎红细胞、盔形红细胞增多（＞ 2%）提示微血管病性溶血性贫血。

5. 红细胞渗透脆性实验

脆性增加见于遗传性球形红细胞增多症、AAIHA；减低见于地中海贫血。

6. 孵育实验

将测定的红细胞温育 24h 再做脆性实验，可提高敏感性，对轻型遗传性球形红细胞增多症可得阳性结果。

7. 抗人球蛋白实验

抗人球蛋白（Coombs）试验是检测温抗体型 AAIHA 的经典方法。但试验结果与溶血严重程度无关。临床上约有 2% ～ 5% 的 AAIHA 患者 Coombs 试验呈阴性。

8. 血红蛋白检查

有助于地中海贫血和血红蛋白病的诊断。

（1）血红蛋白电泳和抗碱血红蛋白实验：是诊断珠蛋白生成障碍性贫血（地中海贫血）和异常血红蛋白病的简易可靠的方法。

（2）异丙醇试验和热不稳定实验：对不稳定血红蛋白病（uHb）的诊断有价值。

（3）变性珠蛋白小体（Heinz body）：G6PD 缺乏和 uHb 患者此小体阳性。

（4）肽链分析：可检测血红蛋白的 α、β、γ 链。

9. 红细胞酶检查

有助于红细胞酶缺陷的诊断。

（1）红细胞酶活性测定：是确诊各种酶缺乏的方法。但应注意急性溶血时，血循环中的红细胞多为年轻红细胞，其酶活性不低，易出现假阴性结果。近年来，G6PD/6PGD 比值法已广泛应用，有利于提高 G6PD 缺乏杂合子的检出率。

（2）高铁血红蛋白（MHb）还原实验；是检查 G6PD 缺乏的首选过筛实验，方法简便，但可出现假阳性和假阴性。

（3）荧光斑点实验：是检查 G6PD 缺乏的首选过筛实验。

（4）硝基四氮唑蓝（NBT）纸片法：也是 G6PD 缺乏的过筛试验。

10. 基因分析

可检测遗传性溶血性疾病的基因缺失或突变。

11. 血清酸化溶血试验（Ham 实验）和糖水溶血实验

两者是临床诊断 PNH 常用检查方法。

12. 血细胞 GPI 锚连蛋白表达检测

其已成为 PNH 的“金指标”。

四、鉴别诊断

1. 再生障碍及其危害

血红蛋白及红细胞计数及网织红细胞明显降低，外周血的中性粒细胞与血小板计数一般正常，偶有粒细胞及血小板同时降低。骨髓象有两种表现：红细胞系统受抑制，有核红细胞甚少；骨髓增生活跃，但红系停滞于幼稚细胞阶段。HPV B19 病毒抗体检测和病毒 DNA 检测有助于诊断。

2. 失血性、缺铁性或巨幼细胞贫血

恢复早期也可有贫血和网织红细胞增多。骨穿做骨髓象检查可鉴别。

3. 家族性非溶血性黄疸

患者有非胆红素尿性黄疸而无贫血。

4. 骨髓转移瘤

有幼粒-幼红细胞性贫血、成熟红细胞畸形、轻度网织红细胞增多，本质不是溶血，骨穿做骨髓象检查易于鉴别。

五、治疗

（一）一般治疗

卧床休息，烦躁不安者给予小剂量镇静剂，吸氧，保证足够的入液量，出现溶血危象应注意纠酸，碱化尿液。

（二）去除病因

对诱发溶血及其危象的病因应及时去除。

（三）输注红细胞

是直接纠正贫血的措施，每次输注浓缩红细胞 10mL/kg，可提高 Hb 20 ～ 30g/L，以维持外周血 Hb ＞ 60g/L 为宜。没有成分输血时也可输全血。输血注意事项如下：

1. 贫血极重者

每次输注量不宜太多，速度宜慢。极重度贫血伴心功能不全者可予半量输血。

2. 根据不同病因及贫血程度

决定是否需要输注红细胞：例如 G6PD 缺乏所致的伯氨喹型溶血性贫血在去除诱因后溶血多呈自限性，常于 7 ～ 10d 后可自行恢复，如贫血不严重可不必输注红细胞，贫血严重时输 1 ～ 2 次即可。蚕豆病溶血发展快，病情重，需及时输注红细胞。AIHA 因输血后可使溶血加速，贫血加重，从而可能发生急性肾衰竭，甚至危及生命，故应慎重；但严重贫血伴有循环衰竭或严重缺氧的情况下，输红细胞仍是抢救措施之一。AIHA 输血指征如果患者在应用糖皮质激素后仍有下列情况应考虑输血：患者 Hb ＜ 40g/L；Hb ＞ 40g/L 但起病急，进展快伴有心功能不全者；出现嗜睡、迟钝、昏迷等中枢神经系统症状；因溶血危象导致低血容量性休克危及生命者。

3. 根据不同病因选择血源

例如 G6PD 缺乏者不应输注 G6PD 缺乏的红细胞；AAIHA 要用洗涤红细胞（去除血浆中

补体），且在配血时尽量选用患者血清和供者红细胞反应少的红细胞。

4. 对冷抗体型 AIHA

应输保温 37℃的红细胞。

（四）肾上腺皮质激素

此药为温抗体型 AIHA 的首选药物，有效率为 80%。对于其他非免疫性溶血性贫血，均不必使用激素。

（五）丙种球蛋白

IVIG 已用于治疗 AIHA，部分患者有短期疗效。少数再生障碍危象患者需要丙种球蛋白治疗，可改善骨髓增生不良状态。

（六）免疫抑制剂

多用于 AAIHA 对激素无效或需较大剂量维持者，常用环磷酰胺、环孢素和长春新碱等；利妥昔单抗（rituximab）是一种针对 B 淋巴细胞抗原的抗 CD20 单克隆抗体，有研究表明，剂量 375mg/（m^2・d）中位数为 3 周，治疗儿童 AIHA 安全有效，多数患者取得持续的效果，虽然可复发，但第二次治疗仍然可控制疾病。

（七）血浆置换

可用于自身免疫性溶血。

（八）脾切除

对遗传性球形红细胞增多症最有价值。对内科治疗无效者可考虑切脾治疗。

第七章
骨科急危重症

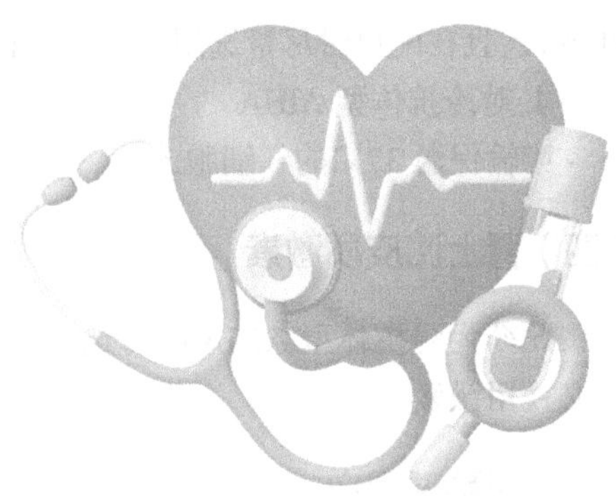

第一节　脊髓损伤

脊髓损伤常由脊柱的震荡、压缩致椎体后部的畸形或附件碎片压迫、挫裂、穿刺或切割而引起。损伤的结构各有不同，损伤的程度轻重不一。按照不同的损伤结构，可有损伤节段以下的躯干和肢体的感觉、运动、反射和交感神经的功能障碍。胸段或腰段脊髓损伤者可有躯干和下肢的神经功能障碍称截瘫，颈髓损伤者则引起上下肢和躯干的神经功能障碍称四肢瘫痪，圆锥体或马尾损伤，则仅有会阴部的感觉障碍和大小便失禁。

一、分类与临床表现

脊髓损伤可分为脊髓震荡（又称脊髓休克）、脊髓受压和脊髓断裂等。根据其功能障碍程度，分为暂时性、不完全性和完全性三种；根据脊髓损伤平面的高低，分为高位与低位两种。损伤在颈膨大或其以上者，则出现高位截瘫；损伤在颈膨大以下者，不论损伤平面上胸段或腰段，则仅出现下肢瘫痪，称低位截瘫。高位截瘫上肢和下肢均瘫痪。

1. 脊髓震荡

脊髓震荡又称为脊髓休克，是指脊髓的功能性损害，无器质性改变。脊髓实质在电镜下无明显改变或有少许渗出甚至点状出血。损伤后早期表现为完全或不完全截瘫，24h 内开始恢复，且在 3 ～ 6 周可完全恢复，不留后遗症。其早期表现与脊髓实质损伤相似，均称为弛缓性瘫痪。两者的鉴别点为：脊髓震荡导致的瘫痪为不完全性，在数小时内可逐渐恢复；若损伤后经过一段时间，感觉和运动完全消失，则可能为脊髓实质损伤或脊髓完全断裂。如疑有脊髓断裂，可在 24h 后做阴茎反射及肛门反射试验，其中之一恢复者，提示为不完全损伤。

2. 脊髓受压

脊柱骨折或脱位合并脊髓损伤的部分患者，其脊髓在受到挫裂伤的同时，还可被碎骨片、脱出的椎间盘组织、血肿、椎体或椎板及紧张的硬膜所压迫。这些压迫因素都存在于脊髓之外，故称之为外在的压迫因素。若脊髓内部发生出血坏死，或因伤后水肿，脊髓增粗，使软脊膜内压力增高，软脊膜紧张，为内在的压迫因素。外在和内在的压迫因素，均可导致受损伤的脊髓组织进一步缺血、缺氧，最后使残余的神经组织进一步坏死、液化，导致瘢痕组织的形成。

3. 脊髓挫裂伤

脊髓挫裂伤可分为完全挫裂伤和不完全挫裂伤，一般是由于脊柱骨折或脱位所致。若系钝性损伤，则损伤范围较广泛，所引起的截瘫也较严重。挫裂伤可导致硬膜、脊髓和脊髓血管发生病理改变。病变的轻重与暴力的大小有直接关系，暴力强大者可导致局部脊髓完全挫裂伤，上下相邻数节的脊髓组织也可能因牵拉、水肿、压迫或血液循环障碍而受到不同程度的损伤。根据脊髓内部损伤的部位不同，可将脊髓不全挫裂伤分为以下几种情况。

（1）脊髓前角损伤：前角损伤是因前角内出血或空洞形成所致，可为单侧或双侧，可累及多个节段。临床表现为受累肌群呈弛缓性瘫痪。

（2）脊髓前部损伤：脊髓前部损伤多累及脊髓侧角、前角、侧束和前束，甚至可损伤部分后束。临床表现为损伤平面以下痛觉、温度觉、运动功能、大小便功能、血管舒缩功能部分或完全丧失，但后束功能大部分或全部正常。

（3）脊髓半横贯损伤综合征：多发生于颈髓或上段胸髓。临床表现为损伤侧平面以下神经元瘫痪及各种感觉丧失，对侧痛、温度觉丧失。

（4）脊髓中央损伤综合征：脊髓灰质血供丰富，对损伤敏感，因而脊髓挫伤后易发生中央出血性坏死，临床常见于颈髓损伤，其特点为上肢瘫痪较重，而下肢瘫痪较轻。

4. 马尾神经损伤

腰2以下的脊柱骨折或脱位，可损伤马尾神经，脊髓损伤较少见。部分或全部马尾神经可被挫伤、撕裂、撕脱或横断，硬脊膜也常同时受损。表现为损伤平面以下的感觉、运动和反射均消失，大小便及性功能也可能出现障碍。不全损伤患者可合并持久的神经痛。若为半侧损伤，则损伤侧运动和感觉功能多同时丧失。

各种较重的脊髓损伤后，均可立即发生损伤平面以下弛缓性瘫痪，这是失去高级中枢控制的一种现象，为脊髓休克。2～4周发生损伤平面以下程度不同的痉挛性瘫痪，脊髓休克与脊髓震荡是完全不同的两个概念。

二、诊断

患者常有遭受外力或高处跌坠史。

（一）脊髓震荡

与颅脑损伤中的脑震荡相似，也是各类脊髓损伤时都可能有的早期症状。表现为损伤平面以下脊髓功能，包括运动、感觉和反射等完全消失，伴有大小便潴留，数小时或数日后即可恢复正常。如脊髓实质性损伤，持续时间则较长，一般3～4周。

（二）脊髓损伤

在脊髓损伤度过无反射期后，则转入反射增强期，出现肌张力增高、反射亢进和锥体束征阳性，此时才出现典型脊髓损伤的临床表现。脊髓损伤可分为完全性和部分性损伤两种：

1. 完全性损伤

呈脊髓横断综合征，损伤平面以下的运动、感觉功能完全丧失，永不恢复。伤后早期出现肛门反射（刺激会阴部出现肛门括约肌收缩）及龟头-球海绵体反射（刺激龟头引起阴茎球海绵体肌收缩）和跖伸反射，可作为脊髓完全性横断的依据。

2. 部分性损伤

按脊髓横断面损伤的部位不同有：

（1）脊髓半横断综合征：常由锐器直接刺伤某一侧的一半脊髓所致。表现为伤后出现同侧运动和深感觉障碍，对侧痛觉和温度觉障碍。

（2）脊髓中央损伤综合征：表现为痛觉和温度觉消失而触觉保存的浅感觉分离；如发生在颈髓，出现四肢瘫，以上肢为重，下肢较轻，伴括约肌功能障碍。

（3）脊髓前部损伤综合征：表现为损伤平面以下完全性瘫痪及浅感觉（痛温觉）迟钝或消失，但因后索完整，故深感觉尚保存。有括约肌功能障碍。

（4）脊髓后部损伤综合征：以深感觉障碍为主，痛觉、温度觉仍存在。

（5）脊髓内出血：产生节段性症状，受伤节段分布区痛温觉消失、触觉基本正常的分离性感觉障碍。肌肉呈下运动神经元瘫痪，与脊髓空洞症的神经损害症状相似。

（三）脊髓压迫

早期常由碎骨片、移位椎体、异物、椎间盘突出、硬膜外血肿和硬膜下血肿等引起，晚期可由硬脊膜增厚、慢性血肿等所致。脊髓各节段受压损伤的症状亦有所不同。

（四）脊髓各节段损伤的特点

1. 颈段和上胸段损伤

（1）高颈段（颈 1 ～ 4）损伤：部分病例也可能合并脑干损伤。颈 1 ～ 2 段损伤患者可立即死亡。颈 2 ～ 4 段因有膈神经中枢，无论直接挫伤或下部挫伤水肿向上扩延，可使膈肌和其他呼吸肌瘫痪，患者呼吸困难，也很快致命。损伤水平以下四肢瘫均为痉挛性瘫痪。括约肌功能和性功能也完全丧失。感觉障碍方面，由于三叉神经脊髓束损伤，面部感觉丧失，而口唇和其周围、鼻尖、鼻翼的感觉保留（此部感觉纤维终于延髓下端的三叉神经脊束核，故不受损），呈“洋葱皮型”感觉障碍（Dejerine 型脊髓损伤综合征）。此外，自主神经功能障碍明显，由于排汗和血管运动功能障碍而出现高热，为 Gutmann 征（鼻腔因黏膜血管扩张、水肿而出现鼻塞），由丘脑下部下降至睫状脊髓中枢（颈 8 至胸 2 外侧角）的自主神经纤维受损，出现单侧或双侧的霍纳（Horner）综合征。

（2）颈膨大（颈 5 ～胸 1）损伤：此部损伤可引起肋间神经麻痹，严重地影响呼吸，四肢瘫痪。两上肢表现为弛缓性瘫痪，两下肢呈痉挛性瘫痪。损伤平面以下感觉消失，如颈 5 ～ 7 尚未受损时上肢运动功能仍有部分保存，肘关节能屈曲，此时应争取手术可能挽回 1 ～ 2 个神经根，使四肢瘫痪在某种程度上转化为截瘫。括约肌功能和自主神经功能障碍与高颈段脊髓损伤相同。

所有颈髓损伤的患者，在度过脊髓休克期后可出现集合（或总体）反射，表现为刺激下肢时立即出现肌肉痉挛，即引起膝和髋关节屈曲，踝部跖屈，两下肢内收，腹肌强力收缩，反射性排尿（或伴直肠排空），阴茎勃起甚至射精，并有出汗、立毛反射。一般在损伤后 7 ～ 8 周可建立反射性膀胱。

2. 胸中下段（胸 3 ～ 12）损伤

除有下肢截瘫及损伤平面以下感觉消失外，可因肋间神经部分麻痹致呼吸功能不全。脊髓休克期度过后可有集合反射，并出现反射性膀胱、阴茎勃起及射精等症状。胸 6 节段以上（包括颈髓）的损伤，在脊髓休克期中可出现交感神经阻滞综合征，表现为血管张力丧失、血压下降、脉搏徐缓、体温随外界的温度而变化，并可呈嗜睡状态。在晚期也可出现自主神经反射过度综合征，表现为严重头痛、头晕、心悸、恶心，偶有呼吸困难。

3. 腰膨大（腰 2 ~ 骶 2）损伤

第 10 胸椎与腰 1 髓节相对应，此部位以下损伤的特征为下肢呈弛缓性瘫痪，提睾反射、膝腱反射均可消失，腹壁反射存在。而跟腱反射保留甚至可能增强并出现踝阵挛。此部位损伤时须注意腰神经有无损伤，保留腰神经就可以保留髋和膝关节的运动，有利于患者站立及步行。

4. 脊髓圆锥（骶 3 ~ 5）及马尾损伤

正常人脊髓终止于第 1 腰椎体的下缘，因此，第 1 腰椎骨折可发生脊髓圆锥损伤。脊髓圆锥内有脊髓排尿中枢，损伤后不能建立反射性膀胱，只能形成自主性膀胱，大小便失禁，并有阳痿、直肠括约肌松弛及臀肌萎缩，会阴部皮肤鞍状感觉缺失。膝腱和跟腱反射存在，肛门和龟头-球海绵体肌反射消失。如果损伤仅在圆锥部可无肢体瘫痪。第 2 腰椎以下的椎骨骨折及脱位，仅能损伤马尾神经，且多为不完全性损伤。表现为损伤平面以下下肢弛缓性瘫痪，腱反射消失，感觉障碍不规则，括约肌和性功能障碍明显，没有病理性锥体束征。

三、检查方法

（一）全身检查

要注意有无其他脏器复合伤存在。做任何检查及搬动患者时，注意勿加重脊髓损伤。

（二）局部检查

清醒患者在脊髓损伤的局部有压痛、肿胀、畸形及棘突分离等现象。

（三）神经系统检查

脊髓损伤患者的神经系统检查所见，一般与相应部位的脊髓肿瘤相同，只是在病理改变及临床经过上不同而已。

（四）X 线检查

骨 X 线摄片检查可以判断脊柱损伤的部位、类型、程度、移位方向以及有无骨片刺入椎管等，可根据 X 线片估计脊髓损伤平面及其程度。骨 X 线检查需拍摄标准前后位、侧位和双斜位片，尤其是颈椎损伤。若结合临床神经系统检查结果，可以进一步判断脊髓损伤的程度和平面。

损伤时的骨折或脱位的移位情况，有时不一定在 X 线片中正确显示，因为外力作用消失之后，移位的骨折端有时可自行复位，所谓“瞬间脱位”同样可引起神经损伤。此外，也可因患者在被搬运过程中骨折端的移位增加或部分获得纠正，甚至完全复位。如颈椎高位瞬间脱位，引起严重的脊髓损伤，但在 X 线片中却不存在骨折或脱位，反之有的在侧位像上显示明显椎体移位，可能没有脊神经完全横断症状，只表现为部分损伤。这种情况多发生在下腰部，由于该部位椎管直径较大，相对马尾神经较细，神经不易被压迫。因此，X 线片检查必须与临床检查相结合，才能做出正确的诊断。

（五）CT 检查

CT 检查可以了解骨折部位、移位情况以及椎间盘、黄韧带对硬膜、脊髓及神经根的压迫情况，对治疗方案的选择也有一定的参考价值。

（六）MRI 检查

MRI 能较好地显示椎管内及神经根内软组织的影像。能通过冠状面和矢状面的成像，并根据硬脊膜外或神经根周围脂肪的减少、消失等差异来判断硬脊膜或神经根是否受压，尤其对椎管侧隐窝狭窄，较 CT 成像更清晰。MRI 的优势在于显示椎管内病变的分辨力强。对神经根、硬脊膜压迫程度，对椎间盘突出物的移位程度，对后纵韧带骨化类型以及椎管狭窄程度和脊髓是否受到压迫，都比 CT 检查显示得完整。在观察脊髓和椎管损伤，以及确定其部位和脊髓损伤的性质是水肿、血肿、压迫或脊髓萎缩等方面也优于 CT 检查。

（七）电生理检查

最主要的目的是确定截瘫程度。完全性脊髓损伤时体感诱发电位（SEP）无诱发电位波形出现，不完全损伤时，则可出现诱发电位，但波幅降低及（或）潜伏期延长，其中尤以波幅降低意义更大。

（八）腰椎穿刺及压迫颈静脉试验

观察椎管是否阻塞、脑脊液是否含血等，对进一步诊断和处理有帮助。但必须注意患者体位，防止加重骨折、脱位。

四、鉴别诊断

（一）脊椎结核

可引起截瘫，但无明显外伤史，病程进展缓慢，可见椎体破坏、椎间隙变窄，且有椎旁脓肿，并伴有低热、消瘦等临床表现及红细胞沉降率增快。

（二）脊椎肿瘤

可引起截瘫，无外伤史，病程缓慢，椎体有破坏，但椎间隙一般不变窄，无椎旁脓肿，伴有恶病质表现。

（三）颈椎病

可引起截瘫，多见于中老年人，无明显外伤史，椎体前后缘及小关节均有增生，钩椎关节变尖，椎间隙变窄等。

五、治疗

（一）正确的急救与运送

必须采用防止脊柱脊髓损伤加重的搬运方法和器具，最好快速直达有相应救治条件的医院。瘫痪发生率的高低与有无急救训练及运送工具有显著相关性，故应加强宣传教育，提高全民急救防瘫的意识和能力。

（二）早期治疗

脊髓损伤发生后，局部将出现由出血→水肿→细胞变性→脊髓坏死→系列进行性的病理变化，只有在脊髓发生坏死之前所进行的有效治疗，才能对保存脊髓结构的完整性和促进功能的恢复发挥作用。脊髓损伤后10h内是治疗的黄金时期，如伤后入院已超过24h，也应积极创造条件尽早手术。

（三）手术治疗

手术处理包括脊柱骨折处的减压、不稳定骨折的内固定以及应用大网膜脊髓血液循环重建等。

1. 手术指征

（1）符合脊柱骨折的手术指征者，如损及中柱或后柱的不稳定骨折，以及脊柱骨折脱位。

（2）不完全性脊髓损伤，或脊髓恢复过程突然中止，需做脊髓探查者。

（3）影像学证实有椎间盘突出、椎体或椎板突入椎管压迫脊髓者。对完全截瘫及患者条件甚差以及局部有感染者，不宜手术或慎重考虑。

2. 手术入路

常选用后路减压探查并同时经椎弓根行复位固定；亦有人主张用经前路切除后凸的椎体，同时植骨融合，并行椎体钢板固定；亦可对胸腰椎骨折经侧前方切除部分椎板及椎弓根，并做环形或半环形减压。手术入路应根据病情及部位而定：颈椎椎体爆裂骨折或骨折脱位，可经前路椎间盘及椎体切除，植骨融合。

3. 脊髓探查

软脊膜对脊髓有较大约束力，脊髓肿胀出血时，需切开软脊膜才能使脊髓得到减压。有肿胀感或囊肿感者，可切开硬膜，并经后中线切开软膜减压；有囊肿或血肿表现者，可在后中线避开血管，以利刃沿后中线切开脊髓，引流出血液及坏死组织，利于改善局部血液循环，保护白质不受损伤。

（四）药物治疗

药物治疗脊髓损伤的作用在于停止或逆转损伤后病理生理改变，包括防止神经组织进一步破坏，减轻病变周围的水肿和炎症，抑制胶质瘢痕形成和胶原瘢痕组织，刺激纤维再生并穿过病变部位，构成完整的突触，以恢复正常的功能。实验证明，一些药物对脊髓损伤有明显的治疗作用。

1. 脱水剂

各种急性脊髓损害中，组织的水肿反应是一种重要的病理改变，由于软脊膜的包裹，使脊髓组织受压而发生坏死，易导致不可恢复的瘫痪，故积极处理病变组织的水肿有相当重要的作用。由于有些患者因条件限制不能立即手术，因此选用较强的脱水剂如尿素、甘露醇、甘油等，可减轻脊髓水肿，达到一定治疗效果，但脱水剂使用时间不宜过长，否则，引起低血钾和肌无力症等潜在危险。在治疗时要密切观察肾功能情况。此外，脱水剂仅能减轻脊髓病变的水肿，但不能阻止缺血或出血，不能防止瘫痪的进展。

2. 激素

地塞米松5～10mg或氢化可的松100mg，静脉滴注。脱水药和肾上腺皮质激素一般使用 1 周左右。此外，甲泼尼龙可增加脊髓血流量，减少脊髓脂质过氧化和组织变性，促进脊髓冲动的产生。Mean 报告脊髓损伤后 1h 使用大剂量甲泼尼龙可保持脊髓微血管灌注，明显增强脊髓伤后功能的恢复。

3. 甲状腺素

文献报道，在动物和患者脊髓损伤后均有甲状腺功能受抑制。国外有学者通过实验证明甲状腺素能促进脊髓损伤的功能恢复。机制推测可能是增加了脊髓的血流。

4. 纳洛酮

脊髓损伤后可释放内啡肽使自动调节丧失，从而引起局部血流降低，纳洛酮可阻断内啡肽的这种病理生理反应，增加局部血流，减轻脊髓损伤。实验证明纳洛酮于脊髓损伤早期（伤后 1h）和后期（伤后 4h）均有治疗作用，功能恢复比对照组明显。

5. α–甲基酪氨酸

研究认为，脊髓损伤后去甲肾上腺素含量增加，是灰质出血坏死的直接因素。α-甲基酪氨酸是去甲肾上腺素合成的抑制剂，可减少病变处去甲肾上腺素的堆积。在损伤后 15min 内给药，可防止出血性坏死。

6. 胰蛋白酶

机制可能与胰蛋白酶有助于脊髓神经再生、抗炎和减少胶原、结缔组织瘢痕有关。苏联学者用胰蛋白酶和弹性蛋白酶的实验观察，同对照组比较，显示出酶治疗的效果，且以两种酶合用者为著。

7. 可乐定

可乐定是一种 α_2 肾上腺素受体激动剂，对中枢神经系统的肾上腺素受体有高度选择性，并能影响在脊髓回路中相互密切联系的 5-羟色胺能及多巴胺能神经元，故被试用于脊髓损伤而取得显著效果。有学者报道脊髓损伤（胸段）后用可乐定处理，原已消失的皮质感觉诱发电位均重新出现，肢体的感觉运动及自主神经功能均完全恢复。即使伤后数周才用药也能使功能恢复，但以伤后立即进行治疗效果为好。

8. 二甲亚砜（DMSO）

这是一种特殊的化学药品，兼有脂溶性和水溶性，易透过血-脑屏障，许多实验显示 DMSO 对脊髓损伤的疗效较肾上腺素高，恢复运动功能更为迅速。机制相当复杂，归纳起来有稳定溶酶体膜、保护细胞膜和神经组织的作用，增加中枢神经系统的血流，可能同抑制血小板聚集，防止产生血栓及阻塞血管有关。此外还可增加组织的氧代谢、利尿以减轻或消除水肿（包括脊髓水肿）、抗炎和抑菌作用。

9. 其他

文献报道氨茶碱、α-甲基多巴、6-羟基多巴胺、双硫仑、异丙肾上腺素、胍乙啶及溴苄铵等均有减轻脊髓病变的作用。

（五）高压氧（HBO）治疗

可提高脊髓损伤段的氧张力及弥散率，改善其缺氧，从而保存脊髓白质神经纤维免于退变坏死，而使截瘫恢复。

对完全性脊髓损伤与较重不完全性脊髓损伤患者，只要全身情况许可，应于伤后 6 ～ 8h 进行，每次高压氧治疗用 2 个大气压（1 个大气压约为 0.1013MPa），2h 治疗，一天行 2 ～ 3 次，两次间隔 6 个小时，共进行 1 ～ 3d。

第二节 髋臼骨折

髋臼骨折主要由于压砸、撞挤、轧碾或高处坠落等高能量损伤所致，多见于青壮年。由于其解剖复杂、骨折往往移位严重、手术暴露和固定困难等原因，以往治疗髋臼骨折多采用保守方法，但其最终的治疗结果往往不令人满意。目前外科手术治疗髋臼骨折已成为治疗的主要方法。

一、损伤机制

髋臼骨折系高能量损伤所致，绝大多数由直接暴力引起，是暴力作用于股骨头和髋臼之间而产生的结果。根据受伤时暴力的来源、作用方向以及股骨头和髋臼之间的位置不同，可产生不同类型的髋臼骨折。Letournel 等依据外力的着力点及髋关节所处的位置，对髋臼骨折的特点进行了较详细的分析，现介绍如下。

（一）作用于股骨大粗隆

作用于大粗隆部，并沿股骨颈轴线传导的外力，在髋臼上的作用点取决于股骨的外展及旋转度，而股骨的屈曲影响很小。

1. 外展–内收中立位

（1）旋转中立位：由于股骨颈前倾角的存在，髋臼的受力点接近髋臼窝的前下角，可造成前柱合并后半横行骨折。

（2）外旋位：外旋 25°时，前柱骨折。

（3）极度外旋达到 40°～50°时，外力完全作用于前壁。

（4）不同程度的内旋位时，髋臼的中心带及前柱渐少涉及，20°内旋时，压缩区在一定程度上涉及前柱及后柱。根据作用力大小的不同，骨折可能是单纯横断或“T”形，最严重的涉及双柱。

（5）极度内旋达 50°时，压缩涉及关节面之后角和臼窝的联合部，此区为后柱所支持，可形成后柱横断骨折。

2. 内收–外展位

无论髋关节处于任何旋转位，发生损伤时的撞击点将会根据当时髋关节所处的外展-内收位不同而有所变化。以髋关节内旋 20°为例说明如下：

（1）外展-内收中立位，压缩的中心区在髋臼顶部内缘，骨折为横行、“T”形或双柱。而当髋外展 60°时，膝部受力，外力沿骨干向上传导，其结果与之相同。

（2）一定程度的内收时，顶部受撞击最大，多呈横断骨折。

（3）外展时，撞击点渐下移，形成横断骨折，于顶部关节缘之下渐呈水平向。

（二）膝部屈曲受力

膝部屈曲受力，经股骨干向上传导，髋关节处于任何旋转位均与骨折的部位关系不大，而主要与不同的屈伸位及不同的展-收位关系更为显著。

1. 屈膝 90°位

当膝部受力时，或发生股骨颈骨折，或出现髋臼骨折。

（1）外展-内收中立位，后壁骨折。

（2）15°外展位时，单纯后柱骨折。

（3）外展 50°时，后内向撞击，后柱骨折，合并横行骨折。

（4）极度外展时，可能涉及臼顶，而前柱则仅仅在发生横断骨折时才会涉及。

（5）股骨内收时，撞击到髋臼后缘，继之后脱位，合并或不合并臼缘骨折。

2. 不同程度的屈髋

（1）随着屈髋度的增大（＞ 90°），髋臼后壁最下缘受到撞击，乃至骨折，骨折线可延伸至坐骨结节的上极。

（2）屈髋不足 90°，髋臼上缘受撞击。例如，人坐于小汽车内，撞车时，突然冲向前，膝部顶于仪表板上，髋关节发生后脱位，合并或不合并后缘骨折。此为典型的仪表板损伤。若髋关节外展，屈曲＜ 90°时发生撞击，则可能是后脱位合并横行骨折。

（三）膝伸直位，足部受力

1. 屈髋

一足踏刹车上，呈伸膝屈髋位，出现迎面而来的冲击。如当时髋关节处于旋转中立位并外展，髋臼后上壁受到撞击，发生横行骨折。

2. 伸髋

其典型成因为自高处坠落，身体呈直立姿势，足着地。如轻度外展时，主要撞击区为髋臼顶的内缘，造成横行的穿透骨折。

（四）腰骶部受力

腰骶部受力：当俯身而立，髋屈曲 90°，重力打击腰背部，可使髋臼后壁骨折。多为井下工人俯身施工时塌方所致。

二、影像学表现

（一）X 线表现

对于髋臼骨折，常规应拍摄 4 张 X 线平片：骨盆前后位，患髋前后位，以及髂骨斜位和闭孔斜位片。在拍摄斜位片时，对因疼痛难以配合的患者可考虑在麻醉下拍摄，以确保 X 线片的质量。

1. 骨盆前后位片

患者取仰卧位，X 线球管中心对准耻骨联合，在骨盆前后位片上主要观察以下内容：①少见的双侧髋臼骨折；②骨盆环其他部位的骨折、脱位，如髂骨翼骨折、骶骨骨折。

2. 髋臼前后位片

将 X 线球管中心对准患侧髋臼中心，摄损伤侧的标准髋臼前后位片，应注意观察以下改变。

① 髂耻线：为前柱的内缘线，如中断或错位，表示前柱骨折。

② 髂坐线：为后柱的后外缘线，如该线中断或髋臼前后位片错位，则表示后柱骨折。

③ 泪滴（teardrop）：呈“U”形，外半圆线相当于髋臼的壁，长而直的内缘相当于小骨

盆侧壁，短而连接的弓形线，相当于髋臼切迹半圆形的皮质，形成闭孔上缘。

④ 后唇线：在平片上位于最外侧，由臼后缘的游离缘构成，如该线中断或大部分缺如，提示后唇或后壁骨折。

⑤ 前唇线：位于后唇线内侧，由臼前缘的游离缘构成，如该线中断或大部分缺如，提示臼前唇或前壁骨折。

⑥ 臼顶线和臼内壁线：由臼顶和臼底构成，如该线中断，表示臼顶骨折；如臼顶线和后唇线均破坏，表示后壁骨折；如臼顶线和前唇线均中断，表示前壁骨折；臼底线中断，则表示臼心骨折。

3. 闭孔斜位片

患者向健侧倾斜，患侧抬高 45°，将 X 线球管中心对准患侧髋臼中心，在闭孔斜位上主要观察到：①骨盆入口缘（前柱的基本线）或髂耻线；②髋臼后缘；③整个闭孔环；④前壁及前缘。

4. 髂骨斜位片

患者向患侧倾斜，健侧抬高 45°，将 X 线球管中心对准患侧髋臼中心，在髂骨斜位上主要观察以下内容：①髂骨后缘（后柱）或髂坐线；②髋臼的前缘；③髂骨翼。该片可以鉴别后柱及后壁骨折，如为后壁骨折，髂坐线仍完整；如为后柱骨折，则该线中断或错位。

（二）CT 表现

CT 可更详细地显示髋臼骨折的某一层面，其有以卜优点：可显示前后壁骨折块的大小及粉碎程度；是否存在边缘压缩骨折；隐匿的股骨头骨折；关节腔内游离骨折；是否合并髋关节脱位；骶髂关节损伤情况。

另外，根据 CT 扫描骨折线的方向还可判断骨折类型：①在髋臼顶水平，1 条前后方向（矢状面）的骨折线表示横断骨折；②在髋臼顶水平，1 条冠状面分离的骨折线表示 1 个或 2 个骨折；③ 1 条由外向前方向的骨折线表示后壁骨折。近年来，CT 的三维重建技术已被用于髋臼骨折的诊断，这对于 X 线和 CT 扫描无疑是一种补充，有助于对髋臼骨折进行全面评价。

三、分型

关于髋臼骨折的分类已有多种方法，其中以 Letournel Judet 分型最为常用。现重点对 Letournel Judet 分型及 AO 分型进行介绍：

（一）Letournel Judet 分型

根据髋臼前后柱和前后壁不同骨折组合，Letournel 和 Judet 将它们分为两大类、10 个类型。

1. 单一骨折

即涉及 1 个柱或 1 个壁的骨折，或 1 个单一骨折线的骨折（横断骨折），共有 5 种单一的骨折类型：

（1）后壁骨折：多见髋关节后脱位，髋臼后方发生骨折并有移位，但髋臼后柱主要部分未受累及。后壁骨折最常见，约占髋臼骨折的 23%。其放射学上有如下特点：前后位，可见一骨块影，与脱位股骨头重叠，臼后缘线缺如。其余 5 个放射学标记均完整。这种骨折与髋关节后脱位伴髋臼骨折不同：前者骨块大，多在 3.5cm×1.5cm 以上，后者骨块小；前者无弹性固定，只需将伤肢伸直外展即可复位，但屈曲内收，可再脱位，后者手法复位后较稳定。

闭孔斜位，对于后壁骨折最为重要：①可显示后壁骨折的大小；②股骨头可能处于正常位置，或处于半脱位及脱位；③前柱和闭孔环是完整的。髂骨斜位：①显示髂骨后缘、髋臼前缘及髂骨翼完整；②后壁骨折块和髂骨翼相重叠。CT 扫描检查：①可判断骨折块的大小、移位程度；②显示股骨头的位置；③最重要的是显示有无边缘压缩骨折；④关节内有无游离骨折块。

（2）后柱骨折：多见于髋关节中心性脱位，少数见于髋关节后脱位，其骨折发生率约为 3%。骨折始于坐骨大切迹顶部附近，于髋臼顶后方进入髋臼关节面，向下至髋臼窝、闭孔及耻骨支，但并不累及髋臼顶。后柱骨折的放射学特点如下：前后位，髂坐线、后缘线断裂，髋臼顶、髂耻线、前缘及泪滴线完整；股骨头随骨块向内移位。闭孔斜位，显示前柱完整，偶尔可看到股骨头后脱位。髂骨斜位，清楚地显示后柱骨折移位程度，而前缘完整。CT 扫描检查：①在髋臼顶部的骨折线为冠状面；②显示股骨头伴随后柱骨折的移位程度；③通常可看到后柱向内旋转。

（3）前壁骨折：见于髋关节前脱位，其发生率最低，约为 2%。骨折线通常从髂前下棘的下缘始，穿过髋臼窝底，达闭孔上缘的耻骨上支。其放射学上有如下表现：前后位，前缘出现断裂；髂耻线在其中部断裂。闭孔斜位，完整地显示斜方形的前壁骨折块；后缘完整；显示闭孔环断裂的部位——坐耻骨切迹处。髂骨斜位，显示髋骨后缘及髂骨翼完整；可见前壁骨折面。CT 扫描检查：显示前壁骨折的大小及移位程度。

（4）前柱骨折：前柱骨折的发生率为 4% ～ 5%。骨折线常起于髂嵴，终于耻骨支，使髋臼前壁与髋臼顶前部分离，也可起于髂前上棘与髂前下棘之间的切迹而向耻骨角延伸。此外，当骨折线位置较低时则由髂腰肌沟向耻骨、坐骨支移行部延伸并累及前柱下部。其典型的放射学表现为：前后位髂耻线和前缘断裂；泪滴征常常向内移位；闭孔环在耻骨支处断裂。闭孔斜位，对前柱骨折很重要，可看到股骨头随前柱骨折的移位程度、闭孔环断裂的部位；髋臼后缘完整。髂骨斜位，髂骨后缘完整；可看到竖起的骨块的截面。CT 扫描检查：显示前柱有移位程度和方向；可看到后柱是完整的。

（5）横断骨折：典型的横断骨折系骨折线横行离断髋臼，将髋骨分为上方的髂骨和下方的坐、耻骨。骨折可横穿髋臼的任何位置，通常位于髋臼顶与髋臼窝的交界处，称为顶旁骨折；有时骨折线也可经髋臼顶，称为经顶骨折；偶尔骨折线也可经过髋臼窝下方，称为顶下骨折。发生横断骨折，其坐、耻骨部分常向内侧移位，而股骨头向中央脱位。横断骨折占整个髋臼骨折的 7% ～ 8%。其放射学表现为：前后位，4 个垂直的放射学标记（髂耻线、髂坐线、前缘和后缘）均断裂；闭孔环完整，股骨头随远折端向内移位。闭孔斜位为显示横断骨折的最佳位置，可看到完整的骨折线；闭孔环完整；显示骨折向前或后移位的程度。髂骨斜位，显示后柱骨折的移位程度及后柱骨折在坐骨大切迹的位置。CT 扫描检查可判断骨折线的方向，在矢状面骨折线呈前后走向。

2. 复合骨折

至少由 2 个单一骨折组合起来的骨折为复合骨折。

（1）“T”形骨折：系在横行骨折基础上合并下方坐骨、耻骨的纵行骨折，这一纵行骨折垂直向下劈开闭孔环或斜向前方或后方，当纵行骨折线通过坐骨时闭孔可保持完整。与横行骨折相似的是，发生“T”形骨折时髋臼顶多不累及。“T”形骨折约占髋臼骨折的 7%。其放射学表现复杂，主要表现是在横行骨折的基础上存在着远端前后柱的分离，所以，除横行骨折的所有放射学表现外，还有以下特点：前后位片上远端的前后柱有重叠，泪滴和髂耻线分离；闭孔斜位上可见通过闭孔环的垂直骨折线；髂骨斜位上可能发现通过四边体的垂直骨折线。CT 扫描检查：在前后方向骨折线的基础上，有一横行骨折线将内侧部分分为前后 2 部分。

（2）后柱合并后壁骨折：此类型骨折的发生率为 4% ～ 5%。其放射学表现如下：前后位，髂耻线和前缘完整，髂坐线断裂并向骨盆入口缘的内侧移位，可发现有股骨头的后脱位及后壁骨折块。闭孔斜位，可清楚地显示后壁骨折的大小及闭孔环的破裂；髂耻线完整。髂骨斜位，显示后柱骨折的部位及移位程度；证实前壁完整。CT 扫描检查：所见同后壁骨折及后柱骨折。

（3）横断合并后壁骨折：约占 19%，在所有复合骨折中，仅次于双柱骨折而排在第 2 位。其放射学表现为：前后位，常见股骨头后脱位，有时可见股骨头中心脱位；4 个垂直的放射学标记（髂耻线、髂坐线、前缘和后缘）均断裂；泪滴和髂坐线的关系正常，闭孔环完整。闭孔斜位，可清晰地显示后壁骨折的形状和大小；显示横断骨折的骨折线及移位，闭孔环完整。髂骨斜位，可显示后柱骨折部位及移位程度；髂骨翼和髋臼顶完整。CT 扫描检查：所见同后壁骨折及横断骨折。

（4）前壁或前柱合并后半横行骨折：指在前壁和（或）前柱骨折的基础上伴有 1 个横断的后柱骨折，其发生率为 6% ～ 7%。前后位及闭孔斜位，可显示骨折线的前半部分，髂耻线中断并随股骨头移位，髂坐线及髋臼后缘线则因横断骨折而中断。髂骨斜位，显示横断骨折位于髋骨后缘。

（5）完全双柱骨折：2 个柱完全分离，表现为围绕中心脱位股骨头的髋臼粉碎骨折。其发生率高，约占 23%。前后位，股骨头中心脱位，髂耻线、髂坐线断裂，髋臼顶倾斜，髂骨翼骨折，闭孔环断裂。闭孔斜位，可清楚地显示分离移位的前柱骨折，移位的髋臼顶上方可见形如“骨刺”的髂骨翼骨折断端，此为双柱骨折的典型特征。髂骨斜位，显示后柱骨折的移位及髂骨的骨折线。CT 扫描检查可显示髂骨翼骨折；在髋臼顶水平，前后柱被一冠状面骨折线分开。

（二）AO 分型

在 Letournel Judet 分类的基础上，AO 组织根据骨折的严重程度进一步将髋臼骨折分为 A、B、C3 型。

A 型：骨折仅累及髋臼的 1 个柱。

A1：后壁骨折。

A2：后柱骨折。

A3：前壁和前柱骨折。

B 型：骨折波及 2 个柱，髋臼顶部保持与完整的髂骨成一体。

B1：横断骨折及横断伴后壁骨折。

B2：“T”形骨折。

B3：前壁或前柱骨折伴后柱半横形骨折。

C 型：骨折波及 2 柱，髋臼顶部与完整的髂骨不相连。

C1：前柱骨折线延伸到髂骨嵴。

C2：前柱骨折线延伸到髂骨前缘。

C3：骨折线波及骶髂关节。

四、临床表现

主要表现为髋关节局部疼痛及活动受限，如并发股骨头脱位则表现为相应的下肢畸形与弹性固定。当发生髋关节中心脱位时，其疼痛及功能障碍均不如髋关节前、后脱位，体征也不明显，脱位严重者可表现为患肢短缩。同时应注意有无合并大出血、尿道或神经损伤，以及其他部位有无骨折。

五、治疗

（一）非手术治疗

1. 适应证

（1）年老体弱合并全身多脏器疾病，不能耐受手术者。

（2）伴有严重骨质疏松者。

（3）手术区域局部有感染者。

（4）无移位或移位＜ 3mm 的髋臼骨折。

2. 非手术治疗的方法

患者取平卧位，采用股骨髁上或胫骨结节牵引，牵引重量不可太大，以使股骨头和髋臼不发生分离为宜。牵引时间一般为 6 ～ 8 周，去牵引后不负重做关节功能锻炼；8 周后渐开始负重行走。

（二）手术治疗

1. 适应证

对髋臼骨折移位明显、骨折累及髋臼顶负重区或股骨头与髋臼对合不佳者，应手术复位及内固定。髋臼骨折的移位程度较难掌握，目前多数意见将 3mm 作为标准，当骨折移位超过 3mm 时一般应手术治疗。如骨折线位于髋臼顶负重区，尽管髋臼骨折移位较轻，但髋关节的稳定性较差，此时仍应考虑手术治疗。

按照 Matta 等提出的顶弧角标准，当前顶弧角≥ 30°、内顶弧角≥ 40°或后顶弧角≥ 50°，为非手术适应证；而当前顶弧角≤ 20°、内顶弧角≤ 30°时，为手术治疗适应证。其顶弧角的具体测量方法为：在 X 线平片上作一通过髋臼几何中心（非股骨头中心）的垂线，再由髋臼顶骨折处作一该几何中心连线，两条线夹角即为顶弧角。前后位测得的角度为内顶弧角，OOV 和 IOV 测得的角度分别为前顶弧角和后顶弧角。

在正常情况下，前后位片髋臼顶弧与股骨头的几何中心重合，当两中心不重合时提示股骨头与髋臼对合不佳。Pecorelli 和 DellaTorre 指出髋臼骨折时两中心间距离＜ 5mm 时则疗效满意。但多数意见认为当髋臼顶弧与股骨头中心间距离超过 3mm 时即应手术治疗。关节腔内的游离骨块常常影响股骨头的解剖复位，也是股骨头与髋臼对合不佳的主要原因。

2. 手术时机

除开放性损伤或股骨头脱位不能复位外，对髋臼骨折一般不做急诊手术。Letournel 根据从髋臼受伤到接受手术治疗的时间，将髋臼骨折手术治疗分为 3 个时间段（从受伤当天至伤后 21d，从伤后 21d 至 120d，伤后超过 120d）进行临床对比研究，认为内固定在 2 周内完成的髋臼骨折，其治疗效果优良率超过 80%；如果时间超过 21d，由于有明确的病理改变出现在髋臼的周围软组织中，增加了手术显露、复位和固定的难度，影响术后效果。因此，多数学者认为，最佳手术时机一般为伤后 5 ～ 7d。

3. 术前准备

术前应对患者进行全面、细致的检查，对影像学资料应周密分析，根据骨折类型确定手术方案，做到对手术途径、步骤以及术中可能遇到的困难心中有数。术前患者应常规备皮及清洁肠道，留置导尿，术前应用抗生素。

4. 手术入路

Letournel 认为任何手术入路都无法满足所有类型髋臼骨折的需要，如果手术入路不当，则可能无法对骨折进行复位固定，对于某一特定类型的髋臼骨折而言，总有一个合适的手术入路。常用的主要手术入路有：Kcher Langenbeck 入路；髂腹股沟入路；延长的髂股入路等。一般来说，髋臼骨折类型是选择手术入路的基础。作者推荐的手术入路选择如下：①对于后壁骨折、后柱骨折及后柱合并后壁骨折，一定选择后方的 Kocher Langenbeck 入路。②对于前壁骨折、前柱骨折及前壁或前柱合并后半横行骨折，应选择前方的髂腹股沟入路。③对于横断骨折，大部分可选用 Kocher Langenbeck 入路，如果前方骨折线高且移位大时，可选髂腹沟入路。④对于横断伴后壁骨折，大部分可选用 Kocher Langenbeck 入路，如果前方骨折线高且移位大时，可选前后联合入路。⑤对于“T”形骨折和双柱骨折，则应进行具体分析，大部分“T”形骨折可经 Kocher Langenbeck 入路完成，大部分双柱骨折可经髂腹股沟入路完成。

（1）Kocher Langenbeck 入路：患者取俯卧位，切口起于髂后上棘下外 4 ～ 5cm，沿臀大肌纤维走行，再经大粗隆外侧垂直向下延长 15 ～ 20cm。沿臀大肌纤维方向切开臀筋膜，沿股骨方向切开阔筋膜，顺切口分开臀大肌，于转子间窝处将外旋肌群附着点切断。由此，可显露后柱自坐骨切迹至坐骨上缘以及髋臼顶的后部，术中注意保护坐骨神经及臀上神经。可沿髋臼缘切开关节囊以暴露关节内。对于后壁的骨折块要尽可能少剥离，附着在骨块上的关节囊不能切断。

（2）髂腹股沟入路：患者取仰卧位，切口起自前 2/3 髂嵴，沿髂嵴向内下方至耻骨联合上方 2 横指处切开，自髂嵴切开并剥离腹肌和髂肌的附着点，显露髂窝直至骶髂关节和骨盆上缘。于髂前上棘处沿切口切开腹外斜肌腱膜及腹直肌鞘直至腹股沟外环上方 2cm 处，打开腹股沟管并用皮片对精索或圆韧带加以牵引保护。确认腹内斜肌及腹直肌在腹股沟韧带的附着点，并用第 2 根皮片对髂腰肌、股神经和股外侧皮神经等加以牵引保护，在股血管内侧切开腹内斜肌和腹横肌的联合腱，进入耻骨后间隙，用第 3 根皮片牵引保护血管和淋巴管。必要时可将腹直肌肌腱在耻骨附着部切断以扩大显露。由此可显露整个髂骨翼的内侧面、前柱和耻骨联合，并可有限地显露后柱。通过对皮片进行不同方向的牵引，可进行不同部位的显露：最外侧可显露髂窝、前柱和骶骨外侧，而在髂腰肌和血管之间可于前壁水平显露前柱以及方形区、坐骨大切迹等，最内侧可在血管内侧显露耻骨上支，甚至耻骨联合。手术后应在耻骨后间隙和髂窝分别放置引流管。

（3）延长的髂骨入路：患者取侧卧位，切口起自髂后上棘，沿髂嵴向前至髂前上棘，沿大腿前外侧向下，止于大腿中段。切开臀筋膜并于髂骨翼外侧剥离臀肌至髂前上棘，注意勿损伤股侧皮神经，然后纵行劈开阔筋膜，显露髋关节囊及股骨大粗隆，自大粗隆外侧剥离臀小肌和臀中肌。最终将包括臀肌、阔筋膜张肌以及神经血管束等在内所有皮瓣牵向后方，在切断髋外旋肌群后即可显露整个后柱直至坐骨结节。此入路可同时暴露髋臼的 2 个柱。但对肌肉的损伤较大，关闭切口时对切断的肌腱应原位缝合。

以上3个入路较为常用，有时1个入路对骨折不能完成复位固定时，可采用前后联合入路。前后联合入路就是后方的Kocher Langenbeck入路和前方的髂腹股沟入路相结合。对于前后联合入路来说，最重要的是选择第1个切口，即先前入路还是后入路，一般原则是选择骨折移位大、粉碎程度严重的一侧作为第1切口，因为往往通过第1切口就能将对侧的骨折复位和固定，这样就不需要再做第2个切口，这也是前后联合入路的优点。

5. 术中复位与内固定

髋臼解剖复杂，骨折固定困难。需要专用的复位器械和内固定物。最常用的器械包括各种型号的复位钳和带有柄的Schanz螺钉等。复位钳主要用于控制骨折块的复位，Schanz螺钉拧入坐骨结节可控制后柱或横行骨块的旋转移位。而内固定材料为各种规格的重建钢板和螺钉。髋臼骨折的复位没有固定的原则，每一具体的骨折类型采取不同的方法。一般应先复位并固定单一骨折块，然后再将其他骨折块与已固定的骨折块固定到解剖复位。钢板放置前一定要准确塑形，以减少骨折端的应力。在完成固定后，检查髋关节的活动，同时注意异常声音或摩擦感，如有异常，可能有螺钉进入关节内。术中应行C臂透视以检查骨折复位及内固定情况。

术后伤口常规负压引流24～72h。如果复位和固定牢靠，术后一般不需牵引。尽早开始髋关节功能锻炼，有条件者应使用连续被动运动（CPM）器械进行锻炼，注意预防深静脉血栓形成（DVT）及肺栓塞。术后应定期复查X线片，以了解骨折愈合情况。开始负重时间应视骨折严重程度及内固定情况而定，但完全负重时间不应早于3个月。

第三节　骨盆骨折合并大出血

因高能量创伤所致的严重骨盆环骨折、骨盆粉碎性骨折或合并有骶髂关节附近、耻骨联合部位的骨折和脱位，常引起大出血，如不能及时处理，死亡率高。多因车祸、房屋倒塌、塌方、高处坠落所致。至于低能量创伤所致骨盆骨折，本节不讨论。

一、诊断

根据其外伤史、症状、体征、X线片、血检可明确诊断。

（一）临床表现

1. 局部表现

盆部肿胀、疼痛、畸形及皮下出血（淤血），髋关节主动活动受限，局部挤压分离试验阳性（疼痛），甚至下腹压痛、反跳痛，腹穿可抽出少许血液。

2. 全身表现

大量出血易致面色苍白、心悸气短、低血压，甚至休克、神志恍惚等；严重者可昏迷而出现多器官功能衰竭。

因骨盆骨折常合并多发性损伤，其并发伤表现本节不作叙述。

（二）辅助检查

1. 血常规

红细胞降低显著，而白细胞增高。

2.X 线检查

能了解骨折及稳定情况。骨盆正位片，尤其是沿进出口投影拍片更能确定其稳定性，当向上的半骨盆移位＜ 5cm，关节分离＜ 1cm，或骶髂关节的分离性骨折＜ 0.5cm 者，要怀疑为不稳定骨折；当任何骨盆向头侧移位超过 0.5cm，骶髂关节宽度超过 1cm 或髂骨分离超过 0.5cm，骨折为不稳定性骨折，对其正确判断有助于治疗方法的选择，并减少并发症。

3. 血管造影

血管造影能了解骨折出血部位。

4.CT 检查

CT 扫描能弥补 X 线片不足，以判断骨折的稳定性及骨折分离情况；同时亦可了解复位是否正确，内固定是否适合，以及愈合过程。

二、治疗

（一）现场抢救治疗

（1）先将患者救出现场，脱离危险地段。

（2）简要检查病情，优先救治致命伤，如心跳、呼吸骤停，窒息等，延续其生命。

（3）对于开放性损伤及骨折者，应妥善处置，迅速送至有条件的医疗单位。

（二）后续治疗

1. 进一步救治

先进行全面检查，先行处理如肝脾破裂、严重脑外伤等损伤。

2. 骨盆骨折的处理

其目的在于复位骨折及脱位，妥善固定以稳定骨盆是减少出血的关键。传统手术在伤后 3 ～ 7d 进行，以便对其进行充分的术前准备。现主张更积极治疗，做术前血管造影，必要时做栓塞治疗和早期稳定术，希望能在 24h 内完成骨盆稳定手术。其方法有外固定和内固定两种。

（1）骨盆骨折的外固定。适用于血流动力学不稳定的骨盆损伤患者的复苏治疗，常用于前后挤压损伤和垂直剪切骨折的治疗，常用“Ganz”“抗休克”骨盆 C 型钳、Tatis 支架。

术后治疗：可保留支架 8 ～ 12 周，若整复不满意，较好的治疗方法是在伤后 3 ～ 6d 内确定需做内固定还是重新整复，并用骨骼牵引和卧床休息。

（2）骨盆骨折的内固定。

① 骶骨骨折和骶髂关节脱位的后方螺钉固定。有人主张对骨盆后环有移位或不稳定骨折且移位超过 1cm 者，若有适应证做早期切开复位，可同时进行内固定。

② 垂直剪切骨折用后侧切开整复与内固定的方法治疗，垂直剪切型骨盆骨折效果良好，术中注意防止损伤骶神经根。

③ 骶髂关节的前进路和稳定术常用“U”形钉，接骨板固定。

④ 骶骨骨折经髂骨杆固定。

3. 出血的处理

（1）对于有盆腔脏器、肌肉损伤为主要出血源时，应进行手术探查、修复、止血。

（2）对于切开复位内固定者，在开放复位时可行止血，必要时可结扎髂内动脉。

（3）对于做外固定治疗者，经积极治疗，观察出血仍无好转可开放止血，必要时做造影栓塞止血。现认为结扎髂内动脉不能完全止血，因其血运及侧支循环丰富，可行血管造影栓塞术。

（三）一般治疗

（1）抗休克治疗：大量快速液体复苏，同时注意晶胶体平衡，适当输血及血浆；注意水、电解质平衡；维护各重要器官功能；必要时加用血管活性药物。

（2）应用抗生素：联合应用有效抗生素。

（3）支持治疗：对开放性骨盆骨折，在抢救休克的同时应清创、探查止血。

第八章
心胸外科急危重症

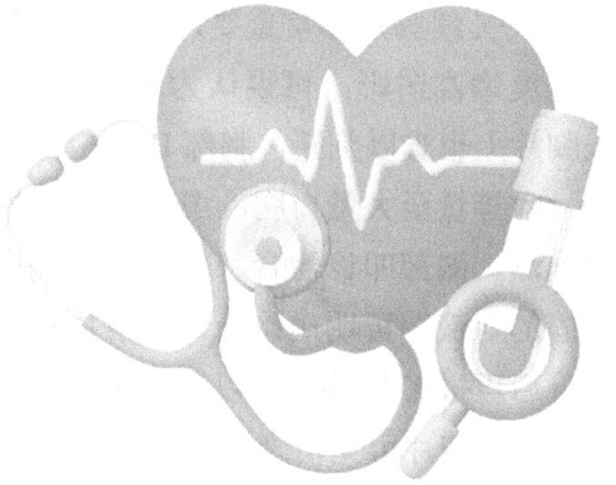

第一节　创伤性血胸

胸部穿透伤或非穿透伤均可引起胸壁和胸腔内任何器官受损出血，如与胸膜腔相通，血液积聚在胸膜腔内称为血胸。

一、临床表现

胸部穿透伤往往由枪弹、爆炸片和锐器击伤所致，常同时存在气胸。胸部钝性伤致闭合性肋骨骨折，骨折断端刺破肋间血管、胸膜和肺形成血胸。血液的来源如下。

1. 肺组织撕裂伤出血

由于肺循环压力较低、肺组织内凝血物质含量较高和损伤周围肺组织萎陷，出血一般可自行停止。

2. 胸壁血管出血

见于肋间动脉、静脉和胸廓内动脉、静脉损伤出血，若累及压力较高的动脉，出血量多，不易自行停止。

3. 肺门、纵隔血管受损和心脏破裂出血

出血量大而迅猛，患者快速进入休克状态，往往得不到及时抢救而死亡。

4. 膈肌穿透伤出血

可合并腹腔脏器损伤，血胸与胆汁或胃肠内容物相混而污染。

大量血液丢失可产生低血容量性失血性休克。随着胸膜腔内积血的增多，胸内压力增加，造成患侧肺受压萎陷、纵隔移位、呼吸困难。由于心、肺、膈肌运动所产生的去纤维蛋白作用，血液在胸膜腔内较长时间可保持不凝固状态。如短期内大量出血，去纤维蛋白作用不完全，可发生凝固而成为凝固性血胸。胸部穿透伤，由于胸内异物存留或锐器不洁发生厌氧菌或孢子类菌感染，中毒症状严重，如炎症局限，可发生局部包裹性脓胸。

二、诊断

临床表现取决于胸部损伤的严重程度、出血量和速度。胸部损伤患者出现休克时应首先考虑血胸的可能性。胸部穿透伤患者可见到有血液随呼吸运动自伤口涌出。

少量血胸，患者可无明显的症状和体征。这些患者往往有时间经 X 线胸片检查后再做处理。

直立位X线胸片非常重要，有1000mL血胸的患者在卧位X线胸片上，可能见到轻微的弥漫性密度增高阴影，可误认为胸膜反应。某些情况下，少于300mL的血胸，即使在直立位X线胸片上也难以判断，胸部B超检查可帮助诊断。

中等量至大量血胸，患者除失血性休克表现外，检查可见伤侧呼吸运动明显减弱，肋间隙饱满，胸部叩诊浊音，气管、纵隔向健侧移位，呼吸音明显减弱或消失。胸腔穿刺抽出不凝固的血液即可明确诊断。病情危重者应立即抗休克治疗，同时置胸腔闭式引流管，待病情改善后再摄X线胸片，以确定出血的程度和排除其他合并损伤。

X线胸片可见伤侧胸膜腔内有积液阴影，纵隔向对侧移位，如合并气胸则可见气液平面。

三、治疗

如果患者处于休克状态，要先补充血容量。

用16号针头建立两条静脉输液通道，先快速输注晶体液1000mL和706代血浆400mL。同时，抽血查血常规，送血交叉配5个单位全血备用。

经中心静脉置管测压，可作为大量补充液体时的判断指标，也可发现胸部损伤后早期休克的原因，是否由于低血容量引起或有心脏压塞的可能。

胸腔积血超过1000mL，确认胸腔内无污染、异物残留，无胃肠道合并伤，可考虑自体输血，采集时添加抗凝剂，输血过程中加以过滤。

1. 小量血胸（＜500mL）

一般采用胸腔穿刺抽出积血，以解除胸内压迫，防止继发感染。反复胸腔穿刺引起2.2%的脓胸，胸腔闭式引流脓胸发生率＜5%。小量血胸，如果没有继发感染也可自行吸收。

2. 中等量血胸（500～1000mL）

目前多主张早期放置胸腔闭式引流管。腋中线第6肋间放置引流管，连接水封瓶，2.0kPa（20cmH_2O）负压持续吸引，使胸内积血尽快排出，肺及时膨胀，改善呼吸循环功能，并可通过胸腔引流观察出血的动态变化。

3. 大量血胸（＞1000mL）

大量血胸考虑开胸术。血胸引起休克的患者，经各种有效抢救措施无满意反应，应立即进行剖胸手术。如果患者经补充血容量后血压尚能维持，有下列情况者也应进行剖胸手术：①经胸腔闭式引流后2～3h，每小时引流量仍在150mL以上；②出血量仍持续增加，无减少趋势；③胸腔内有大量凝血块；④左侧血胸伴纵隔增宽，怀疑主动脉弓破裂可能；⑤胸内异物，形状尖锐，位于大血管旁，有可能引起再次出血。

手术取后外侧切口，第5肋床进胸，危重患者先不考虑胸壁出血。开胸后清除血凝块。在心脏和大血管区域寻找出血部位，如能手指压迫控制出血，则快速输血使血压回升至正常水平，处理缝闭出血点。肋间动脉或胸廓内动脉出血时用手指压迫控制的同时，缝扎出血部位远、近端。肺组织撕裂出血不能自行停止时，通常用缝合修补术。除非肺组织严重撕裂或大的肺门血管破裂，尽量不做肺叶切除。

电视胸腔镜手术（VATS）同样适用于胸廓及肺表面活动性出血和凝固性血胸的早期清除。其优点为操作简便，损伤小，并可缩短住院时间，但需相应的设备和技术。经急诊处理后，所有血胸患者都应住院治疗。

第二节　食管破裂

一、病因

（1）颈部食管破裂多见于锐器伤，胸部食管破裂多见于爆炸伤。

（2）误吞异物或做内镜检查及食管扩张术时食管破裂。

（3）上腹部或下胸部突然受到暴力挤压时，胃内气体及胃内容物冲击食管下端导致近贲门处食管破裂。

（4）暴饮暴食后剧烈的恶心、呕吐，使食管腔内压力骤增，可致食管破裂。

（5）食管的原有疾患，如癌肿、溃疡、烧伤、瘢痕破裂。

二、临床表现

（1）患者有剧烈的胸骨后疼痛、肩背痛，有时有少量呕血，下咽的唾液、气体及食物进入纵隔，引起纵隔气肿及纵隔脓肿，若穿透纵隔胸膜，可形成脓气胸。

（2）患者有高热、脉快，白细胞总数及中性粒细胞数增高，若引流不当，可迅速出现全身中毒症状，进一步发展为中毒性休克。

（3）下段食管破裂，常有胃液反流入纵隔及胸腔。如破裂口较小，纵隔感染可局限，形成纵隔脓肿。

三、诊断

（1）颈部食管破裂，有唾液及食物从伤口流出。剧烈的肩背部或胸骨后疼痛。

（2）胸部食管位于后纵隔，裂伤与纵隔相通，继发急性纵隔炎、纵隔脓肿或肺气肿。

（3）胸部气管破裂，若与胸腔相通，可继发张力性气胸、胸腔感染，其脓液恶臭，口服亚甲蓝后，胸腔闭式引流管内可见蓝色液体。

（4）患者有高热、脉速、白细胞增多或有心悸、气短、出冷汗等全身中毒症状。

（5）X线检查可见纵隔阴影增宽或纵隔内气肿，侧位检查示后纵隔局限性气液面。破溃与胸腔相通时，则出现液气胸。

（6）口服碘化油行X线检查或内镜检查，可见碘化油经破口流出，内镜检查可发现破裂口。

四、治疗

（一）非手术疗法

食管破裂诊断一经确定，应立即禁饮食，颈部食管若裂口较小，只要引流通畅，局部保持清洁，可自行愈合。

（二）手术疗法

颈部食管有较大裂伤或完全横断时，争取24h内进行手术治疗，行破裂食管修补或对端吻合术。胸部食管裂伤早期可与胸内其他合并伤同时处理。在伤情条件允许下，争取早期手术修补或进行对端吻合术。

（三）后期疗法

胸部食管破裂后，已有纵隔脓肿或脓气胸时，食管裂口已不能缝合修补，行纵隔引流及胸腔闭式引流后，给予输液、输血，使用大剂量有效广谱抗生素，行脓液培养＋药敏试验。行胃或空肠造瘘，鼻饲饮食，对患者精心护理，病情稳定好转后，再行食管裂伤根治手术。

第三节　心脏大血管损伤

一、心脏外伤

心脏外伤在平时和战时都不少见，平时以刀刃伤、车祸为主，战时以枪弹伤为主，多为复合伤。心脏外伤涉及心包、心肌、心内结构、冠状动脉及传导系统，常合并有周围组织及脏器的损伤。重者失血严重及泵功能衰竭，多有休克及多脏器功能衰竭，迅速死亡。轻者可无临床症状。心脏外伤可分为心脏开放性穿透伤、闭合性心脏损伤、医源性心脏损伤三大类。

（一）心脏开放性穿透伤

1. 病因

心脏开放性穿透伤多因锐器刺伤或高速飞散物体击伤（如枪弹）。近年来报道心脏外伤枪伤率有上升趋势。

2. 部位

心脏各部位易损率与心脏各腔在前胸壁暴露范围及相对表面积大小有关。Glinz 综合 657 例心脏穿透伤，右心室 47%，左心室 34%，右心房 14%，左心房 5%，心内结构及冠状动脉损伤较少见。也有学者报道，心脏穿透伤中，右心室 58%，左心室 27%，右心房 9%，左心房 6%。

3. 程度

心房壁较薄，穿透后不易自然止血，因此伤情可能较心室穿透伤严重。开放伤的程度可表现为穿透心包、心壁表浅裂伤、心肌完全穿透、穿透一个或多个心腔、伴有心内结构及冠状动脉的损伤、合并其他组织器官的损伤。枪伤较刀伤严重而复杂。

4. 死亡原因

（1）早期死亡：24h 之内主要死因为大出血和急性心脏压塞，大出血约占 2/3，急性心脏压塞约占 1/3。有统计资料表明，78% 的死亡发生在第 1h，11% 发生在第 1 ～ 24h。

（2）晚期死亡：主要为感染、损伤后形成附壁血栓脱落引起肺栓塞及脑栓塞、损伤裂口处血栓溶解或脱落致迟发性心脏压塞、心内结构损伤致心力衰竭、缩窄性心包炎、外伤性室壁瘤破裂等。

5. 病理生理与临床表现

主要取决于损伤部位、程度及心包裂口的大小。①心包裂口足以引流出心包内出血，临床上多无心脏压塞，而主要表现为出血性休克。出血迅猛可迅速死亡。②心包裂口不足以引流出心包内出血，形成血心包。临床上主要表现为急性心脏压塞，表现为脉压下降、静脉压上升、表浅静脉怒张、心率加快等。若不及时处理，很快可造成循环衰竭而死亡。③心壁裂口自行闭合，也可无明显临床表现，或数日至数周后，因裂口血栓脱落、溶解致迟发性心脏压塞。

6. 诊断

仔细了解致伤物、部位、伤道及致伤过程对诊断有较大帮助，有明显内、外出血致失血性休克及无明显内、外出血而出现急性心脏压塞者，诊断不难，但两者并存时，鉴别不易。一般来说，失血性休克临床表现出现较早，中心静脉压低，并心脏压塞时，中心静脉压正常或偏高。因此，伤后迅速置中心静脉导管并反复测量，对诊断及治疗意义重大。心脏异常杂音多提示有室间隔穿孔、瓣膜损伤、冠状动脉右室瘘、主肺动脉瘘、主动脉窦瘘等。心律失常多提示有心内传导系统损伤及冠状动脉损伤。注意多脏器复合伤的诊断。

心包穿刺：既可协助诊断心脏压塞，也可心包减压缓解病情。但心包内血凝块可使心包穿刺阴性，有研究报道假阴性率为15%～20%，故不能仅凭穿刺阴性而否定诊断，应综合考虑。

中心静脉压测定：正常值为5～12cmH_2O，其高低对诊断及鉴别失血性休克及心脏压塞有很大帮助。抗休克时，可从中心静脉导管快速补充液体及胶体。动态观察中心静脉压变化，对评价病情进展及治疗效果也有较大帮助。

X线检查：对心脏压塞的诊断意义不大。但对合并伤的诊断及体内异物诊断有一定帮助。

心电图：一般无特异性改变，低电压、ST-T改变对心脏压塞的诊断有帮助，对冠状动脉损伤及心律失常有一定诊断意义。

超声心动图：对心脏压塞的诊断非常有帮助，诊断较准确且可估计心包内液体量及心内结构、分流的变化。但较费时间，病情重者往往不允许。病情危重时，应果断开胸探查，切不可做过多的辅助检查，延误治疗时机。

7. 治疗

以往认为心脏穿透伤是不可逆的，1897年首次修补心脏损伤成功后，此观念得以改变，近年来，抢救成活率高达40%～50%，开放性心脏损伤，必须采取紧急、果断、正确的措施。对于濒死状态的患者，也应紧急、全力救治。濒死状态经急救，早期生存率也有5%～10%。开放性心脏损伤的主要治疗措施为抗休克、心包穿刺及紧急开胸手术。

（1）抗休克：对重症患者应积极、果断；气管插管、呼吸支持；快速建立静脉通道，积极静脉切开插管或深静脉穿刺置管，迅速建立中心静脉测压管并动态监测；快速补充晶体液及胶体液；积极应用碳酸氢钠纠正酸中毒；合理应用强心、升压药物，同时做好紧急开胸的准备。

（2）心包穿刺：心包穿刺不仅有助于诊断心脏压塞，而且还可以心包减压，缓解心脏压塞症状，为紧急开胸手术创造一个较好的血流动力学条件。过去许多人认为，一次或多次的心包穿刺可治疗心脏压塞而无需手术，但因反复心包穿刺而又反复出现心脏压塞而死亡者时有报道，故近年来，多数人认为积极紧急手术治疗为上策。

（3）紧急开胸手术：对有活动性出血、急性心脏压塞患者，紧急开胸手术是首选、根本的治疗。情况紧急可在急诊室紧急开胸手术。手术可确定损伤部位、类型，有无异物存留，有无冠状动脉及大血管损伤，并能做相应的处理。麻醉：开放性心脏外伤常合并低血压、低氧血症、酸中毒等情况。麻醉易诱发低血压、心搏骤停、胃反流致窒息及吸入性肺炎等情况。同时，应用PEEP可加重心脏压塞症状。麻醉的选择应予重视，并做好抗休克、心肺脑复苏的准备。对循环较稳定者，可进行常规麻醉；对低血压、意识尚存者，可行清醒下插管或局麻下开胸，待心脏压塞解除后改用气管插管全麻；对危重无知觉者，可边手术边面罩加压给氧或气管插管。切口的选择：前外侧切口可迅速进胸，紧急情况下多采用此切口，需扩大切口时，可横断胸骨；左前外侧切口最常采用，若伤在右侧，可采用右前外侧切口；考虑需急诊体外循环者、疑有大血管损伤、胸腹联合伤者可选用胸骨正中切口。总之，根据对伤情的判断、预计处理及术者的擅长来选择手术切口。

术中注意：进胸迅速，危急时可无需消毒、铺巾及洗手。打开心包前应做好抗休克的准备及准备好吸引器，术野暴露清晰。尽快打开心包以减压，并清除血凝块。迅速找到心脏裂口并用手指压住，立即做间断褥式全层缝合止血。止血后再用带垫片无创缝针缝合加固，靠近冠状动脉处可在其下进针做褥式缝合，防止损伤冠状动脉。心包打开、心脏裂口缝合后，若抗休克不力，可行胸内心脏按压，用50mL注射器直接往右心房或左心室、右心室内反复注入血液及强心、升压药物。心跳恢复、血压回升并平稳后，彻底清除心包内积血、血块及异物，用温盐水加入抗生素冲洗心包，冲洗液量应＞2000mL。注意彻底检查，勿遗漏小的裂口及自行止血的裂口。应使心包充分引流。对心后壁损伤，为充分暴露裂口及防止过度搬动心脏引起心律失常、低血压及心搏骤停，应用手压迫止血，同时急诊建立体外循环后再进行处理。对心内结构损伤者，可急诊体外循环下处理，若估计患者可度过急性期，也可暂不处理，待做好检查明确诊断后，择期体外循环下处理。对穿透心脏的填塞性异物，应在心包打开后直视下取出。对心脏异物，宜积极手术摘除，若异物过小，难以寻找，且无明显症状及危害者，可保守治疗，日后可明确定位下择期手术摘除。对心壁不规则损伤边缘应给予清创，以免瘢痕过多形成室壁瘤。积极手术探查及处理合并伤。术中应与麻醉师等密切配合协调，综合处理，并由专人指挥协调，防止忙乱及主次不明、分工不清。

术后处理：术后应加强心、肺、脑、肾等重要脏器的监护及检查，及早发现、及时处理漏诊的合并伤及因低血压引起的多脏器功能衰竭；维持水、电解质酸碱平衡；继续抗休克，多脏器支持及并发症的处理；加强应用抗生素，预防严重的感染；尽早应用破伤风抗毒素等治疗。

合并冠状动脉损伤的处理：冠状动脉较小分支的断裂较常见，多为手术探查时发现，多无心电图表现及术中直视下心肌颜色的改变，几乎无心律失常发生，术中可用心外膜覆盖。冠状动脉主干的断裂，如左右冠状动脉主干、前降支、左旋支、锐缘支等，术中一旦发现，应立即在体外循环下行主动脉-冠状动脉旁路移植术，否则多因严重、顽固性心律失常或心力衰竭而预后不良。

心脏异物的处理：心脏异物多来自穿透心脏的异物碎片或深静脉异物栓子随血流至右心房、右心室、肺动脉及分支。右室腔肉柱较多，易固定异物。左心室腔较光滑，故异物多经主动脉行至较远端形成动脉栓塞。心房尤其是右心房，血流速度缓慢，异物常能存留。心内有大的房、室交通者，异物可从右心系统至左心系统，形成动脉栓塞。紧急开胸探查，应积极处理异物，但对于异物较小、难找、暂无明显症状及危害的，可暂不处理，日后可经胸片、彩色多普勒超声心动图、心脏造影、核磁共振等检查，明确定位后，择期体外循环下手术摘除。异物多因血流及体位变动而易游走，故定位检查与手术的间隔时间越短越好，在术中安置好体位全麻后，最好先摄床边胸片以了解异物的位置，再施行开胸体外循环手术。因心脏异物具有游走倾向，并随时会发生肺动脉及全身动脉栓塞，故一旦确诊，应尽早手术。对嵌顿于心脏内的异物，可手术，也可定期观察，有报道心肌嵌顿异物渐入心脏致栓塞的，也有心肌嵌顿异物渐入心包腔者。

（二）闭合性心脏损伤

闭合性心脏损伤多由钝性暴力间接引起，其在胸部创伤中并非罕见，据文献报道，不同程度的闭合性损伤占胸部创伤的10%～25%，轻者仅血清酶有改变而无临床症状，重者可因严重心律失常、急性心脏压塞等迅速死亡。

1. 损伤机制

（1）直接作用：钝性暴力直接作用于胸部、胸骨或肋骨骨折端刺伤心包及心腔，或因心脏被挤压于前胸壁与脊柱之间造成损伤。

（2）间接作用：如腹部突然受挤压，回心血量骤然剧增，心脏突然过度膨胀，心腔内压骤增，引起心脏薄弱处破裂性损伤（如右心房破裂）。

（3）减速作用：高速运动的人体突然减速，心脏可因惯性挤压于前胸壁或脊柱，造成心脏损伤。

（4）震荡作用：心脏受到强烈的震荡，可因自主神经及心脏传导系统受刺激而发生严重心律失常。

（5）联合作用：闭合性心脏损伤，多为几种机制联合作用致伤。

2. 分类

闭合性损伤有：心脏挫伤；心包损伤、心脏移位；血心包、急性心脏压塞；心脏破裂；外伤性室间隔穿孔；外伤性瓣膜损伤；外伤性室壁瘤。

（1）心包损伤、心脏移位：心包损伤可分为胸膜与心包撕裂伤和膈肌与心包撕裂伤两型。

① 胸膜与心包撕裂伤：发生在左侧或右侧的纵隔胸膜及心包撕裂，可合并有心肌损伤。小的心包撕裂可引起出血，多数不至于引起心脏压塞。肺裂伤者可合并气胸。气体进入心包者可形成气心包，胸片有助于诊断。心脏可于心包裂口处发生嵌顿，严重时可发生心脏脱位。

② 膈肌与心包撕裂伤：发生于心包膈面与膈肌的撕裂，可合并有胸膜与心包的撕裂伤，可为双侧膈肌破裂，较易引起心包裂口的心脏嵌顿或心脏部分及全部脱位入腹腔，形成心脏的机械性压迫或环形压迫，压迫冠状动脉产生梗死，甚至引起心脏扭转。心脏嵌顿脱位可于伤后立即出现，也可于伤后数日发生。

临床表现、诊断及治疗：小的心包撕裂临床上多无心脏压塞，主要症状为严重而持续的心前区疼痛，伴有气胸时可有呼吸困难，听诊时可闻及心包摩擦音，心电图多无特殊发现，胸片发现心包积气有助于诊断。单纯心包损伤一般病情不紧急，明确诊断后给予对症治疗。小的心包撕裂伤不必手术修补，应当注意心包损伤可发生心脏嵌顿及脱位，故对伤者应临床观察数日。较大心包撕裂伤听诊可出现特殊的收缩期杂音，且随体位变化而变化，甚至消失。巨大的心包撕裂伤可引起心脏嵌顿或心脏脱位。症状有时严重，可危及生命，临床上出现心动过速、血压下降、心音改变及减弱、颈静脉怒张等心脏受压迹象及心绞痛、心律失常等心肌缺血征象，心电图可出现电轴移位、ST-T 改变、传导阻滞、心律失常等一过性改变。胸片表现为心影位置异常并有肺不张等，可借此与急性心脏压塞鉴别，有心包积气者，鉴别更易。病情危重者，在积极抗休克的同时，急诊开胸探查，将心脏复位，改善血流动力学，同时修补心包裂伤，心包引流，清创冲洗，同期处理合并伤。

（2）血心包：闭合性损伤所致心脏破裂，心肌挫裂伤均可引起心包腔内积血，严重时引起心脏压塞，伴有心包撕裂伤者，因心包裂口可引流出血，多不至于引起急性心脏压塞。心包弹力有限，心包内容积急性增加至120mL 即可压迫心脏，产生血流动力学改变，达到

150mL 时即可引起致命的心脏压塞。临床表现为血压下降、心率上升、中心静脉压升高、尿量减少、末梢循环差等，听诊发现心音遥远；心电图表现为低电压、窦性心动过速；胸片示纵隔影增宽、心包影扩大并呈烧瓶样改变，心包积气常提示并有纵隔心包的撕裂；超声心动图具有相当高的特异性，能发现心包积液及血凝块，估计心包内液量并能引导行心包穿刺，同时可发现心内结构的异常及心内异常分流；心包穿刺出血性液体不仅可以明确诊断，同时还可以暂时行心脏按压，但心包穿刺有假阴性，故单凭心包穿刺阴性不能排除血心包的可能。临床上急性心脏压塞，静脉压增高较动脉压下降出现得早，但如心脏压塞发展迅猛，两者可同时出现。若伴有低血容量，静脉压可由高至低或不增高，快速补血或补液后，静脉压升高而血压不变或降低，有助于诊断。因此，连续监测中心静脉压具有十分重要的意义。一旦确诊，即行心包穿刺，心包穿刺即使抽出少量积血（一般＞ 30mL），也可使血流动力学得以改善，并能为麻醉和手术创造一个较好的循环条件及争取时间。同时边手术边抗休克，当情况危急时，可于急诊室开胸心包减压，并就地抗休克。对于闭合伤引起的无急性心脏压塞的血心包患者，只要诊断明确，排除复合伤，可在监护下密切观察，经一次或多次单纯心包穿刺抽液仍可治愈。但对可疑有心脏压塞迹象、多次心包穿刺仍有心包积液或反复穿刺疑有心包内感染及心包内有凝血块患者应积极手术治疗。

（3）心脏挫伤：心脏挫伤为闭合性损伤中最常见的类型，可合并或不合并胸骨、肋骨骨折。轻者可无明显临床表现而漏诊，重者可致心脏破裂、急性心脏压塞或严重心律失常、心内结构损伤等。根据损伤程度，病理改变有：心外膜、心内膜下出血，局灶性出血、水肿，心内膜破裂，广泛心肌挫伤，可伴有心肌挫裂伤甚至心肌破裂及心内结构损伤。依心脏充盈状态的不同而伤情不同，充盈状态伤情较重，可致心脏破裂、瓣膜破裂、急性室间隔穿孔。组织学检查可见心肌纤维断裂、坏死，白细胞浸润，瘢痕形成。在后期（9 ～ 49d）可形成渗出性心包积液，心肌挫伤区可突然破裂致死或形成室间隔穿孔，少数形成室壁瘤。

临床表现主要为持续性心前区疼痛，可合并心悸、呼吸困难，甚至休克等。听诊多可发现有心律失常，以持续性或阵发性心动过速及期前收缩多见，偶有心包摩擦音。病情较重患者可出现左心衰竭、右心衰竭，表现为动脉压下降、静脉压上升而有别于低血容量征象。心电图表现：因伤后 24 ～ 72h 心肌组织反应最重，故伤后早期（＜ 24h）心电图正常不能排除心脏挫伤，必须多次或连续监测才有意义。常见心电图异常为 ST-T 改变及心律失常，频发室早、室速或室颤，需及时处理，防止发生猝死。胸片诊断心脏挫伤无特异性，但对心包积液及排除其他类型的胸内损伤有一定价值。血清酶学检查：乳酸脱氢酶（LDH）同工酶 LDH1（正常值 48U）、LDH2（正常值 76U）的增高，反映了心肌细胞的损伤，可持续升高至伤后 2 周。

内科治疗：心脏挫伤应在严密持续的心电图监护下进行。除一般性对症治疗及适当的抗休克处理外，主要为心律失常的处理、心肌保护药物的应用及心力衰竭的纠正。

外科治疗：心包积液、积血患者可给予心包穿刺，必要时开胸。后期形成缩窄性心包炎患者可行心包剥脱术；心肌破裂、急性心脏压塞患者应紧急开胸手术修补、心包减压；有室壁瘤患者应择期体外循环下切除修复，有室间隔穿孔、瓣膜损伤患者，若病情稳定，确诊后择期体外循环下修补或换瓣。

（4）心脏破裂：闭合伤引起的心脏破裂，可因急性心脏压塞而死亡。如心包撕裂，可死于大出血。左室破裂可在数分钟内死亡，右室破裂可在 30min 内死亡，心房破裂，出血较慢且可因心脏压塞而阻止大出血，如能迅速手术，尚有机会挽救生命。少数心脏破裂之后，因血凝块堵塞裂口而暂时止血，并可于伤后数小时或数日血凝块脱落出血或挫伤区心肌软化坏死致心脏破裂。Glinz 统计了 575 例闭合伤致心脏破裂尸检资料，左心室、右心室及右心房破裂机会相似，约 28%，左心房破裂相对较少，19% 左右。

心脏破裂的临床表现主要为急性心脏压塞症状。继发性心脏破裂患者，往往表现为病情相对稳定后，突然出现胸痛、虚脱和心脏压塞症状。

治疗：一旦考虑诊断，不应做过多的检查，立即开胸探查，紧急手术修补及心包减压，同时积极抗休克。左前外侧切口进胸迅速，必要时可向右侧延长，横断胸骨，扩大手术野。正中切口暴露充分，如患者病情允许，最好采用此切口。术中注意事项及术后处理要点同开放性心脏创伤。

（5）室间隔破裂：心脏充盈时闭合性创伤可引起室间隔破裂，都发生于肌部，且多数合并其他心内结构的损伤，常因急性心力衰竭及心律失常而迅速死亡。单纯较小的室间隔破裂，如左向右分流较大，可引起急性肺动脉高压、肺水肿，甚至死亡。血流动力学改变不严重的患者，可长期存活。室间隔严重挫伤，继而坏死、穿孔，称为延迟性室间隔穿孔。伤后可闻及全收缩期粗糙喷射性杂音，触及心前区震颤。病情相对稳定后，心脏彩色多普勒超声心动图及心导管、心室造影可明确诊断。

治疗：严重室间隔穿孔患者，预后不佳，急诊体外循环下修补死亡率较高。临床上有穿孔数月后自行愈合者，故对病情相对稳定者，手术应在伤后 8 周以后施行，即使未自行闭合，室间隔缺损周边也已有纤维增生，便于缝合修补。对于小的室间隔缺损，血流动力学改变不大，仅有心前区收缩期杂音及震颤，不经手术，也可长期存活。

（6）外伤性心瓣膜损伤：闭合性心脏损伤引起心瓣膜损伤，以主动脉瓣最常见，其次为三尖瓣和二尖瓣，肺动脉瓣损伤极罕见。除了瓣膜的撕裂，常并有腱索的断裂及乳头肌的断裂，可造成急性瓣膜关闭不全及充血性心力衰竭。主动脉瓣损伤病程进展较快，二尖瓣损伤其次，而三尖瓣关闭不全病程进展缓慢。因病程进展快慢不同，施行手术的时机、手术的风险及预后各不相同。心脏听诊、多普勒超声心动图、心导管及造影可确定诊断。原则上应于病情稳定后再施行体外循环手术，瓣膜损伤严重难以修复者，应行人工瓣膜置换术。

（7）外伤性室壁瘤：多因心室肌挫伤后心肌坏死而形成，几乎均发生于左室壁，可于受伤后迅速形成或伤后数月形成。可有心律失常、动脉栓塞及心功能不全。胸片、心电图、超声心动图、同位素扫描对诊断有帮助，心室造影及核磁共振可明确诊断。

治疗：一旦确诊，应尽早择期手术，体外循环下室壁瘤切除后直接缝合（带垫片）。

（8）冠状动脉损伤：闭合性心脏损伤引起冠状动脉损伤少见。主要为冠状动脉破裂及栓塞，常发生于左冠前降支，多合并心肌挫裂伤，主要表现为心绞痛及心脏压塞。心电图及冠状动脉造影可确诊，可因严重心律失常、心力衰竭、心脏压塞而死亡。

治疗：冠状动脉主干损伤（如前降支）一旦确诊，应立即手术，行冠状动脉旁路移植术，对非主干损伤患者，可用心外膜覆盖，有报道称部分患者经保守治疗可康复。

（三）医源性心脏损伤

医源性心脏损伤主要是指在对心脏疾患进行诊断及治疗过程中引起的心脏创伤。诊断多无困难，主要在于积极地预防及有效地处理。

1. 心导管介入引起的损伤

（1）心导管检查或二尖瓣球囊扩张时，导管穿透心壁进入心包腔。

（2）选择性心腔造影高压注入的造影剂穿透心壁进入心包腔或注入心肌。

（3）心内导管刺激及损伤传导系统（最常见为房室结及房室束），产生局部水肿，形成一过性的心律失常及短期的传导阻滞。

（4）二尖瓣球囊扩张可致瓣膜撕裂损伤，致严重瓣膜关闭不全、充血性心力衰竭。

（5）射频消融损伤正常传导束，造成传导阻滞及心律失常。

（6）冠状动脉扩张或旋切术损伤冠状动脉，致心肌梗死及心脏压塞。

（7）冠状动脉造影损伤左、右冠状动脉内膜，引起继发性冠状动脉痉挛或血栓栓塞。

（8）封堵膜周部室间隔缺损致Ⅲ度房室传导阻滞；封堵肺动脉瓣下室间隔缺损致主动脉瓣穿孔。

2. 心脏手术意外损伤

（1）胸腔手术意外损伤心包或肺切除后肺静脉残端脱入心包内出血，致心脏压塞。

（2）二尖瓣闭式扩张撕裂左心耳或左心房致大出血。

（3）心内直视手术缝针过深损伤左、右纤维三角致传导阻滞。

（4）左心房内直视手术损伤左心房后壁。

（5）二尖瓣换瓣引起左心室后壁损伤破裂出血。

（6）心内直视手术意外损伤心内结构及冠状动脉。

（7）心包内引流管放置不当致使心脏压塞、心脏刺伤。

3. 医源性损伤的处理

（1）导管及高压注射造影剂穿破心壁，因破口较小，可自行闭合或血凝块填塞而止血，心包内仅有少量血液或造影剂，可经保守治疗、心包穿刺抽液而痊愈。但对有急性心脏压塞或迟发性出血致心脏压塞患者，应紧急手术，心包减压，创口修补。

（2）导管刺激传导系统产生局部水肿，致传导阻滞，为一过性可逆性改变，水肿吸收后，一般 3 ～ 14d 可恢复，故应在心电监护下进行内科治疗。

（3）二尖瓣球囊扩张致二尖瓣撕裂，严重关闭不全，多在心力衰竭纠正、病情稳定后行二尖瓣置换术。心力衰竭严重、病情危重时，可紧急换瓣。

（4）射频消融损伤正常传导束，为永久性损伤，不可恢复，只能保守治疗或安装起搏器。

（5）冠状动脉扩张及旋切术中损伤冠状动脉，几乎均为冠状动脉主干，凡有心肌缺血征合并或不合并心脏压塞患者均应紧急行冠状动脉旁路移植术。

（6）冠状动脉造影致左、右冠状动脉内膜损伤患者，多经保守治疗可恢复。但心电图有大范围心肌缺血征象者，应紧急体外循环下行冠状动脉旁路移植术。

（7）封堵膜周部室间隔缺损致Ⅲ度房室传导阻滞，原因为封堵伞压迫刺激传导系统产生局部水肿，致传导阻滞，为一过性可逆性改变，水肿吸收后，一般 3 ～ 14d 可恢复，故应在心电监护下进行内科治疗。若为永久性损伤，不可恢复，只能安装起搏器。封堵肺动脉瓣下室间隔缺损致主动脉瓣穿孔，应在体外循环下直视修补或瓣膜置换。

（8）胸内手术意外损伤心包，只要及时发现并正确处理，多无严重后果。对肺切除肺静脉残端脱入心包内出血致心脏压塞者，应迅速打开心包，同时用手指控制左房处肺静脉根部以止血，并在直视下缝扎，尽快补充血容量，只要处理及时，一般不会造成死亡。

（9）闭式二尖瓣器械扩张术中，撕裂左心耳或左心房时，应暂用手指压迫减缓出血，并快速用手指扩开二尖瓣口，以减低左心房内压力，左房减压后，出血得以缓解，心壁裂口较易缝合，否则，因左心房内压力高，缝合易撕裂，使裂口越缝越大。修补时，应准备好吸引器，直视下缝合止血，同时快速补充血容量，极少情况下需要或能够在体外循环下修补。

（10）心脏直视术中，若缝住左、右纤维三角，在心跳恢复后，出现Ⅲ度传导阻滞或左束支传导阻滞，应在充分辅助循环后，再次阻断循环，心内直视下拆除缝线，重新修补。若复跳后出现传导阻滞而确定未缝住传导束，则考虑为术中传导束受牵拉、器械刺激等原因致局部水肿，多为一过性传导阻滞，不必再次阻断，心外膜置起搏导线后回 ICU 行保守治疗，一般 3 ～ 14d 可恢复。若 14d 后仍未恢复者，为传导束损伤，需安置永久性心脏起搏器。

（11）术中损伤左心房后应及时发现并修补。关胸前发现应再次转流阻断，抬起心脏于后侧直视下修补，关胸后发现大量心包引流及心脏压塞者应紧急开胸探查，考虑左心房后壁损伤应紧急体外循环下心脏停搏后直视下修补。

（12）左室后壁损伤破裂出血，来势迅猛，死亡率极高。一旦发现，立即手指压迫止血，不论何种情况下均应在体外循环下直视修补。

（13）心内直视术中，对意外的心内结构损伤，应及时发现，正确处理，才能有较好的预后。冠状动脉小分支的损伤，无需处理；大分支及主干的损伤，应立即行冠状动脉旁路移植术。

（14）体外循环心脏手术后，心肌本身会有反应性水肿，若心包缝合较紧，引流管压迫，也会引起心脏压塞，尤其在严重低心排综合征的患者，表现更为明显。一旦考虑为本症，即床边开胸，心脏肿胀明显者，可心包敞开数天，待心脏消肿后，再行二次关胸。引流管用软质硅胶管，可避免硬管刺伤心肌。

二、胸内大血管损伤

（一）分类

胸内大血管包括主动脉及其三大分支，腔静脉及其分支，肺动脉，肺静脉。

1. 按损伤机制分类

闭合性损伤由挤压、加速或减速伤引起，以主动脉峡部破裂多见。穿透性伤则可发生在胸内大血管的任何部位。

2. 按解剖分类

主动脉及其三大分支，腔静脉及其分支，以及肺动脉、肺静脉。

3. 按外伤机制分类

闭合性损伤、穿透性损伤。

（二）诊断及治疗

1. 主动脉钝性损伤

主动脉钝性损伤可伤及主动脉及弓部分支，约 95% 的胸主动脉钝性撕裂的患者因大出血死于入院前。幸存者多为肺挫裂伤，形成瘤样扩张或搏动性血肿。主动脉及分支撕裂部位多变，可从主动脉根部到膈肌及三大分支自主动脉起始的任何位置。但 80% ～ 90% 发生在主动脉峡部，若心包内升主动脉破裂可引起急性心脏压塞。

（1）临床诊断：主要根据外伤史、创伤性质、胸背部疼痛及出血性休克临床表现，胸片主要表现为纵隔增宽，心脏彩超及食管内超声心动图对诊断有较大帮助。若患者循环稳定，应急诊行主动脉造影以明确诊断。

（2）手术指征：心包内升主动脉破裂可引起急性心脏压塞。心包外主动脉破裂的征象为大量血胸，可在数分钟或数小时内突然出现严重失血性休克，紧急开胸手术是唯一有效的治疗措施。当有疑诊时也应尽快开胸探查。

（3）手术要点：气管插管、静脉复合麻醉，手术切口视判断的伤口而定，多采用左后外侧切口经第 4 肋间进胸，在良好吸引清除积血及血凝块的情况下迅速找到出血口，指压止血，依伤情可做如下处理：①侧壁钳夹闭主动脉裂口；②预计 30min 内开放循环的，游离破口上下主动脉端，套带阻断或钳闭；③全身半量肝素化（1.5mg/kg），破口上下端主动脉壁缝荷包，分别插入大号主动脉插管，排气后接适当口径塑料管，行血管外转流后套带阻断或钳闭破口上下主动脉端。外转流导管口径＞ 7.5mm 时其血流量即可保证成人肾脏及脊髓有良好的灌注。

（4）修补方法：①直接修补：用（3-0）～（5-0）无创缝线直接缝合或带垫片（心包、毡片）连续褥式加连续贯穿缝合。②补片修补裂口：主动脉壁破损较多或不规则，可修剪边缘，用心包补片（新鲜或戊二醛处理）、人造血管片（预凝）进行修补。③人工血管修补：损伤严重的需人工血管移植。

（5）治疗结果：术前尚存活病例，术后死亡率及截瘫率与患者年龄、健康状况、合并伤情况、术前术中循环情况、术中阻断主动脉时间、主动脉外转流时间有密切关系。

2. 胸降主动脉假性动脉瘤

胸降主动脉假性动脉瘤约 20% 伤者可生存入院，约 80% 3 周内死于致命大出血，根据外伤史、胸痛、胸片纵隔增宽进行诊断，心脏彩超、食管内超声心动图、螺旋 CT 可协助诊断。

（1）手术指征：胸降主动脉假性动脉瘤有随时破裂的可能，且主动脉内膜裂口周围主动脉部分已形成夹层动脉瘤，并向近端、远端蔓延，拖延手术时间会增加主动脉切除段的长度。一旦考虑诊断胸降主动脉假性动脉瘤，应尽快进行手术探查。

（2）手术要点：气管插管、静脉复合麻醉，手术切口视判断的伤口而定，多采用左后外侧切口经第 4 或第 5 肋间进胸，手术主要危险区是解剖纵隔血肿处主动脉破口上端主动脉，随时可引起破裂大出血。全身半量肝素化（1.5mg/kg），建立左心转流，监测右桡动脉压、股动脉压、中心静脉压。近端主动脉阻闭钳放置在左颈总动脉远侧，远端主动脉阻闭钳夹假性动脉瘤远侧降主动脉。纵形切开血肿，清除积血及血凝块，主动脉壁破口小可直接修补，但多数患者需选用相应口径的人工血管进行移植。

（3）治疗结果：胸降主动脉假性动脉瘤手术，有一定时间术前准备，手术死亡率已下降至 4% ～ 7%，最严重合并症为脊髓缺血造成的截瘫，其发生率为 1.4% ～ 4%。对破口位置较低的胸降主动脉假性动脉瘤，有人尝试用介入方法置入带膜血管内支架，取得较满意的临床效果。

3. 主动脉及分支损伤

多因钝性损伤；偶见于穿透伤，常见于交通伤的加速减速过程。损伤多发生于主动脉弓无名动脉起始部。诊断要点：胸片示上纵隔影增宽，相应桡动脉搏动减弱或消失，同时可有胸内出血征象。明确诊断靠逆行主动脉造影、心脏彩超及经食管超声心动图。

（1）手术指征：一旦考虑诊断或确诊，应立即手术探查。

（2）手术要点：气管插管、静脉复合麻醉，麻醉时注意行脑保护。胸骨正中切口径路暴露较理想。可直接修补或补片修补或人工血管修补，原则为恢复动脉血流。需侧壁钳夹主动脉弓同时阻断无名动脉或左颈总动脉，在建立外转流后进行。对无法阻断血流的较严重的损伤，需在体外深低温体循环或 5mL/（kg · min）微灌注下进行。对左锁骨下动脉损伤者，在确定椎动脉开口通畅前提下可阻断血流后修补，无法修补者可结扎止血。

4. 腔静脉及分支的损伤

损伤多为穿透伤所致，也有钝性伤的报道。上、下腔静脉心包段内发生破裂均以急性心脏压塞为表现，与心脏破裂不易区分，术中探查或尸检时明确。胸内上腔静脉破裂表现为胸内出血和休克，因伤后失血量大，一旦不及时处理，死亡率较高。

（1）手术指征：对考虑急性心脏压塞或胸内大出血者应尽快手术探查。

（2）手术要点：气管插管、静脉复合麻醉，胸骨正中切口径路暴露较理想，但大多数因胸内出血或急性心脏压塞而选择左前外侧、后外侧切口径路。

（3）修补方法：①直接修补：暴露后手指压迫止血，直接缝合裂口或钳闭部分管腔后直接缝合。②内分流下修补：全身半量肝素化（1.5mg/kg），带大侧孔（孔径≥管径）的导管（管径略＜腔静脉内径）经右心耳插入腔静脉至裂口远端，侧孔在右房内形成内分流，裂口上下端腔静脉套带收紧止血，而后再行直接缝合或心包补片修补裂口。拔分流管后予 1：1.5 鱼精蛋白中和肝素。下腔静脉部分断裂因暴露差，较难修补，可肝素化后经右心房插带气囊下腔管，建立体外循环后，在心脏停搏或不停搏下切开右心房，从右心房内修补，暴露较好。

（4）治疗结果：对青壮年伤者，快速进胸修补或建立内分流或体外循环下修补，同时快速补充血容量者，术后结果较满意。

5. 肺动脉、肺静脉损伤

多为贯通伤所致，多伴肺组织及支气管损伤漏气，胸内出血和气胸，表现为呼吸困难、休克、咯血或痰中带血。肺门处肺动脉、肺静脉损伤可引起体循环气栓和左心室积气室颤，多发生在正压通气时，患者可突然偏瘫或室颤。

手术要点：伤侧前、后外侧切口进胸，出血严重者可用一把大血管钳钳夹肺门或打开心包分别钳闭伤侧肺动脉、肺静脉，然后确定损伤情况行血管修补或相应肺段、肺叶切除。有体循环气栓及室颤者，阻断肺动脉、肺静脉后经左心尖、主动脉排气，复苏成功后再进行血管修补或肺切除。

第九章
妇产科急危重症

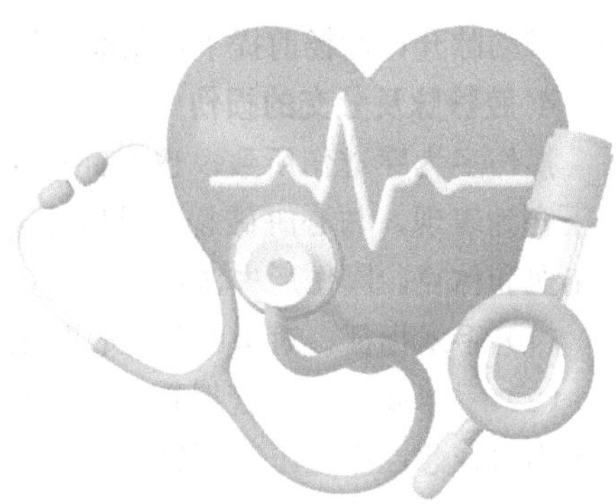

第一节　羊水栓塞

羊水栓塞指在分娩过程中，羊水进入母体血液循环后引起的肺栓塞、休克、弥散性血管内凝血（DIC），这是产科一种少见而病势凶险的并发症，死亡率高达 85%，是产妇死亡主要原因之一。近年来，由于医学科学的发展，对本病认识及诊疗技术均有提高，也有不少抢救成功的病例。尽管如此，在产科中一旦发生羊水栓塞，常常是母儿均死亡。

一、病因

羊水及其内容多为胎儿的角化上皮细胞、胎脂、胎粪和黏液等有形物质，这些有形物质进入孕妇血液循环后引起栓塞。羊水中含有凝血因子、透明质酸酶、蛋白质、组胺等促凝物质，进入母血后形成弥散性血管内凝血及过敏性休克。此外，除了羊水中有形物质引起栓塞外，还与胎粪的化学成分即血凝固亢进性蛋白质分解酵素有关。

(一) 胎膜早破人工破膜后

临床所见羊水栓塞大多数发生在胎膜破裂之后，由于宫缩的挤压，羊水进入子宫蜕膜或子宫颈的边缘小血管内而发病。

(二) 宫缩过强或强直性子宫收缩

包括催产素静滴、子宫腔内压力过高。

(三) 子宫体或子宫颈有病理性开放的血窦

多胎经产宫颈及宫体弹力纤维损伤及发育不良者，分娩时引起裂伤。

(四) 过期妊娠

巨大胎儿较易发生难产、滞产、产程长，胎儿易发生宫内窒息，羊水常浑浊，刺激性较强易发生羊水栓塞。

二、临床表现

本病多数发病突然，变化急剧，其临床经过分 3 个阶段。

（一）休克及心功能障碍

休克及心功能障碍主要是分娩前或分娩后短时间内发生休克，多数患者发病急，破膜后迅速出现恶心、呕吐、呼吸困难、呛咳、烦躁不安或神志模糊，面色苍白或青紫，心率快，脉细弱，血压下降或消失，出血和休克不成比例。少数病例发病前毫无先兆，突然惊叫一声后血压骤降或测不到，于数分钟内迅速死亡。

（二）出血倾向

部分患者度过休克期后，继而发生产后大出血，而有血液不凝的特点，持续大量出血进一步加重休克导致死亡，有时有全身出血倾向，如皮肤、黏膜、消化道及泌尿道出血。羊水栓塞并发 DIC 可高达 66%。

（三）肾衰竭

休克和 DIC 引起重要脏器微血管灌注量不足和栓塞，出现少尿或无尿以及尿毒症。

三、辅助检查

（一）化验室检查

DIC 三项筛查为：①血小板计数＜ 100×10^9/L。②凝血酶原时间超过正常值 3s 即有诊断意义。③血浆纤维蛋白原＜ 1.5g/L 即可诊断。凝血块观察，取正常产妇血 5mL 放试管内，置温箱中观察 8 ～ 12min 血块形成，低纤维蛋白原患者血液不易凝结，30min 血凝块少，而弥散显示血小板已相当低，继发纤溶。出血时间及凝血时间延长，血浆鱼精蛋白副凝试验（3P 试验）及乙醇胶试验阳性。无条件做三项检查者，可以血小板计数减少、凝血时间延长作为诊断依据。确诊：上腔或下腔静脉取血做血液沉淀试验，放置后若沉淀为三层，则底层为细胞，中层为棕黄色层，上层为羊水碎片。取上层物质做涂片染色，镜检可见到鳞状上皮细胞、羊水结晶、毳毛等物质。

（二）心电图

右心室、右心房扩张，尚可见到心肌劳损的表现。

（三）X 线片

胸片可出现双侧弥漫性点状浸润阴影，沿肺门周围分布，肺部轻度扩大。

四、鉴别诊断

本病应与血栓性肺栓塞、脂肪栓塞鉴别，这些疾病往往伴有胸痛，而羊水栓塞则无此症状。其他疾病如子痫、脑血管意外、心力衰竭以及各种出血性休克等也需鉴别。可根据病史、主要症状、体征、发病过程及各种化验等进行鉴别。

五、治疗

（一）呼吸支持治疗

立即保持气道通畅，充分给氧，尽早保持良好的通气状况是成功的关键，包括面罩给氧、无创面罩或气管插管辅助呼吸等。

（二）循环支持治疗

根据血流动力学状态，在 AFE 的初始治疗中使用血管活性药物和正性肌力药物，以保证心排血量和血压稳定，并应避免过度输液。

1. 液体复苏

以晶体液为基础，常用林格氏液。在循环支持治疗时一定要注意限制液体入量，否则很容易引发心力衰竭、肺水肿，且肺水肿也是治疗后期发生严重感染、脓毒症的诱因之一。

2. 维持血流动力学稳定

AFE 初始阶段主要表现为右心衰竭，心脏超声检查可提供有价值的信息。针对低血压，应使用去甲肾上腺素或血管加压素等药物维持血压，如去甲肾上腺素 0.05 ～ 3.30μg/（kg · min），静脉泵入。多巴酚丁胺、磷酸二酯酶抑制剂兼具强心和扩张肺动脉的作用，是治疗的首选药物，使用多巴酚丁胺 2.5 ～ 5.0μg/(kg· min)，静脉泵入；磷酸二酯酶抑制剂（米力农）0.25 ～ 0.75μg/（kg · min），静脉泵入。

3. 解除肺动脉高压

使用前列环素、西地那非、一氧化氮及内皮素受体拮抗剂等特异性舒张肺血管平滑肌的药物。前列环素即依前列醇 10 ～ 50ng/(kg·min)，吸入；或伊洛前列素 10 ～ 20μg/ 次，吸入，6 ～ 9 次 /d；或曲前列尼尔 1 ～ 2ng/（kg · min）起始剂量，静脉泵入，逐步增加直至达到效果；西地那非 20mg/ 次，口服，3 次 /d，或通过鼻饲和（或）胃管给药；一氧化氮 5 ～ 40ppm，吸入。也可给予罂粟碱、阿托品、氨茶碱、酚妥拉明等药物。

（三）处理凝血功能障碍

推荐早期进行凝血状态的评估。AFE 引发的产后出血、DIC 往往较严重，应积极处理，快速补充红细胞和凝血因子（新鲜冰冻血浆、冷沉淀、纤维蛋白原、血小板等）至关重要，尤其需要注意补充纤维蛋白原。同时进行抗纤溶治疗，如静脉输注氨甲环酸等。如有条件，早期即按大量输血方案进行输血治疗可使抢救更有效；有条件者可使用床旁血栓弹力图指导血液成分的输注。AFE 常伴有宫缩乏力，需要积极治疗，必要时使用宫缩剂，例如缩宫素、麦角新碱和前列腺素。经阴道分娩者要注意检查是否存在子宫颈、阴道等产道裂伤。不常规推荐肝素治疗，除非有早期高凝状态的依据。

（四）产科处理

若 AFE 发生在胎儿娩出前，抢救孕妇的同时应及时终止妊娠，行阴道助产或短时间内行剖宫产术。当孕产妇发生心搏骤停，胎儿已达妊娠 23 周以上，立即进行心肺复苏的同时准备紧急剖宫产术。子宫切除不是治疗 AFE 的必要措施，不应实施预防性子宫切除术。若产后出血难以控制，危及产妇生命时，果断、快速地切除子宫是必要的。

（五）迅速、全面的监测

立即进行严密的监护，全面的监测应贯穿于抢救过程的始终，包括血压、心率、呼吸、尿量、凝血功能、电解质、肝肾功能、血氧饱和度、心电图、动脉血气分析、中心静脉压、心排血量等。经孕产妇食管或胸超声心动图和肺动脉导管，可作为监测其血流动力学的有效手段。

（六）器官功能支持与保护

AFE 急救成功后往往会发生急性肾功能不全、急性呼吸窘迫综合征、缺血缺氧性脑损伤等多器官功能衰竭及重症脓毒血症等。心肺复苏后要给予适当的呼吸、循环等对症支持治疗，以继续维持孕产妇的生命体征和内环境稳定，包括神经系统保护、亚低温治疗、稳定血流动力学及足够的血氧饱和度、血糖水平的控制、血液透析和（或）滤过的应用、积极防治感染、胃肠功能的维护、微循环的监测与改善、免疫调节与抗氧化治疗等。

第二节　妊娠期高血压疾病

一、病因与发病机制

（一）血管内皮细胞损伤学说

支持证据有：①血管内皮细胞完整性受损，可致使血管通透性增加，导致组织水肿、血液浓缩等。②病理上可有肾小球内皮细胞增生症，表现为肾小球内毛细血管内皮细胞增大，胞质内高电子密度包涵物阻塞毛细血管，螺旋形小动脉纤维素样坏死以及患者可出现广泛的微血管病理损害，表现为溶血、转氨酶升高及血小板减少（HELLP）综合征。③血管内皮损伤可造成血管收缩因子与血管舒张因子以及促凝血因子与抗凝血因子之间平衡失调。生化指标可见到有丝分裂原、内皮素、血栓素 B2（TXB2）和β-血栓素增加、一氧化氮（NO）等减少。

（二）子宫一胎盘或滋养细胞缺血学说

目前，比较公认的看法是：子宫缺血实质是胎盘或滋养细胞缺血，其原因是螺旋小动脉的重塑过程发生障碍，表现为“胎盘浅着床”。由于重铸过程是滋养细胞生理性浸润的结果，所以重铸障碍的实质应该是滋养细胞浸润能力的下降。研究证实，滋养细胞对螺旋小动脉浸润能力的下降程度与子痫前期-子痫严重程度呈正相关。

（三）免疫学说

胚胎是半同种异物，妊娠是一种成功的半同种移植现象，其成功有赖于胎儿、母体间的免疫平衡，这种平衡一旦失调，即可导致发生排斥反应，从而引起一系列的血管内皮细胞病变，导致病理妊娠。

（四）氧化应激学说

氧化应激是指体内氧化与抗氧化作用失衡，倾向于氧化，进而激活或损伤内皮细胞。正常妊娠时氧自由基活性增强，血浆脂质过氧化增加，但对内皮细胞无损害，原因是抗氧化的超氧化物歧化酶（SOD）相应增加，氧化和抗氧化作用保持相对平衡，以致不会产生氧化应激。妊娠期高血压疾病时超氧化物歧化酶低于正常妊娠，脂质过氧化物（LPO）高于正常妊娠，显示氧化和抗氧化的不平衡，即氧化应激，过氧化脂质的形成，改变细胞的流动性、通透性和抗原性，使细胞丧失正常的生理功能。内皮细胞功能异常引起花生四烯酸的变化，使血栓素环氧化酶增加，前列环素氧化酶减少，PG_2/TXA_2 比例失调不仅引起血管收缩，还可使血管对肾素、血管紧张素的敏感性增强，导致妊娠期高血压疾病的发生。

（五）遗传学说

子痫前期-子痫有家族遗传倾向，主要表现为母系遗传。

二、分类及临床表现

（一）妊娠期高血压

妊娠 20 周后首次出现高血压，收缩压≥ 140mmHg（1mmHg=0.133kPa）和（或）舒张压≥ 90mmHg；尿蛋白检测阴性。收缩压≥ 160mmHg 和（或）舒张压≥ 110mmHg 为重度妊娠期高血压。妊娠期高血压于产后 12 周内恢复正常。

（二）子痫前期-子痫

1. 子痫前期

妊娠 20 周后孕妇出现收缩压≥ 140mmHg 和（或）舒张压≥ 90mmHg，伴有下列任意 1 项：尿蛋白定量≥ 0.3g/24h，或尿蛋白 / 肌酐比值≥ 0.3，或随机尿蛋白≥（+）（无条件进行蛋白定量时的检查方法）；无蛋白尿但伴有以下任何 1 种器官或系统受累：心、肺、肝、肾等重要器官，或血液系统、消化系统、神经系统的异常改变，胎盘-胎儿受到累及等。子痫前期也可发生在产后。血压和（或）尿蛋白水平持续升高，或孕妇器官功能受累或出现胎盘-胎儿并发症，是子痫前期病情进展的表现。

子痫前期孕妇出现下述任一表现为重度子痫前期：

（1）血压持续升高不可控制：收缩压≥ 160mmHg 和（或）舒张压≥ 110mmHg。

（2）持续性头痛、视觉障碍或其他中枢神经系统异常表现。

（3）持续性上腹部疼痛及肝包膜下血肿或肝破裂表现。

（4）转氨酶水平异常：血丙氨酸转氨酶（ALT）或天冬氨酸转氨酶（AST）水平升高。

（5）肾功能受损：尿蛋白定量＞ 2.0g/24h；少尿（24h 尿量＜ 400mL，或每小时尿量＜ 17mL），或血肌酐水平＞ 106μmol/L。

（6）低蛋白血症伴腹水、胸腔积液或心包积液。

（7）血液系统异常：血小板计数呈持续性下降并低于 100×10^9/L；微血管内溶血，表现有贫血、血乳酸脱氢酶（LDH）水平升高或黄疸。

（8）心力衰竭。

（9）肺水肿。

（10）胎儿生长受限或羊水过少、胎死宫内、胎盘早剥等。

需在妊娠 34 周前因子痫前期终止妊娠者定义为早发子痫前期。

2. 子痫

子痫前期基础上发生不能用其他原因解释的强直性抽搐，可以发生在产前、产时或产后，也可以发生在无临床子痫前期表现时。

（三）妊娠合并慢性高血压

孕妇存在各种原因的继发性或原发性高血压，各种慢性高血压的病因、病程和病情表现不一，如：孕妇既往存在高血压或在妊娠20周前发现收缩压≥140mmHg和（或）舒张压≥90mmHg，妊娠期无明显加重或表现为急性严重高血压；或妊娠20周后首次发现高血压但持续到产后12周以后。

（四）慢性高血压伴发子痫前期

慢性高血压孕妇妊娠20周前无蛋白尿，妊娠20周后出现尿蛋白定量≥0.3g/24h或随机尿蛋白≥（+），清洁中段尿并排除尿少、尿比重增高时的混淆；或妊娠20周前有蛋白尿，妊娠20周后尿蛋白量明显增加；或出现血压进一步升高等上述重度子痫前期的任何1项表现。慢性高血压并发重度子痫前期的靶器官受累及临床表现时，临床上均应按重度子痫前期处理。

三、好发因素

年龄＞35岁的高龄初产妇及年轻初产妇；体型矮胖者，即体重指数＞0.24者；营养不良，特别伴有中、重度贫血者；精神紧张、运动过度者；有原发性高血压、慢性肾炎、糖尿病者其发病率较高，且病情较多复杂；双胎、羊水过多、葡萄胎时发病率明显升高；气候变化与其发病关系密切，冬季及初春寒冷季节和气温升高情况下易于发病；有家族史者，如孕妇之母亲曾有重度子痫前期者，则此孕妇发病的可能性较大。

四、辅助检查

1. 血液检查

（1）血浆黏度、全血黏度及血细胞比容测定：以了解有无血液浓缩。正常妊娠后期，血浆黏度应在1.6以下，全血黏度在3.6以下，血细胞比容应＜35%。如高于或等于上述数字，提示有不同程度的血黏稠度增加。

（2）尿酸：由于肝脏分解及肾脏排泄尿酸的功能降低，所以血浆尿酸可有不同程度的升高。

（3）尿素氮的测定：对于了解肾功能情况有一定的参考价值。

（4）血清电解质 K^+、Na^+、Cl^-、Ca^{2+}、二氧化碳结合力的测定：重症患者，特别是应用了大剂量解痉、降压、镇静药后，常影响进食。另外，由于肾功能减退，易于发生酸中毒，测定二氧化碳结合力，有助于及早发现酸中毒。用硫酸镁治疗者查血 Mg^{2+} 浓度。

（5）肝功能测定：由于肝细胞缺氧，肝细胞的线粒体释放出丙氨酸氨基转移酶（ALT），使血清丙氨酸氨基转移酶轻度升高（60～120U/L），总胆红素、碱性磷酸酶也可有轻度升高，但多无消化道症状，产后一周内即可恢复至正常。

（6）凝血功能测定：对重症患者需及时测定血小板计数，以了解有无降低。测定纤维蛋白原、凝血酶原时间、纤维蛋白降解产物（FDP）等了解凝血与纤溶之间有无平衡失调。

2. **尿液检查**

镜检注意有无红细胞及管型，如有则表明肾脏损害严重。测尿比重不低于1.020表示尿液浓缩，反映血容量不足、血液浓缩。重点查尿蛋白，如定量＞0.5g/24h则应视为病理状态，如不低于5.0g/24h或定性在（++）以上，表明病情严重，应积极处理。

3. **眼底检查**

眼底检查可作为了解全身小动脉痉挛程度的窗口，是反映妊娠期高血压疾病严重程度的一个重要参数，对估计病情和决定处理具有重要意义。重症患者均应进行常规急诊检查。可发现小动脉痉挛，动静脉比例失常，视网膜水肿、渗出、出血等改变。严重者视网膜剥离。

4. **心电图检查**

重症患者应做常规检查，以了解心肌损害程度，有无低血钾或高血钾改变等。

5. **B型超声检查**

一是了解胎儿发育情况；二是了解胎盘功能情况，对妊娠期高血压疾病患者的产科处理具有重要参考价值，为胎儿生长受限的诊断提供客观依据。B超检查的特征是胎盘提前成熟、老化，并发胎儿生长受限、羊水过多者多见。

6. **其他检查**

通过胎动计数，胎心监护，胎儿成熟度及胎盘功能测定，了解对胎儿的影响和判断预后。有条件者，对重症患者可行超声心动图、脑血流图检查，疑有脑出血者可行CT或MIR检查。

五、鉴别诊断

妊娠期高血压疾病应注意与慢性肾炎合并妊娠鉴别；子痫应与癫痫、脑炎、脑肿瘤、其他原因造成的脑出血、糖尿病高渗性昏迷、低血糖昏迷等鉴别。

六、预测

妊娠期高血压疾病的预测应在妊娠中期进行，阳性者应严密随访。常用方法有以下几种。

（一）平均动脉压（MAP）

平均动脉压＝（收缩压＋2× 舒张压）÷3。若平均动脉压不低于85mmHg（11.3kPa），有发生子痫前期的倾向；若平均动脉压不低于140mmHg（18.7kPa），易发生脑血管意外，导致孕妇昏迷或死亡。

（二）翻身试验

孕妇左侧卧位测血压直至血压稳定，翻身仰卧5min再测血压，若后者舒张压较前者高于20mmHg（2.7kPa），提示有发生子痫前期的可能。

（三）血液流变学检查

当血细胞比容不低于0.35、全血黏度＞3.6、血浆黏度＞1.6时，提示有发生子痫前期倾向。

（四）尿钙测定

若尿Ca/Cr比值不高于0.04，有预测子痫前期价值。

七、治疗

治疗目标是在对母体和胎儿损害最小的前提下结束妊娠，彻底恢复母亲健康，娩出能健康成长的胎儿。治疗原则：镇静、解痉、降压、扩容或利尿，必要时抗凝，适时终止妊娠，防治子痫及严重并发症。

（一）妊娠期高血压

妊娠期高血压患者可住院或在家治疗。

1. 左侧卧位休息

保证充足的睡眠，每日休息不少于10h，取左侧卧位为佳。左侧卧位可纠正妊娠子宫右旋，减轻妊娠子宫对腹主动脉及髂动脉的压力，增加子宫胎盘供血量；减轻妊娠子宫对下腔静脉压力，增加回心血量，从而使肾血流增加，尿量增多，水肿减轻；改善子宫胎盘供血，纠正胎儿宫内缺氧。

2. 饮食

应注意摄入足够的蛋白质、蔬菜，补足铁和钙剂，不限制盐和液体摄入，因长期低盐饮食可引起低钠血症，甚至发生产后虚脱，并使食欲减退，减少蛋白质的摄入。在全身水肿时及重症患者应适当限制盐的摄入。

3. 药物

一般不需要药物治疗，对精神紧张、焦虑或睡眠欠佳者可给予地西泮2.5～5mg，每日3次，或5mg睡前口服。

4. 加强母胎状态监护

观察孕妇病情有无进展，注意有无头痛、视觉异常、精神状态改变、右上腹或上腹痛、恶心或呕吐、尿量减少等症状的出现。严格定期门诊检查。

5. 间断吸氧

可增加血氧含量，改善全身主要脏器和胎盘的氧供。

（二）子痫前期

应住院治疗，防止子痫及并发症的发生。治疗原则为休息、镇静、解痉、降压、合理扩容，必要时应用利尿剂，适时终止妊娠，同时密切监护母胎情况。

1. 休息

同妊娠期高血压。

2. 镇静

主要目的是消除患者精神紧张与焦虑，以降低血压、缓解症状及预防子痫的发生。

（1）地西泮：具有较强的镇静、抗惊厥、肌肉松弛作用。用法为2.5～5mg，每日3次口服；或10mg肌内注射或静脉缓慢推注（时间超过2min），必要时可以间隔15min后重复给药，亦可加入葡萄糖注射液中静脉滴注，但抽搐过程中不可用药，以免导致心搏骤停。

（2）冬眠药物：可广泛抑制神经系统，有助于解痉降压，控制子痫抽搐。用法①哌替啶50mg、氯丙嗪25mg肌内注射，间隔12h可重复使用。②冬眠合剂1号（哌替啶100mg，氯丙嗪、异丙嗪各50mg）加入10%葡萄糖注射液500mL中静脉滴注，紧急时可用1/3量加入25%葡萄糖注射液20mL中缓慢静脉推注（时间超过5min），余2/3量加入10%葡萄糖注射液 250mL 中静脉滴注，估计 6h 内分娩者禁用。

（3）其他镇静药物：苯巴比妥、异戊巴比妥、吗啡等可用于子痫发作时控制抽搐，或产后预防和控制子痫发作，分娩前 6h 慎用。

3. 解痉

硫酸镁仍为目前解痉治疗的首选药物。

（1）作用机制：镁离子作用于神经、肌肉连接点，抑制运动神经纤维的冲动，减少乙酰胆碱释放，从而使肌肉松弛，痉挛解除，有效地预防和控制子痫发作。镁离子具有中枢抑制作用，可降低颅内压，改善氧代谢。镁离子还可调节细胞内离子代谢及钠泵运转，直接抑制子宫及血管平滑肌，解除血管痉挛，改善子宫胎盘血流。

（2）应用方法：可采用肌内注射和静脉给药。一般首次负荷剂量为 4 ～ 5g，缓慢静脉注入或静脉滴注或臀肌深部注射，然后以每小时 1 ～ 2g 静脉滴注，以保持血浆内镁的浓度在 2 ～ 3mmol/L。硫酸镁的应用有以下几种方案。①方案Ⅰ：硫酸镁 15g 加入 1000mL 液体内静脉滴注，每小时 1 ～ 2g。停止滴注 6h 后，肌内注射硫酸镁 5g。②方案Ⅱ：硫酸镁 5g 肌内注射＋方案Ⅰ。③方案Ⅲ：硫酸镁 2.5 ～ 5g 缓慢静脉注射＋方案Ⅰ。④方案Ⅳ：硫酸镁 2.5 ～ 5g 缓慢静脉注射，5g 肌内注射＋方案Ⅰ。

（3）毒性反应：正常妊娠期血清镁离子浓度为 0.8 ～ 1.2mmol/L，治疗浓度为 2.0 ～ 3.0mmol/L，当超过 3.0mmol/L 时，会发生中毒症状。首先表现为膝反射消失；当血镁浓度达 5mmol/L 时，可出现全身肌张力减退和呼吸抑制；当血镁浓度＞ 7.5mmol/L 时，可出现心搏骤停。因此，应监测血镁浓度，以助于调整硫酸镁滴速。一旦出现呼吸抑制，应立即给予 10% 葡萄糖酸钙 10mL 缓慢静推，时间不少于 3min，以对抗镁的毒性。

（4）注意事项：硫酸镁治疗应持续至产后 24 ～ 48h，因为有人报道 27% 的首次子痫发生在产后，其中一半的患者子痫发生在分娩 48h 后。硫酸镁的治疗浓度与中毒剂量比较接近，为避免发生硫酸镁中毒，用药前及用药过程中一定要注意：①腱反射必须存在。②呼吸频率不得少于 16 次 /min。③尿量每小时不少于 25mL，24h 不少于 400mL，以免蓄积中毒。④必须备有解毒钙剂。

4. 降压

当母体有严重持续的高血压，即收缩压高于 160mmHg（21.3kPa），或舒张压高于 110mmHg（14.7kPa），或平均动脉压高于 140mmHg（18.7kPa），应给予降压药物；产后血压恢复正常 48h 后，可停用降压药。选药原则为不影响子宫-胎盘灌注，且短期及长期应用对胎儿无毒副作用。由于绒毛间血流主要依靠母体灌注压，因此对于分娩前子痫前期-子痫患者要使血压在（140 ～ 150）/（90 ～ 100）mmHg 以避免由于子宫胎盘血流不足而导致胎儿缺氧。

（1）肼屈嗪：又名肼苯哒嗪，能扩张周围小血管，降低外周阻力，从而降低血压，同时有增加心排血量、肾血流及子宫胎盘血流量的作用。用法为 20 ～ 40mg 加于 5% 葡萄糖 500mL 中静脉滴注，注意根据病情决定滴速及疗程，舒张压不能低于 90mmHg（12.0kPa）。不良反应有低血压休克、恶心、眩晕、心悸，此药不宜静脉推注或肌内注射，不宜快速、大剂量及长时间持续使用。

（2）拉贝洛尔（柳胺苄心定）：属水杨酰胺衍生物，它是 α、β 受体阻滞剂，直接作用于血管，不影响子宫胎盘血流量。用法为 100mg 加入 5% 葡萄糖液 500mL 静脉滴注，20 ～ 40 滴 /min，根据血压调整滴速，5d 为 1 个疗程，口服 100mg，2 次 /d。24h 总量不得超过 240mg。

（3）硝苯地平：即心痛定，为钙离子通道阻滞剂。可阻止细胞外钙离子穿透细胞膜进入细胞内，并抑制细胞内肌浆网的钙离子释入细胞质。肌原纤维的ATP酶存在于细胞质内，阻止钙离子进入细胞质，继之阻止ATP酶的激活及ATP的解裂，中断平滑肌收缩所需的能量来源。其药理作用的结果是全身血管扩张，血压下降。另由于平滑肌收缩受到抑制，所以对子痫前期伴有稀弱宫缩者，服用硝苯地平（心痛定）后，有助于防止先兆早产，剂量为10mg舌下含服，每日3次或每6h 1次，24h总量不超过60mg；7日为1个疗程，可连用3～5个疗程，不必间歇。

（4）倍他乐克：β_1受体阻滞剂，25mg每日2次。Ⅱ、Ⅲ度房室传导阻滞、失代偿性心功能不全、心源性休克和显著心动过缓者禁用。

（5）甲基多巴：为中枢性肾上腺能阻滞剂，能阻断中枢神经系统的交感神经的传导，是最早被孕妇接受的降压药，经长期、大量的病例随访，至儿童10岁时，其智能及体格发育均正常。因此是一种对母体有效、对胎儿安全的降压药，个别患者有嗜睡的副作用。常用0.25～0.5g口服，每日3次，服药2h血压开始下降，4～8h达高峰，24h作用消失。

（6）酚妥拉明（立其丁）：强效α受体阻滞剂，有解除血管痉挛和舒张血管的作用。一般用10～20mg加入5%葡萄糖液250mL静脉滴注，根据血压调整滴速。

（7）硝普钠：为速效血管扩张药，代谢物氰化物对胎儿有毒，孕期不宜使用，产后在其他降压药效果不佳时方考虑使用，用50mg加5%葡萄糖1000mL缓慢静脉滴注，开始为6滴/min，以后每5min测一次血压，按血压下降情况，每5min加2滴，直至出现满意降压效果为止，一般控制血压在140/（90～100）mmHg［18.7/（12.0～13.3）kPa］即可，并继续维持此血压水平，随时调整滴速。24h内不可超过100mg。用药不宜超过72h。对伴肝功能损害明显者，应慎用。硝普钠溶液必须避光，可用铝箔遮盖。

（8）硝酸甘油：为速效动脉扩张药，30～40μg/min，即可使血管扩张；但其药物半衰期很短，硝酸甘油稀释液需用滴注泵静脉滴入，开始为5μg/min，之后每3～5min增加5μg/min，一般在20μg/min时，已可获得良效。动物实验有氰化物中毒反应，临床应用不多。

（9）卡托普利（巯甲丙脯酸）：亦名开博通，为血管紧张素转换酶（ACE）抑制剂，作用机制为抑制血管紧张素转换酶，使血管紧张素Ⅰ不能转换为血管紧张素Ⅱ，从而达到降压作用；并有抑制醛固酮作用。剂量为12.5～25mg，每日2次口服。由于该药可通过胎盘到胎儿引起胎儿低血压而致肾血流减少、肾功能受损导致尿少、羊水过少，甚至胎儿畸形，故使用时需特别谨慎。

5. 扩容治疗

（1）扩容治疗的指征：凡血细胞比容＞35%，全血黏度比值＞3.6～3.7，或血浆黏度＞1.6者，均应给予适量的扩容药。

（2）扩容治疗的禁忌证：有心血管负担过重，如有心衰或肺水肿表现或肾功能不全者均属禁忌。另外，在未了解血细胞比容及尿比重等之前，亦不可快速扩容治疗。

（3）扩容药：晶体扩容药主要为平衡盐液、复方氯化钠和5%的葡萄糖液等，胶体扩容药为右旋糖酐-40（低分子右旋糖酐）、血浆、人血白蛋白、全血或706羧甲淀粉等，渗透性扩容药为5%小苏打与甘露醇等。白蛋白适用于低蛋白血症及间质水肿的患者，全血适用于贫血患者，有弥散性血管内凝血倾向者最好使用新鲜冰冻血浆。平衡液、碳酸氢钠用于血细胞比容＞35%、低钠血症、尿比重正常或低于1.008、酸中毒存在者。扩容时要注意脉搏、血压、呼吸和尿量的改变，防止肺水肿和心力衰竭的发生。

6. 利尿

利尿剂仅在必要时使用，不作常规使用。利尿的指征：①仅用于全身性水肿。②急性心力衰竭、肺水肿、脑水肿。③血容量过多伴潜在性肺水肿者。④慢性血管性疾病如慢性肾盂肾炎、慢性高血压等。常用呋塞米、甘露醇。呋塞米适用于肺水肿、心或肾功能衰竭者，一般用 20 ～ 60mg 加 25% ～ 50% 葡萄糖液 20 ～ 40mL 静脉缓慢推注，以后按病情可重复使用。甘露醇仅用于肾功能不全或颅内压升高者，心功能不全、肺水肿者禁用。25% 甘露醇 250mL，静脉滴注，30min 滴完，每 4 ～ 6h 可重复。

7. 终止妊娠

终止妊娠是治疗妊娠期高血压疾病的有效措施。

（1）终止妊娠时机：轻度子痫前期在妊娠 37 周左右，重度子痫前期在妊娠 34 周左右。妊娠 34 周前，若出现危急情况（严重症状持续存在）、多器官损害、严重胎儿生长受限（低于第 5 百分位数）、胎盘早剥、胎儿窘迫等亦应及时终止妊娠。国外有学者主张在使用大剂量拉贝洛尔（220mg）加硝苯地平（50mg）血压不能控制，或用硫酸镁治疗下中枢神经系统症状持续存在，不考虑胎龄，在 24 ～ 48h 内终止妊娠；此外，血小板减少，或转氨酶升高伴上腹部疼痛、压痛，或血清肌酐高于 177μmol/L（2mg/dL），在 48h 内终止妊娠；妊娠 33 ～ 34 周者，予肾上腺皮质激素（激素）促胎肺成熟，在 48h 后终止妊娠。妊娠少于 23 周前予以引产。妊娠 23 ～ 32 周者，进行个体化治疗，观察 24h 的临床疗效，若母儿病情好转，则在 34 周终止妊娠，期间每日评估母儿情况，必要时使用降压药物和激素；但若母儿病情不允许，则随时终止妊娠。

（2）终止妊娠的方式：①引产：适用于病情控制后宫颈条件成熟者，引产过程应加强母儿安危状况、血压监测，若出现头痛、眼花、恶心、呕吐等症状，病情加重者应立即行剖宫产终止妊娠。②剖宫产：应根据胎龄、胎儿情况、宫颈 Bishop 评分及分娩是否开始决定。适用于有产科指征，或宫颈条件不成熟，短时间内不能经阴道分娩，或引产失败，或胎盘功能明显减退，或有胎儿窘迫者。

（三）子痫

子痫是妊娠期高血压疾病之严重阶段，一旦发生抽搐，母儿死亡率均明显增高。故尤需注意。其处理基本同子痫前期，但必须注意下列情况。

1. 控制抽搐

首选硫酸镁 4 ～ 5g 缓慢静脉注入，或静脉滴注，或臀肌深部注射，然后以每小时 1 ～ 2g 静脉滴注。注意呼吸及腱反射，同时给予镇静药，地西泮（安定）10mg 缓慢静脉注射（不少于 2min）或缓慢静脉注射（5 ～ 10min）冬眠 1 号 1/3 量加入 25% 葡萄糖注射液 20mL 中，余下 2/3 加入 10% 葡萄糖液 250mL 中缓慢静脉滴注。

2. 防止受伤

子痫时患者多陷入神志不清，不能自主，故需专人护理。床沿置栏板，以防跌落，如有假牙应取出，并用缠有纱布的压舌板，置于上下臼齿之间，以防咬伤舌头。

3. 减少刺激

声、光、触动等刺激都可诱发抽搐，故室内应置帘幔遮光，保持环境安静和室内空气流通，一切治疗操作尽量轻柔，相对集中，避免时时干扰。

4. 严密监护

密切监测血压、脉搏、呼吸、体温及尿量（留置导尿管），记录出入量，及时留尿做尿常规检查，做眼底、血液化验及心电图等检查，注意四肢运动及腱反射，听诊肺部，以便及时发现急性肾功能不全、肺水肿、脑出血、心力衰竭等，同时也要注意有无宫缩、胎心音、胎盘早剥等情况。

5. 终止妊娠

抽搐控制后 6 ～ 12h 以终止妊娠为宜，分娩方式根据患者具体情况决定。产后 24 ～ 72h，仍必须监测血压变化，继续应用硫酸镁治疗，预防产后子痫发生。

八、并发症的处理

妊娠期高血压疾病患者一旦发生严重并发症，对母婴危害更大，早期发现、正确治疗并发症是处理重度子痫前期的重要方面。常见并发症如下：

（一）急性肾功能不全或肾功能衰竭

表现为尿少或尿闭、非蛋白氮增高及电解质紊乱等。治疗原则：①积极治疗子痫前期-子痫，改善微循环。②控制液体量，记出入量，总入量不超过总排出量 +500mL。③纠正电解质紊乱及酸中毒。④严重少尿、无尿可用快速利尿剂。⑤必要时透析。可快速静脉滴注 20% 甘露醇 250mL，或静脉滴注呋塞米（速尿）20 ～ 40mg，日用量可达 120mg。近年有主张针对改善肾脏微循环而用小剂量肝素，尤其对有血尿者适用，疗效显著。在少尿期要注意防止高钾血症，如出现，应给 50% 葡萄糖＋胰岛素（每 4g 葡萄糖加 1U 胰岛素）静脉推注，4 ～ 6h 重复一次，并给碳酸氢钠或乳酸钠。必要时用人工透析，如腹膜、直肠、血液或人工肾透析。

透析疗法的指征一般为：①血尿素氮在 32mmol/L 以上，或每日上升 9mmol/L。②血清钾在 6.5mmol/L 以上伴有血钾过高的心电图变化。③血肌酐（Cr）在 530μmol/L 以上。④严重尿毒症，酸中毒症状，经一般治疗难以纠正者。有高血压脑病、心力衰竭或肺水肿时更宜及早应用透析。在多尿期则应注意水与电解质平衡，酌情补液体及钾、钠。饮食应注意营养，给高热量、高糖、高维生素及低蛋白、低液量、低电解质饮食。应用广谱无肾毒性抗生素预防感染。

（二）心力衰竭

应积极治疗子痫前期-子痫，解除小动脉痉挛，纠正低排高阻。急性左心衰、肺水肿的处理基本同非孕妇女：①立即静脉推注速效洋地黄类制剂，常用毛花苷 C（西地兰）0.4mg 加入 50% 葡萄糖 20mL 中，缓慢静脉推注（时间不少于 5min），以后每 2 ～ 4h 用 0.2 ～ 0.4mg，总量不超过 1.2mg。②可选用以下一种或两种血管扩张药，酚妥拉明 0.1 ～ 0.3mg/min 静脉滴注；硝普钠 50mg+5% 葡萄糖 500mL 静脉滴注；氨茶碱 0.25g 加入 20mL 液体中静脉滴注，可改善心肌收缩力，解除支气管痉挛，降低肺动脉高压。③呋塞米（速尿）20 ～ 40mg，快速利尿减低前负荷。④镇静药用吗啡 10mg 皮下注射或哌替啶（度冷丁）50 ～ 100mg 肌内注射。⑤限制液体入量。⑥心衰控制后宜适时终止妊娠。

终止妊娠以剖宫产为宜。如已临产，宫口近开全，可行阴道助产。剖宫产以硬膜外麻醉为好。术中注意胎儿娩出时不宜过快，术后腹部加压沙袋。术时及术后补液速度要慢，限制液体入量，术后用广谱抗生素预防感染。

（三）脑出血

原则是改善脑缺氧，控制脑水肿，适当降低过高的血压，防止并发症及加强护理。①保持安静，头部置冰帽或冷敷，吸氧，适量应用冬眠药物。②快速脱水，快速静脉滴注20%甘露醇250mL，2～4次/d，或呋塞米（速尿）20～40mg静脉推注，或地塞米松10～20mg静脉推注，降低毛细血管通透性，也可降低颅内压。③请神经外科共同处理。大片灶性脑出血可在神经外科密切配合下行紧急剖宫产；结束妊娠后随即行开颅术，清除血肿，减压，引流，则有挽救生命的希望。④应用抗生素防止感染。⑤产前、产后禁用催产素，以防止血管收缩加重脑出血。另外加强支持疗法及严格执行昏迷患者的护理。

（四）产后血液循环衰竭

本病治疗中大量应用利尿剂时及急性肾功能不全之多尿期，均应注意大量失钠（多于失水）而引起周围循环衰竭，亦即低钠综合征，应立即补充钠离子。3%氯化钠300mL，缓慢静脉滴注，或快速静脉滴注生理盐水，常收效。必要时加用氢化可的松100mg静脉滴注，每6h 1次，可用2～3次。

（五）溶血、转氨酶升高及血小板减少综合征处理

（1）积极治疗子痫前期、子痫：解痉、扩容（可用晶体液及白蛋白）、降压、防止子痫发生。

（2）控制出血：补充凝血因子不足，输新鲜血、新鲜冷冻血浆、纤维蛋白原等。

（3）抗血栓：小剂量阿司匹林、小剂量肝素、双嘧达莫（潘生丁）、抗凝血酶Ⅲ。

（4）应用糖皮质激素：地塞米松10mg/12h静脉推注，产后继续用至血小板＞100×10^9/L，乳酸脱氢酶下降。

（5）补充血小板：术前血小板低于50×10^9/L应输血小板。

（6）必要时透析。

（7）尽早终止妊娠：多数学者主张一旦确认溶血、转氨酶升高及血小板减少综合征，应立即终止妊娠，宜在全麻下行剖宫产术，术中放置引流条，产后注意肾衰及出血。亦有学者主张根据患者病情、胎儿成熟度，经短暂治疗无效再终止妊娠。经保守治疗有发生以下情况的危险：胎盘早剥、弥散性血管内凝血、急性肾衰竭、肝被膜下出血、肺水肿、胎儿及孕妇死亡。

第十章
儿科急危重症

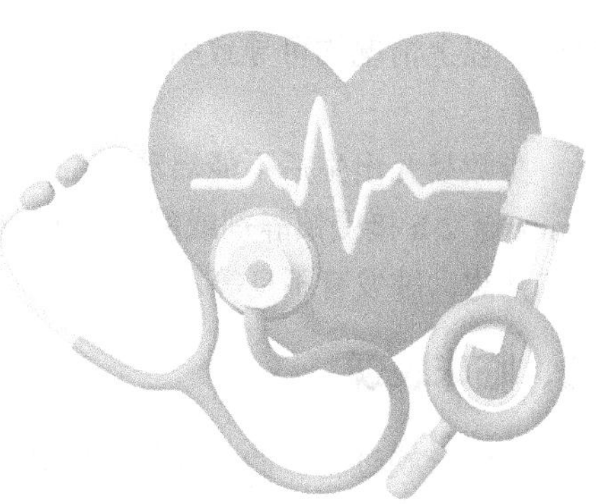

第一节　新生儿窒息与复苏

新生儿窒息是指婴儿出生后 1min 内未启动自主呼吸或未建立有效通气的呼吸动作，呈现外周性（四肢肢端）及（或）中央性（面部、躯干和黏膜）发绀甚至肤色苍白，肌张力不同程度的降低（严重时四肢松软），心率可能下降至＜100 次 /min 甚至＜60 次 /min，血压正常或下降，最严重者甚至无心跳。主要是由于产前或产程中胎儿与母体间的血液循环和气体交换受到影响，致使胎儿发生进行性缺氧、血液灌注降低，称胎儿窒息或宫内窘迫。少数是出生后的因素导致的。产前、产时或产后因素导致的窒息可统称为围生期窒息。

一、病因

产前或产程中，常见的因素如下。

1. 母亲因素

任何导致母体血氧含量降低的因素都会引致胎儿缺氧，如急性失血、贫血（Hb＜100g/L）、一氧化碳中毒、低血压、妊娠期高血压疾病、慢性高血压或心、肾、肺疾患、糖尿病等。另外要注意医源性因素：①孕妇体位，仰卧位时子宫可压迫下腔静脉和腹主动脉，前者降低回心血量，后者降低子宫动脉血流；②孕妇用药：保胎用吲哚美辛可致胎儿动脉导管早闭，妊娠期高血压疾病用硝苯地平（心痛定）可降低胎盘血流，孕妇用麻醉药，特别是腰麻和硬膜外麻醉可致血压下降。

2. 脐带因素

脐带＞75cm（正常 30～70cm）时易发生打结、扭转、绕颈、脱垂等而致脐血流受阻或中断。

3. 胎盘因素

胎盘功能不全，胎盘早剥，前置胎盘等。

4. 胎儿因素

宫内发育迟缓，早产，过期产，宫内感染。

5. 生产和分娩因素

常见的因素是滞产，现代妇产科学将第一产程分潜伏期和活跃期，初产妇潜伏期正常约需 8h，超过 16h 称潜伏期延长，初产妇活跃期正常需 4h，超过 8h 称活跃期延长，或进入活跃期后宫口不再扩张达 2h 以上称活跃期停滞；而第二产程达 1h 胎头下降无进展称第二产程停滞。以上情况均可导致胎儿窘迫。其他因素有急产、胎位异常、多胎、头盆不称、产力异常等。

少数婴儿出生后不能启动自主呼吸，常见的原因是：中枢神经受药物抑制（母亲分娩前30min至2 h接受镇静剂或麻醉药），早产儿，颅内出血，先天性中枢神经系统疾患，先天性肌肉疾患，肺发育不良等。

二、临床表现

正常分娩过程，胎儿要经历短暂缺氧，这是由于子宫阵阵收缩，子宫、胎盘和脐带受到挤压而使血流间歇性减少甚或中断，致胎儿间歇性缺氧即窒息。但时间短暂，每次宫缩平均历时50～75s，宫缩停止，血流便恢复。90%的胎儿可以耐受此过程，娩出后2～5s内便发出第一声哭声，启动自主呼吸，1min内出现规律呼吸。约10%的胎儿受到一些病理因素的影响，出生后启动自主呼吸有困难，表现为轻或中度窒息：发绀，心率100次/min左右，肌张力尚可或稍差，需简单复苏支持。其中约1%则因缺氧严重，表现为重度窒息：中央性发绀，甚或肤色苍白，肌张力低，心率＜100次/min甚至＜60次/min，需强有力的复苏措施。90%的新生儿窒息发生在产前或产时，前者称孕期胎儿窘迫，多为慢性缺氧，后者称产时胎儿窘迫，多为急性缺氧或慢性缺氧急性加重。

（一）慢性缺氧或慢性窒息

慢性缺氧或慢性窒息较多见。由于上述各种致病因素影响，使胎儿间歇发生缺氧缺血。开始通过血液重新分配进行代偿，如病因不去除，胎儿由于缺氧和酸中毒逐渐加重，出现胎动异常，胎心率不规则（＜120或＞160次/min），排出胎粪。如生物物理学监测（BPP，生物物理学监测包括胎儿呼吸、胎动、肌张力、胎儿心率反应、羊水量等）、心电图异常或胎儿头皮血pH＜7.2（正常7.25～7.35），如接近足月，应考虑结束妊娠。此时婴儿娩出，多为轻度窒息，发绀可能主要是外周性（肢端），呼吸轻度抑制，对复苏反应良好，少有后遗症。如胎儿窘迫持续，发展为严重酸中毒和低血压，必然导致重要脏器损伤。此时婴儿娩出，虽经积极复苏抢救，难免发生并发症和后遗症。

（二）急性缺氧或急性窒息

临床上并不少见，如产程中突然发现持续的脐血流受阻或中断。急性窒息的典型过程分为4个时期。

1. 原发性呼吸增快

1～2min，一阵阵喘气，肢体挣扎，皮色红，反应良好、活跃。

2. 原发性呼吸停止

约1min，发绀，心率下降，约100次/min，肌张力及对刺激反应尚可，刺激它可恢复自主呼吸。

3. 继发性呼吸增快

约5～6min，深而不规则的连续喘气，发绀加重，血压开始下降。

4. 继发性（终末性）呼吸停止

约在窒息开始后8min出现，呼吸动作完全停止，刺激不能诱发自主呼吸，肌张力进行性降低，显著苍白，心率和血压进一步下降。如不复苏抢救，于数分钟内死亡。

凡婴儿出生后无呼吸或只阵发性喘气（无效的呼吸动作），说明婴儿急需辅助通气，故均应认真进行复苏抢救。有条件者，可测血中 pH，如 pH ＞ 7.25，则多属原发性呼吸停止，即轻或中度窒息，经处理很快出现自主呼吸；如 pH 在 7.0 ～ 7.10，可能是原发性也可能是继发性呼吸停止，经刺激，可能出现微弱自主呼吸，但不足以建立肺泡通气，需短时间的复苏支持；如 pH ＜ 7.0，多为严重窒息，肌肉松弛，心率＜ 60 次 /min，肯定是处在继发性（终末性）呼吸停止阶段，如仍得不到正确的复苏抢救，婴儿最终死亡，全过程在足月儿约 20min。

三、诊断

主要根据临床表现做出诊断，并决定是否需要进行复苏。

新生儿窒息的诊断标准至今尚未统一。1953 年美国麻醉科医师 Virginia Apgar 提出 Apgar 评分（表 10-1），包括 5 个项目，每一项目分 0、1、23 个分度。婴儿娩出后 1min、5min 各进行一次评分，1min 评分在 4 ～ 7 分为轻度窒息，0 ～ 3 分为重度窒息；如 1min 评分正常（8 分及以上），但 5min 评分在 7 分或以下，仍应诊断为窒息。必要时在 10min、15min 和 20min 再行评分。Apgar 评分提出后在国外继而在国内广为应用，对及时发现和处理窒息及不良预后的判断起了很好的作用。但现在人们认识到，婴儿出生后第一秒钟便要进行初步评估，以确定该婴儿是正常分娩或需要复苏支持；一名窒息婴儿出生后 1min 已经经历了至少两次甚至三次评估及一系列的处理，故 1min Apgar 评分已不可能反映婴儿出生时状况，但是 5min、10min、15min 和 20min 的 Apgar 评分，对估计婴儿对复苏的反应及对不良预后的判断仍有参考价值。在实际工作中，除使用 Apgar 评分，将当时的复苏情况予以详细记录也十分重要。

表 10-1　Apgar 评分表

体征	评分		
	0	1	2
心率 /（次 /min）	0	＜ 100	＞ 100
呼吸	无	不规则，喘气	规则，哭声响亮
肌张力	松软	降低或正常，但无活动	正常伴活跃动作
对咽插管反应	无	面部有少许反应	反应好，咳嗽
躯干颜色	苍白	紫蓝	红润

由于 Apgar 评分存在局限性，美国儿科学会（AAP）和美国妇产科学会（ACOG）1996 年共同制定了新生儿窒息诊断标准：①脐动脉血显示严重代谢性或混合性酸中毒，pH ＜ 7.0；② Apgar 评分 0 ～ 3 分，并且持续时间＞ 5min；③有神经系统表现，如惊厥、昏迷或肌张力低；④多脏器损伤。

四、复苏

（一）初步复苏

（1）保暖：设置产房温度为 24 ～ 26℃。提前预热辐射保暖台，足月儿设置辐射保暖台温度为 32 ～ 34℃，早产儿根据其中性温度设置。所有婴儿均需擦干头部并保暖。

（2）体位：维持新生儿头部轻度仰伸，呈鼻吸气位。

（3）吸引：如新生儿气道有较多分泌物且呼吸不畅，可用吸引球或吸痰管清理气道，先口后鼻。应限制吸痰管插入的深度和吸引时间，吸引负压 80 ～ 100mmHg。

（4）羊水胎粪污染（简称羊水粪染）时的处理：建议当羊水粪染时，仍首先评估新生儿有无活力：有活力时，继续初步复苏；无活力时，应在 20s 内完成气管插管及吸引胎粪。

（5）擦干和刺激：快速彻底擦干新生儿头部、躯干和四肢，去掉湿毛巾。彻底擦干也是刺激新生儿诱发自主呼吸的方法。如仍无自主呼吸，用手轻拍或手指弹新生儿足底或摩擦背部 2 次以诱发自主呼吸。

（6）评估呼吸和心率：初步复苏后，应观察新生儿呼吸状况并评估心率。心前区听诊是最初评估心率的首选方法，计数心率 6s，数值乘以 10 即得出每分钟心率。

（二）正压通气

1. 指征

（1）呼吸暂停或喘息样呼吸。

（2）心率＜ 100 次 /min。

2. 方法

（1）压力：通常情况下吸气峰压为 20 ～ 25cmH_2O，少数病情严重的新生儿可用 2 ～ 3 次 30cmH_2O 压力通气。对需要正压通气的新生儿，最好同时提供呼气末正压。

（2）频率和吸气时间：正压通气的频率为 40 ～ 60 次 /min。无论足月儿还是早产儿，正压通气的吸气时间≤ 1s。

（3）用氧：无论足月儿还是早产儿，正压通气均须在脉搏血氧饱和度仪的监测指导下进行。足月儿和胎龄≥ 35 周早产儿开始用 21% 氧气进行复苏。胎龄＜ 35 周早产儿自 21% ～ 30% 氧气开始，根据脉搏血氧饱和度调整给氧浓度，使脉搏血氧饱和度达到目标值。

（三）气管插管

指征：

（1）气管内吸引胎粪。

（2）面罩气囊正压通气无效或需长时间正压通气。

（3）需胸外按压。

（4）经气管注入药物（肾上腺素、肺表面活性物质）。

（5）特殊复苏情况，如先天性膈疝等。

（四）喉罩气道

喉罩气道是用于正压通气的气道装置，多用于体重≥ 2000g 的新生儿。

（五）胸外按压

（1）指征：有效正压通气 30s 后，心率＜ 60 次 /min。在正压通气的同时，开始胸外按压。

（2）方法：胸外按压的位置为胸骨下 1/3（两乳头连线中点下方），避开剑突。按压深度为胸廓前后径的 1/3。按压和放松的比例为按压时间稍短于放松时间，放松时拇指不应离开胸壁。胸外按压采用拇指法，操作者双手拇指端按压胸骨，根据新生儿体型不同，双拇指重叠或并列，双手环抱胸廓支撑背部。拇指法可改善新生儿血压和减少操作者疲劳。

(六) 给药

新生儿复苏时很少需要用药。

1. 肾上腺素

(1) 指征：有效的正压通气和胸外按压 60s 后，心率持续 < 60 次 /min。

(2) 剂量：应使用 1 : 10000 的肾上腺素。静脉用量 0.1 ～ 0.3mL/kg；气管内用量 0.5 ～ 1mL/kg。

2. 扩容剂

(1) 指征：根据病史和体格检查，怀疑有低血容量的新生儿尽管给予了正压通气、胸外按压和肾上腺素，心率仍然 < 60 次 /min，应使用扩容剂。

(2) 扩容剂：生理盐水。

(3) 方法：首次剂量为 10mL/kg，经脐静脉或骨髓腔 5 ～ 10min 缓慢推入。必要时可重复使用。不推荐采用外周静脉进行扩容治疗。

3. 脐静脉置管

脐静脉是静脉给药的最佳途径，用于注射肾上腺素以及扩容剂。

第二节　新生儿颅内出血

新生儿颅内出血（neonatal intracranial hemorrhage，ICH）是围生期新生儿常见的脑损伤，既可单独发生，亦可作为缺氧缺血性脑病的一种表现，主要见于早产儿。随着产科监护技术的进步，足月儿产伤性 ICH 已显著减少，但早产儿缺氧性 ICH 发生率仍高。早产儿 ICH 发生率，国外报道为 20%，国内报道为 40% ～ 50%，病死率为 50% ～ 60%。

一、病因

(一) 产伤

产伤多见于足月儿，常为胎头过大、头盆不称、先露异常（臀位、横位）、骨盆狭窄、急产、滞产、不适当助产（吸引产、钳产、不合理应用催产素）、产道肌肉僵硬等所致。

(二) 缺氧

缺氧多见于早产儿。①母亲因素：母亲患糖尿病、妊娠期高血压疾病、重度贫血、心肾疾病、低血压、产时用镇静剂、镇痛剂；②胎儿、胎盘因素：胎盘早剥、产程延长、脐带受压、宫内窘迫；③新生儿因素：窒息、反复呼吸暂停、呼吸窘迫综合征，其中以新生儿窒息最常见。

(三) 脑血流改变

1. 波动性脑血流

见于不适当机械通气、各种不良刺激（剧烈疼痛、汽车上头部的振动或摇晃、气道刺激致剧咳等），可致脑灌注压剧烈波动。

2. 脑血流增快

见于血细胞比容低下（血细胞比容每减少 5%，每 100g 脑组织脑血流量增加 11mL/min）、体循环血压升高、动脉导管未闭、高血压、快速扩容、快速输注高渗液、高碳酸血症、低血糖、惊厥等，可明显增加脑血流量。

3. 脑血流减慢

见于低血压、低碳酸血症、低体温、心力衰竭等。

4. 脑静脉压升高

阴道分娩、钳产、高 PEEP 通气、气胸等，可使颅内静脉压升高。

（四）感染

如重症肺炎、败血症等感染。

（五）其他

如维生素 K 缺乏症、弥散性血管内凝血等。

二、颅内出血部位与相应临床表现

（一）硬膜下出血（SDH）

SDH 多见于足月儿，且多为产伤性，如头盆不称、先露异常（横位、臀位等）、产道肌肉僵硬、骨盆狭窄、骨盆变形能力差（高龄初产等）、急产、滞产、不适当助产（胎头吸引、钳产、不合理应用催产素等）、胎儿颅骨易变形等，多伴有颅骨骨折，部分可无任何诱因。SDH 以颅后窝小脑幕下和幕上出血为常见。临床表现因出血部位与出血量的不同而异。

1. 小脑幕撕裂

小脑幕撕裂为大脑镰与小脑幕交叉部撕裂，引起直窦、Galen 静脉、横窦及小脑幕下静脉损伤，导致颅后窝小脑幕上和（或）幕下出血，但以幕上出血较常见。幕上出血量少者可无症状，出血量多者，生后 1 日即出现呕吐、易激惹或抽搐，甚或有颅内压增高表现。幕下出血早期可无症状，多在生后 24 ～ 72h 出现惊厥、呼吸节律不整、意识不清，出血量多者数分钟至数小时后转入昏迷、瞳孔大小不等、角弓反张，甚或因脑干受压而死亡。

2. 大脑镰撕裂

大脑镰撕裂较少见，为大脑镰与小脑幕连接部附近撕裂，致下矢状窦破裂出血。出血如不波及小脑幕下，常无临床症状，如波及小脑幕下，症状与小脑幕撕裂相同。部分幕下出血尚可流入蛛网膜下腔或小脑而表现为蛛网膜下腔出血或小脑出血。

3. 大脑浅表静脉破裂

大脑浅表静脉破裂的出血多发生在大脑凸面，常伴蛛网膜下腔出血。轻者可无症状，或新生儿期症状不明显，数月后发生慢性硬膜下血肿或积液，形成局部脑膜粘连和脑受压萎缩，导致局限性抽搐，可伴贫血和发育迟缓。重者于生后 2 ～ 3d 内发生局限性抽搐、偏瘫、眼向患侧偏斜。

4. 枕骨分离

枕骨分离常致颅后静脉窦撕裂，引起颅后窝小脑幕下出血并伴小脑损伤，症状同小脑幕下出血，常可致死。

（二）原发性蛛网膜下腔出血（SAH）

SAH是指单独发生而非继发于硬膜下或脑室内出血的蛛网膜下腔出血，是ICH中最常见的类型（占43%～76%），多见于早产儿，足月儿仅占4.6%～18.3%，73%为缺氧所致，少由产伤引起。临床可分3型：

1. 轻型

多见于早产儿，为软脑膜动脉吻合支或桥静脉破裂所致。出血量少，56%无症状，或仅轻度烦躁、哭声弱、吸吮无力，预后好。

2. 中型

多见于足月儿。生后2d起出现烦躁、吸吮无力、反射减弱，少有发绀、抽搐、阵发性呼吸暂停，检查偶见前囟胀满、骨缝裂开、肌张力改变，全身状态良好，症状与体征多于1周内消失，预后良好。约1/3病例可并发缺氧缺血性脑病，偶可发生出血后脑积水。

3. 重型

多伴重度窒息及分娩损伤，常因大量出血致脑干受压而迅速死亡，病死率为SAH的4.5%，但本型少见。头部CT可见前、后纵裂池、小脑延髓池、大脑表面颅沟等一处或多处增宽及高密度影。

（三）室管膜下生发基质—脑室内出血（SHE-IVH）及脑室周围出血（PVH）

SHE-IVH及PVH均由缺氧所致，其发病率与胎龄密切相关，多见于出生体重＜1500g、胎龄＜32周的早产儿，是早产儿颅内出血中最常见的类型，也是早产儿脑损伤最常见病因。

1. 临床分型

（1）急剧恶化型：多为Ⅲ～Ⅳ级出血（出血分级见影像学检查），生后数分钟至数小时内出现发绀、抽搐、阵发性呼吸暂停、软瘫、昏迷。病情于24～48h内迅速发展，50%～60%于72～96h内死亡，幸存者于第4～5d渐趋稳定。

（2）普通型：多为Ⅱ级，偶为Ⅲ级出血。上述部分症状50%见于生后24h内，25%见于生后第2d，15%见于生后第3d，因而90%于生后72h内发生。其余可于2周内发生。症状于数小时至数日内发展，但可有缓解间隙，表现为神志异常、肌张力低下，但不发生昏迷，大部分存活，少数发展为出血后脑积水。

（3）无症状型：占25%～50%，多为Ⅰ～Ⅱ级出血，临床症状不明显，多在影像检查时发现。

2. 并发症

（1）出血后脑积水：脑室内出血的主要并发症是出血后脑室扩大（头围每周增加＜2cm）及出血后脑积水（头围每周增加＞2cm）。其发生主要与脑脊液吸收障碍有关：出血后脑脊液中大量血细胞成分及纤维蛋白，可凝成血块，堵塞脑脊液循环通道如第四脑室流出道及天幕孔周围脑池等处，使脑脊液循环不良和积聚，导致以梗阻为主的脑室扩大及早期脑积水，若不及时清除，更可致蛛网膜炎而发生以交通性为主的脑室扩大及晚期脑积水。脑室的进行性扩大，可压迫脑室周围组织致其缺血性坏死，最终导致患儿死亡或致残。国外报道脑室内出血伴脑室扩大/脑积水的发生率为49%，其中Ⅲ、Ⅳ级脑室内出血引起者分别占40%及70%，常于出血后15～70d内发生。

（2）慢性脑室扩大：有25%的脑积水可发展为慢性脑室扩大（PVD，脑室扩大持续2

周以上）。Ⅲ级以上脑室内出血的慢性脑室扩大发生率可高达 80%，有 38% 自然停止发展、48% 非手术治疗后停止发展，14% 最终必须手术治疗。

（3）脑室周围出血性梗死（PHI）/ 脑室周围白质软化（PVL）：80% 的严重 SHE-IVH，常于发病第 4d，伴发脑室周围出血-脑室周围出血性梗死（PVH-PHI）或脑室周围白质软化（PVL）。PHI 位于与脑室内出血同侧的侧脑室角周围，呈扇形分布，与静脉回流血管分布一致（静脉梗死）。

（四）脑实质出血（IPH）

1. 大脑实质出血

可见于足月儿，为血管周围点状出血；或见于早产儿，多为生发基质大面积出血，并向前、外侧扩展，形成额顶部脑实质出血，少数为生发基质出血并向下扩展进入丘脑，形成丘脑部脑实质出血。余临床表现为早期活动少，呼吸与脉搏慢弱，面色尚好，持续 6 ～ 10d 后，转为激惹、肌张力低下、脑性尖叫，有 15% 患儿无症状。本型特点为起病缓慢，病程较长，死亡较迟。

2. 小脑实质出血

多见于出生体重＜ 1500g 或胎龄＜ 32 周的早产儿，由缺氧所致，发病率为 15% ～ 25%，可为灶性小出血或大量出血。临床分 3 型：①原发性小脑出血；②小脑静脉出血性梗死；③脑室内出血或硬膜下出血蔓延至小脑的继发性出血。症状于生后 1 ～ 2d 出现，主要表现为脑干受压征象，常有脑神经受累，多于 12 ～ 36h 内死亡。

（五）硬膜外出血（EDH）

EDH 多见于足月儿，常由产伤所致，为脑膜中动脉破裂，可同时伴有颅骨骨折。出血量少者可无症状，出血量多者亦可表现为明显的占位病变表现、颅内压增高、头部影像学见明显中线移位，常于数小时内死亡。

（六）混合性出血

混合性出血可同时发生上述 2 个或 2 个以上部位的出血，症状可因出血部位与出血量的不同而异。由产伤所致者主要为硬膜下出血、脑实质出血及蛛网膜下腔出血；由缺氧窒息所致者主要为脑室内一脑室周围出血。胎龄＜ 32 周以脑室内-脑室周围出血及小脑出血为主，胎龄 32 ～ 36 周以脑实质出血、脑室内-脑室周围出血及蛛网膜下腔出血为主，胎龄≥ 37 周以脑实质出血、硬膜下出血及蛛网膜下腔出血为主。

三、临床表现

重度窒息及产伤所致的 ICH，常于生后 2 ～ 3d 内出现症状，表现为。

1. 神经系统

兴奋症状：呻吟、四肢抖动、激惹、烦躁、抽搐、颈强直、四肢强直、腱反射亢进、角弓反张、脑性尖叫等。

2. 神经系统

抑制症状：反应低下、吸吮无力、反射减弱、肌张力低下、嗜睡、软瘫、昏迷等。

3. 眼部症状

凝视、斜视、眼球震颤、瞳孔扩大或大小不等、对光反射迟钝等。

4. 其他

呼吸与心率快或慢、呼吸暂停、发绀、呕吐、前囟饱满、体温不稳定等。

早产儿 ICH 症状多不典型，常表现为吸吮困难、肢体自发活动少或过多、呼吸暂停、皮肤发灰或苍白、血压与体温不稳、心率增快或持续减慢、全身肌张力降低。

四、影像学检查

（一）头颅 B 超

头颅 B 超用于诊断 ICH 及其并发症，其敏感性及特异性分别高达 96% 及 94%，是 ICH 最有效的筛选方法。因 ICH 多在生后 1 ～ 7d 内发生，故检查宜在此期进行，并应每隔 3 ～ 7d 复查 1 次，直至出血稳定后，仍须定期探查是否发生出血后脑积水。超声（US）对诊断 SEH 和 IVH 的敏感性最高，这与 US 对颅脑中心部位高分辨率的诊断特性及对低血红蛋白浓度具有较高敏感性有关。研究显示，即使脑室少量出血、脑脊液中血细胞比容低至 0.2% 时，或在出血吸收、血红蛋白分解、出血部位血红蛋白降至 70 ～ 80g/L，出血部位与周围组织密度相等，CT 难以发现出血时，US 仍可分辨并做出诊断，因此 US 诊断颅内出血的时间通常可延至出血后 3 个月或更久，故头颅 B 超在很大程度上已可代替 CT 检查。

SEH-1VH 的头颅 B 超表现及诊断标准，按 Papile 分级法分为 4 级：①Ⅰ级：单或双侧室管膜下生发基质出血。②Ⅱ级：室管膜下出血穿破室管膜，引起脑室内出血，但无脑室增大。③Ⅲ级：脑室内出血伴脑室扩大（脑室扩大速度以枕部最快，前角次之），可测量旁矢状面侧脑室体部最宽纵径，6 ～ 10mm 为轻度扩大，11 ～ 15mm 为中度扩大，＞ 15mm 为重度扩大；也可由内向外测量旁矢状面脑室后角斜径，≥ 14mm 为脑室扩大；或每次测量脑室扩大的同一部位以作比较。④Ⅳ级：脑室内出血伴脑室周围出血性梗死：后者沿侧脑室外上方呈球形或扇形强回声反射，多为单侧。

SHE-IVH 按出血程度分为：①轻度出血：单纯生发基质出血或脑室内出血区占脑室的 10% 以下。②中度出血：脑室内出血区占脑室的 10% ～ 50%。③重度出血：脑室内出血区占脑室的 50% 以上。

（二）头颅 CT

适用于早期快速诊断颅内出血，但分辨率及对脑实质病变性质的判断不及磁共振成像，一般在出生后1周内分辨力最高，故宜于出生后1周内检查。头颅CT可检查到各部位的出血，对 SHE-IVH 分级与 B 超分级相同，但分辨率明显逊于 US，对室管膜下及少量脑室内出血敏感性亦不及 US。7 ～ 10d 后随着出血的吸收，血红蛋白逐渐减少，血肿在 CT 中的密度也明显降低，等同于周围组织的密度。此时 CT 对残余积血不敏感。

（三）头颅磁共振成像（MRI）

MRI 对各种出血均有较高诊断率，分辨率高于头颅 B 超与 CT，并可准确定位及明确有无脑实质损害。但对新鲜出血敏感性较差，故宜在出血 3d 后检查。由于新鲜血肿内主要为氧合血红蛋白，T_1 加权像上仅表现为等信号或稍低信号，在 T_2 加权像上表现为高信号。7 ～ 10d

后，氧合血红蛋白转变为脱氧血红蛋白和高铁血红蛋白，血肿在 MRI 中的信号也随之变化，在 T_1 和 T_2 加权像上均表现为高信号。因此，MRI 中不同的出血信号可以估计出血时间。

CT 和 MRI 可很好辨别第三、四脑室内出血及 SDH 和 SAH，但 US 未能诊断上述部位的出血，此与 US 对颅脑边缘及后颅窝部位的病变分辨率低有关。较大量的脑实质出血，US、CT 和 MRI 均能做出很好诊断。

五、诊断

（一）病史

诊断前应重点了解孕产妇病史、围产史、产伤史、缺氧窒息史及新生儿期感染史。

（二）临床表现

对有明显病因且临床出现抽搐者易于诊断，但有部分病例诊断困难，包括：①以呼吸系统症状为主要特征，神经系统症状不明显者，易误诊为肺部疾病，误诊率 20% ～ 65%；②晚期新生儿 ICH 多与其他疾病并存，尤以感染为多见，由于感染症状明显，常致忽略 ICH 的诊断，漏诊率达 69.7%；③轻度 ICH 亦可因无临床症状而漏诊。故应提高警惕，对可疑病例加强检查。由于窒息缺氧既可引起肺部并发症又可引起 ICH，两病亦可同时并存，故仅靠病史、体检常难以做出诊断，如无影像学配合，ICH 临床总误诊率高达 55.4% ～ 56.2%，多误诊为呼吸系统疾病。

（三）影像学检查

影像学检查是确诊 ICH 的重要手段，头颅 B 超使用方便，可在床边进行，可做连续监测，可对各项治疗的效果进行追踪与评估，价格便宜，应作为首选。头颅 CT 会有 X 线辐射，头颅 MRI 诊断率高，但扫描时间长，价格较贵，可根据实际情况选用。

（四）脑脊液检查

由于影像学的进展，目前已很少做脑脊液检查。急性期脑脊液常为均匀血性，红细胞呈皱缩状，糖定量降低且与血糖比值＜ 0.6（正常值 0.75 ～ 0.80），蛋白升高。脑脊液改变仅可考虑蛛网膜下腔出血，但仍未能明确是原发或继发，故诊断价值有限。一周后脑脊液转为黄色，一般可持续 4 周左右。

六、治疗

（一）一般治疗

保持绝对安静，避免搬动，头肩高位（30°），保暖，维持正常血气，消除各种致病因素，重者延迟 24 ～ 48h 开奶，适当输液。

（二）纠正凝血功能异常

补充凝血因子，可用巴曲酶 0.5kU 加 0.9% 氯化钠 2mL 静脉注射，隔 20min 重复 1 次，共 2 ～ 3 次，可起止血作用。或用维生素 K_1 0.4mg/kg 静脉注射。必要时输血浆，每次 10mL/kg。

（三）镇静与抗惊厥

无惊厥者用苯巴比妥 10 ～ 15mg/kg 静脉注射以镇静及防止血压波动，12h 后用维持量 5mg/（kg · d），连用 5d。有惊厥者抗惊厥治疗。对Ⅳ级脑室内出血伴生后 1 个月内仍有惊厥发作者，因 80% 以上于 1 个月后仍可发生迟发性惊厥，可使用抗癫痫药物。

（四）脑水肿治疗

（1）于镇静、抗惊厥治疗 12h 后，可予呋塞米 1mg/kg 静脉注射，每日 3 次，至脑水肿消失。

（2）地塞米松 0.5 ～ 1.0mg/kg 静脉注射，每 6h 1 次，连用 3d。本药能降低脑血管通透性，减轻脑水肿，增强机体应激能力而不会加重出血。

（五）穿刺放液治疗

1. 硬膜下穿刺放液

用于有颅内高压之硬膜下出血，每日穿刺放液 1 次，每次抽出量＜ 5mL，若 10d 后液量无显著减少，可做开放引流或硬膜下腔分流术。

2. 腰椎穿刺放液

用于有蛛网膜下腔出血或Ⅲ～Ⅳ级脑室内出血者。腰椎穿刺放液于 B 超确诊后即可进行，每日穿刺放液 1 次，每次放液量 5 ～ 15mL，以降低颅内压，去除脑脊液中血液及蛋白质，减少日后粘连，避免发生脑积水。当 B 超显示脑室明显缩小，或每次只能放出＜ 5mL 液量时，改隔日或隔数日 1 次，直至脑室恢复正常为止。

3. 侧脑室引流

对有Ⅲ～Ⅳ级脑室内出血、腰椎穿刺放液未能控制脑室扩大者，或伴有颅内压增高的急性脑积水者，均可做侧脑室引流，首次引流液量 10 ～ 20mL/kg。此法常可控制脑室扩大及急性脑积水。为防感染，一般仅维持 7d 即应拔管。

4. 手术治疗

侧脑室引流效果不佳者，应行脑室-腹腔分流术。

（六）出血后脑积水（PHH）治疗

早产儿脑室内出血，其血性脑脊液引起化学性蛛网膜炎，脑脊液吸收障碍，导致脑室扩大，虽较常见，但 87% 能完全恢复，只有约 4% 的 IVH 可发展为出血后非交通性脑积水（Ⅲ级 78%、Ⅳ级 100% 可发生脑积水）。后者乃脑室内血性脑脊液沿脑脊液通路进入蛛网膜下腔，引起脑脊液循环通路阻塞所致，以中脑导水管梗阻为多。

1. 连续腰椎穿刺

对严重 ICH，可做连续腰椎穿刺放液，以控制出血后脑积水，成功率为 75% ～ 91%，连续腰椎穿刺应做到早期应用（病后 1 ～ 3 周）、放液量不宜过少（应每次 5 ～ 8mL）、间隔期应短（1～2d）、疗程足够（1 个月左右），并避免腰椎穿刺损伤。对连续腰椎穿刺效果欠佳者，可联合应用乙酰唑胺治疗。有人认为反复腰椎穿刺放液并不能减少 PHH 的发生，反而会增加颅内感染的机会，因而提出反对。但因持续的颅内高压可破坏神经元轴突和损伤白质的少突胶质细胞，轴突的损伤亦可累及皮质的神经元，已证实腰椎穿刺放液能使皮质灰质容积明显增加，因此连续腰椎穿刺放液对控制持续颅内高压，防止脑积水发生确有其实际意义。

2. 脑脊液生成抑制剂

乙酰唑胺 40 ～ 100mg/（kg · d）口服。由于出血后脑积水的发病机制主要是脑脊液吸收障碍而不是分泌增加，故不主张单独应用。

3. 其他

过去用于溶解血凝块的尿激酶、链激酶，抑制脑脊液生成的甘油、呋塞米等，均已证实未能减少脑积水发生而停止使用。

4. 手术治疗

采用脑室腹腔分流术（V-P 分流术），指征为：

（1）每周影像检查提示脑室进行性增大。

（2）每周头围增长＞ 2cm。

（3）出现心动过缓、呼吸暂停、惊厥、昏迷等颅内高压症状。

（4）术前脑脊液蛋白量＜ 10mg/mL。术后常见并发症为感染及分流管梗阻。

经正规治疗的 ICH 患儿，大多于 5 ～ 7d 后痊愈。

第十一章
窒息性毒物中毒

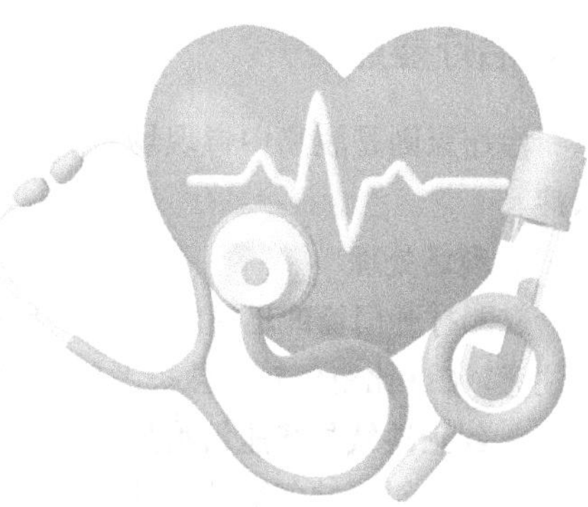

第一节　一氧化碳中毒

一、诊断要点

1. 病史

职业中毒多为意外事故，常有集体中毒。生活性中毒常见于冬季，与通风不良、在煤炭燃烧不完全的情况下取暖有关。应注意询问患病时环境、通风情况及同室人有无中毒等。

2. 临床表现特点

按中毒程度可分为 3 级：

（1）轻度中毒：碳氧血红蛋白（COHb）饱和度在 10% ～ 30%。患者有头重感、头痛、眩晕、颈部搏动感、乏力、恶心、呕吐、心悸等，甚至有短暂的晕厥。若能及时脱离中毒现场，吸入新鲜空气后，症状可迅速好转。

（2）中度中毒：COHb 饱和度 30% ～ 40%。除上述症状加重外，患者口唇可呈樱桃红色，出汗多，心率快，烦躁，昏睡，常有昏迷与虚脱。初期血压升高，后期下降。如能及时抢救，脱离中毒环境吸入新鲜空气或氧气后，亦能苏醒，数日后恢复，一般无后遗症。

（3）重度中毒：COHb ＞ 40%。迅速出现昏迷、呼吸抑制、肺水肿、心律失常或心力衰竭。反射消失，大小便失禁，四肢软瘫或有阵发性强直或抽搐，瞳孔缩小或散大。如空气中 CO 浓度很高，患者可在几次深呼吸后即突然发生昏迷、痉挛、呼吸困难以致呼吸麻痹，即所谓“闪电样中毒”。重度中毒常有并发症，如吸入性肺炎和肺水肿，心肌损害（ST-T 改变、室性期前收缩、传导阻滞等）和皮肤水疱。少数重症患者（3% ～ 30%）抢救苏醒后经 2 ～ 60d 假愈期，可出现迟发性脑病的症状，主要表现有：

（1）急性痴呆性木僵型精神障碍：一般清醒期后，突然定向力丧失，记忆力障碍，语无伦次，狂喊乱叫，出现幻觉。数天后逐渐加重，出现痴呆性木僵。

（2）神经症状：可出现癫痫、失语、肢体瘫痪、感觉障碍、皮质性失明、偏盲、惊厥、再度昏迷等，大多为大脑损害所致，甚至可出现“去皮质综合征”。

（3）震颤麻痹：因 CO 中毒易发生基底神经节损害，尤其是苍白球，临床上常出现锥体外系损害。逐渐出现表情淡漠、四肢肌张力增高、静止性震颤等症状。

（4）周围神经与脑神经损害：在中毒后数天可发生皮肤感觉障碍、水肿等；有时发生球后视神经炎或听神经损害。

二、治疗要点

治疗原则是脱离中毒现场，纠正缺氧，防治脑水肿，改善脑组织代谢，防治并发症和后遗症。

1. 现场处理

立即打开门窗或迅速转移患者于空气新鲜处，松解衣领、腰带，保暖，保持呼吸道通畅。应注意，CO 比空气轻，救护者应俯伏入室。

2. 纠正缺氧与高压氧治疗

应迅速纠正缺氧状态。吸入氧气可纠正缺氧和促使 COHb 离解。吸收新鲜空气时，CO 由 COHb 释放排出半量约需 4h；吸入纯氧时可缩短至 40min；吸入 3 个大气压的纯氧可缩短至 20min。高压氧治疗不但可降低病死率，缩短病程，且可减少或防止迟发性脑病的发生；同时也可改善脑缺氧、脑水肿，改善心肌缺氧和减轻酸中毒。故对 CO 中毒稍重患者应尽早采取高压氧治疗。最好在 4h 内进行。一般轻度中毒治疗 5 ～ 7 次；中度中毒 10 ～ 20 次；重度中毒治疗 20 ～ 30 次。对危重病例亦可考虑换血疗法。

3. 防治脑水肿

频繁抽搐者可用地西泮、水合氯醛、氯丙嗪等控制，忌用吗啡。

4. 促进脑细胞功能的恢复

可适当用维生素 B 族、ATP、神经节苷脂（GM1）、辅酶 A、胞磷胆碱等。

5. 防治并发症

昏迷期间加强护理，保持呼吸道通畅，加强对症支持疗法，防治肺部感染、压疮等的发生。

第二节　氰化物中毒

氰化物（cyanide）为含有氰基（CN）的化合物，多有剧毒。氰化物主要有氢氰酸、氰酸盐（氰化钾、氰化钠、氰化铵、亚铁氰化钾）、腈类（丙腈、丙烯腈、乙腈）、氰甲酸酯、胩类及卤素氰化物（氯化氰、溴化氰、碘化氰）等。氰酸盐、腈类、氰甲酸酯及胩类在人体内可放出氰离子（CN），氰酸盐遇酸或高温可生成氰化氢，均有剧毒。某些植物果仁如苦杏仁、桃仁、樱桃仁、枇杷仁、亚麻仁、李仁、杨梅仁中均含有苦杏仁苷（氰苷），在果仁中的苦杏仁苷酶或被食入后在胃酸作用下可释放出氢氰酸。南方的木薯，其木薯苷水解后可释出氢氰酸，生食不当可致中毒。东北的高粱秆、西北的醉马草中亦含有氰苷，可致中毒。职业性氰化物中毒是通过呼吸道吸入和皮肤吸收引起的，生活性中毒以口服为主。口服致死量氢氰酸为 0.06g，氰酸盐 0.1 ～ 0.3g。成人服苦杏仁 40 ～ 60 粒，小儿服 10 ～ 20 粒可引起中毒，甚至死亡。

一、诊断要点

急性氰化物中毒多由于意外事故或误服而发生。口服大量氰化物，如口服 50 ～ 100mg 氰化钾（钠），或短期内吸入高浓度的氰化氢气体（浓度＞ 200mg/m^3），可在数秒内突然昏迷，造成“闪电样”中毒，甚至在 2 ～ 3min 内有死亡的危险。因此，诊断要迅速果断，应先立即进行急救处理，然后再进行检查。根据职业史和临床表现不难做出诊断。此外，患者口唇、皮肤及静脉血呈鲜红色，呼出气体有苦杏仁味，可供诊断参考。一般急性氰化氢中毒表现可分为四期：

1. 前驱期

吸入者可感眼、咽喉及上呼吸道刺激性不适，呼吸增快，呼出气有苦杏仁味，头昏、恶心。口服者有口、咽灼热，麻木、流涎、恶心、呕吐、头痛、乏力、耳鸣、胸闷及便意，一般此期短暂。

2. 呼吸困难期

紧接上期出现胸部紧迫感、呼吸困难、心悸、血压升高、脉快、心律不齐，瞳孔先缩小后散大。眼球突出，视力、听力减退，有恐怖感，意识模糊至昏迷，时有肢体痉挛，皮肤黏膜呈鲜红色。

3. 惊厥期

患者出现强直性或阵发性痉挛，甚至角弓反张，大小便失禁，大汗，血压下降，呼吸有暂停现象。

4. 麻痹期

全身肌肉松弛，感觉和反射消失，呼吸浅慢，甚至呼吸停止。若抢救及时，可阻止病情进展。

二、治疗要点

氰离子在体内易与三价铁结合，在硫氰酸酶参与下同硫结合成毒性很低的硫氰酸盐从尿排出，因此，高铁血红蛋白形成剂和供硫剂的联合应用可达到解毒的目的。

1. 现场急救

如系吸入中毒，立即戴上防毒面具，使患者迅速脱离中毒现场，如系液体染毒，立即脱去污染衣物，同时冲洗污染皮肤。呼吸停止者进行人工呼吸。

2. 解毒药物的应用

（1）亚硝酸异戊酯，立即将亚硝酸异戊酯 1 ～ 2 支放在手帕中压碎，放在患者口鼻前吸入 15 ～ 30s，间隔 2 ～ 3min 再吸 1 支，直至静脉注射亚硝酸钠为止（一般连续用 5 ～ 6 支）。

（2）在吸入亚硝酸异戊酯的同时，尽快准备好 3% 亚硝酸钠注射液，按 6 ～ 12mg/kg 加入 25% ～ 50% 葡萄糖液 20 ～ 40mL 中缓慢静脉注射（2 ～ 3mL/min），注射时注意血压，一旦发现血压下降，立即停药。上述两药仅限于刚吞入毒物，现场抢救时有效。

（3）在注射完亚硝酸钠后随即用同一针头再注入 50% 硫代硫酸钠（大苏打）20 ～ 40mL，必要时可在 1h 后重复注射半量或全量，轻度中毒者单用此药即可。

（4）如无亚硝酸钠可用大剂量亚甲蓝（10mg/kg）静脉注射代替，但疗效较差。

上述疗法的作用在于亚硝酸盐能使血红蛋白氧化为高铁血红蛋白，后者对氰离子有很大的亲和力，结合成氰化高铁血红蛋白，从而有效地阻止氰离子对细胞色素氧化酶的作用，但此结合不牢固，不久又放出氰根，故应随即注射硫代硫酸钠，使其与氰形成稳定的硫氰酸盐，由尿排出体外。亚硝酸异戊酯和亚硝酸钠的作用相同，但后者作用较慢，维持时间较长，青光眼者慎用。本品用量过大，产生变性血红蛋白过多可致缺氧，但同时应用硫代硫酸钠多能避免之。

4-二甲基氨基苯酚（4-DMAP）优点为具有迅速形成高铁血红蛋白的能力，抗氰效果优于亚硝酸钠，副反应轻，使用方便。氰化物中毒后，立即肌内注射 10% 4-DMAP 2mL；1h 右再给 50% 硫代硫酸钠 20mL 静脉注射。应用本品者严禁再用亚硝酸类药物，以防止高铁血红蛋白形成过度症（发绀症）。

4-DMAP3mg/kg 和对氨基苯丙酮（PAPP）1.5mg/kg 合用，可组成抗氰预防片，能有效预防氰化物中毒，口服 40min 显效，有效时间为 4 ～ 6h。依地酸二钴的钴与氰离子结合形成无毒的氰化钴，其解毒作用快而强，无降压副作用，故为治疗本病的首选药物之一。其用法是 600mg 加入 50% 葡萄糖 40mL 内，静脉缓慢注入。必要时，可重复应用 8 ～ 10 次。

3. 洗胃

如系口服中毒者，可用大量 5% 硫代硫酸钠溶液或 1：5000 高锰酸钾溶液或 3% 过氧化氢溶液洗胃（忌用活性炭），以使胃内氰化物变为不活动的氰酸盐。洗胃后再给硫酸亚铁溶液，每 10min 1 汤匙，可使氰化物生成无毒的亚铁氰化铁。由于氰化物吸收极快，故洗胃可在上述解毒剂应用后再进行。

4. 高浓度给氧

高流量吸氧可使氰化物与细胞色素氧化酶的结合逆转，并促进硫代硫酸钠与氰化物结合生成硫氰酸盐。有条件应尽早使用高压氧疗法。

5. 对症支持疗法

皮肤灼伤可用 1：5000 高锰酸钾液擦洗或大量清水冲洗。恢复期可用大剂量维生素 C，以使上述治疗中产生的高铁血红蛋白还原。

第三节　硫化氢中毒

硫化氢（H_2S）是具有刺激性和窒息性的有害气体。急性中毒均由呼吸道吸入所致。H_2S 进入人体后，在一定的剂量范围内，小部分可以原形或随呼出气排出，大部分则被氧化生成无毒的硫化物、硫代硫酸钠及硫酸盐等排出体外，在体内无蓄积作用。对机体产生危害的是来不及代谢和排出的游离 H_2S，它进入血液后可先与高铁血红蛋白结合形成硫化高铁血红蛋白，过量的未能结合的 H_2S，即随血液进入组织细胞，发挥致毒作用。H_2S 主要与呼吸链中细胞色素氧化酶及二硫键（—S—S—）起作用，影响细胞的氧化还原过程，造成组织细胞内窒息缺氧。如吸入 H_2S 浓度甚高时，强烈刺激颈动脉窦，反射性地引起呼吸停止；也可直接麻痹呼吸中枢而立即引起窒息造成闪电式中毒死亡。

一、诊断要点

1. 病史

有与 H_2S 接触（如清理粪池、菜窖、阴沟等）史。

2. 临床表现特点

主要以中枢神经系统损害。眼和呼吸道刺激症状，以及心肌损害等中毒表现。急性 H_2S 中毒可分为 3 级：

（1）轻度中毒：主要表现为眼和上呼吸道的刺激症状，如畏光、流泪、眼刺痛及异物感，流涕、鼻及咽喉灼热感、胸闷有紧束压迫感及刺激性干咳等。体格检查可见眼结膜充血，胸部听诊可有干啰音。一般于数日内症状消失。

（2）中度中毒：除上述症状加重外，还有中枢神经系统的一般中毒症状（头痛、头晕、乏力等）及共济失调、消化系统中毒症状（恶心、呕吐、肝大及功能障碍）。患者呼吸困难，呼出气体有臭鸡蛋样味；同时有视觉功能障碍，眼看光源时，可在光源周围见到彩色环，这是角膜水肿的征兆。

（3）重度中毒：多为吸入高浓度 H_2S 引起。一般先有头痛、头晕、心悸，继之谵妄、躁动不安、抽搐、意识障碍、昏迷。抽搐和昏迷可间歇发作。最后可因呼吸麻痹而死亡。昏迷时间较久者，同时可发生细支气管肺炎和肺水肿、脑水肿。吸入极高浓度（1000mg/m^3 以上）时，可立即猝死，即闪电式中毒。严重中毒病例经抢救恢复后，部分患者可残留有后遗症，如神经衰弱、前庭功能障碍、锥体外系损害、中毒性肾损害精神障碍、痴呆、瘫痪及心血管病变等。

二、治疗要点

1. 现场急救

应立即将患者沿上风方向拖离现场，移至空气新鲜处，脱去被污染的衣物，保暖，吸氧。对呼吸心搏骤停者，立即进行心肺复苏术。应确保抢救者自身安全。

2. 高压氧治疗

高压氧治疗可有效地改善机体的缺氧状态，并可加速硫化氢的排出和氧化解毒。凡昏迷者，宜立即行高压氧治疗，每日 1 ～ 2 次，10 ～ 20 次为一疗程，一般用 1 ～ 2 个疗程。

3. 对症支持治疗

对躁动不安、高热昏迷者，可采用亚冬眠或冬眠疗法。宜早期、足量、短程应用糖皮质激素以及时防治中毒性肺水肿、脑水肿。危重病例可考虑换血疗法（换血量每次约 500mL）。应用大剂量谷胱甘肽、半胱氨酸等，以加强细胞的生物氧化能力，加速对硫化氢的解毒作用。用抗生素预防感染。

4. 高铁血红蛋白形成剂的应用

高铁血红蛋白形成剂能将血红蛋白氧化为高铁血红蛋白，使之与 H_2S 结合，减少其对细胞呼吸的毒性作用。但目前尚存在较大争议，在重度硫化氢中毒患者中可考虑使用，可用药物有 4-DMAP 和 3% 亚硝酸钠，具体用法见“氰化物中毒”，但禁用硫代硫酸钠。大剂量亚甲蓝（每次 10 ～ 20mg/kg）效果不理想。辅以静脉滴注高渗葡萄糖和大剂量维生素 C，有助于高铁血红蛋白还原。

参考文献

[1] 熊旭东，封启明 . 实用危重症医学 [M]. 上海：上海科学技术出版社，2023.

[2] 刘冰，杨硕，任维凤，等 . 急危重症诊疗救治 [M]. 北京：中国纺织出版社，2021.

[3] 谢姝 . 现代急危重症救治与诊断 [M]. 南昌：江西科学技术出版社，2019.

[4] 杨秀娟 . 实用临床急危重症诊治 [M]. 长沙：湖南科学技术出版社，2020.

[5] 唐铁钰 . 神经内危重症监护与诊疗 [M]. 昆明：云南科技出版社，2019.

[6] 葛均波，王辰，王建安 . 内科学 [M]. 10 版 . 北京：人民卫生出版社，2024.

[7] 李兰娟 . 传染病学 [M]. 10 版 . 北京：人民卫生出版社，2024.

[8] 中华医学会呼吸病学分会 . 中国成人社区获得性肺炎诊断和治疗指南（2016 年版）[J]. 中华结核和呼吸杂志，2016，39（4）：253-279.

[9] 于翠香，王西艳 .《中国成人医院获得性肺炎与呼吸机相关性肺炎诊断和治疗指南（2018 年版）》解读 [J]. 中国医刊，2021，56（9）：951-953.

[10] 中华医学会呼吸病学分会 . 支气管哮喘防治指南（2024 年版）[J]. 中华结核和呼吸杂志，2025，48(3)：208-248.

[11] 中华医学会感染病学分会肝衰竭与人工肝学组，中华医学会肝病学分会重型肝病与人工肝学组，李兰娟，韩涛 . 肝衰竭诊治指南（2024 年版）[J]. 临床肝胆病杂志，2024，40（12）：2371-2387.

[12] 国家心血管病中心，国家心血管病专家委员会心力衰竭专业委员会，中国医师协会心力衰竭专业委员会，中华心力衰竭和心肌病杂志编辑委员会 . 国家心力衰竭指南 2023[J]. 中华心力衰竭和心肌病杂志，2023，7（4）：215-311.

[13] 中国医师协会急诊医师分会，国家卫健委能力建设与继续教育中心急诊学专家委员会，中国医疗保健国际交流促进会急诊急救分会 . 急性冠脉综合征急诊快速诊治指南（2019）[J]. 中国急救医学，2019，39（4）：301-308.

[14] 方丹红，吴高俊 .2024 中国高血压防治指南更新要点解读 [J]. 心电与循环，2025，44（4）：345-350.

[15] 中国抗癌协会血液肿瘤专业委员会，中华医学会血液学分会白血病淋巴瘤学组 . 中国成人急性淋巴细胞白血病诊断与治疗指南（2024 年版）[J]. 中华血液学杂志，2024，45（5）：417-429.

[16] 中华医学会血液学分会白血病淋巴瘤学组 . 成人急性髓系白血病（非急性早幼粒细胞白血病）中国诊疗指南（2023 年版）[J]. 中华血液学杂志，2023，44（9）：705-712.

[17] 中华人民共和国国家卫生健康委员会 . 自身免疫性溶血性贫血诊疗指南（2022 年版）[J]. 全科医学临床与教育，2022，20（5）：388-390.

[18] 中国新生儿复苏项目专家组，中华医学会围产医学分会新生儿复苏学组 . 中国新生儿复苏指南（2021 年修订）[J]. 中华围产医学杂志，2022，25（1）：4-12.

[19] 中华医学会妇产科学分会妊娠期高血压疾病学组 . 妊娠期高血压疾病诊治指南（2020）[J]. 中华妇产科杂志，2020，55（4）：227-238.

[20] 中华医学会妇产科学分会产科学组 . 羊水栓塞临床诊断与处理专家共识（2018）[J]. 中华妇产科杂志，2018，53（12）：831-835.